「十三五」国家重点图书出版规划项目

中医古籍名家 丛书

总主编 ◎ 吴少祯

金·张从正 ◎ 著

江厚万 ◎ 点评

段玉恩 ◎ 整理

儒门事亲

中国健康传媒集团

中国医药科技出版社

图书在版编目（CIP）数据

儒门事亲／（金）张从正著；江厚万点评 . —北京：中国医药科技出版社，2021.1

（中医古籍名家点评丛书）

ISBN 978 - 7 - 5214 - 2216 - 0

Ⅰ.①儒⋯　Ⅱ.①张⋯②江⋯　Ⅲ.①中医临床 – 经验 – 中国 – 金代　Ⅳ.①R249.464

中国版本图书馆 CIP 数据核字（2020）第 257783 号

美术编辑　陈君杞
版式设计　南博文化

出版　**中国健康传媒集团** | 中国医药科技出版社

地址　北京市海淀区文慧园北路甲 22 号

邮编　100082

电话　发行：010 - 62227427　邮购：010 - 62236938

网址　www.cmstp.com

规格　710 × 1000mm $^{1}/_{16}$

印张　23

字数　320 千字

版次　2021 年 1 月第 1 版

印次　2021 年 1 月第 1 次印刷

印刷　三河市万龙印装有限公司

经销　全国各地新华书店

书号　ISBN 978 - 7 - 5214 - 2216 - 0

定价　**69.00 元**

获取新书信息、投稿、为图书纠错，请扫码联系我们。

《中医古籍名家点评丛书》
编委会

出版者的话

中医药是中国优秀传统文化的重要组成部分之一。中医药古籍中蕴藏着历代名家的思维智慧与实践经验。温故而知新，熟读精研中医古籍是当代中医继承、创新的基石。新中国成立以来，中医界对古籍整理工作十分重视，因此在经典、重点中医古籍的校勘注释，常用、实用中医古籍的遴选、整理等方面，成果斐然。这些工作在帮助读者精选版本、校准文字、读懂原文方面发挥了良好的作用。

习总书记指示，要"切实把中医药这一祖先留给我们的宝贵财富继承好、发展好、利用好"，从而对弘扬中医药学、更进一步继承利用好中医药古籍提出了更高的要求。为此我们策划组织了《中医古籍名家点评丛书》，试图在前人整理工作的基础上，通过名家点评的方式，更进一步凸显中医古代要籍的学术精华，为现代中医药的发展提供借鉴。

本丛书遴选历代名医名著百余种，分批出版。所收医药书多为传世、实用，且在校勘整理方面已比较成熟的中医古籍。其中包括常用经典著作、历代各科名著，以及古今临证、案头常备的中医读物。本丛书致力于将现有相关的最新研究成果集于一体，使之具备版本精良、校勘细致、内容实用、点评精深的特点。

参与点评的学者，多为对所点评古籍研究有素的专家。他们学验俱丰，或精于临床，或文献功底深厚，均熟谙该古籍所涉学术领域的整体状况，又对其书内容精要揣摩日久，多有心得。本丛书的"点评"，并非单一的内容提要、词语注释、串讲阐发，而是抓住书中的主旨精论、蕴含深义、疑惑谬误之处，予以点拨评议，或考证比勘，溯源寻流。由于点评学者各有专擅，因此点评的形式风格也或有不同。但其共同之点是有益于读者掌握、鉴识所论医籍或名家的学术精华，领会临床运用关键点，解疑破惑，举一反三，启迪后人，不断创新。

　　我们对中医药古籍点评工作还在不断探索之中，本丛书可能会有诸多不足之处，亟盼中医各科专家及广大读者给予批评指正。

中国医药科技出版社

2017年8月

余序

　　作为毕生研读整理、编纂古今中医临床文献的一员，前不久，我有幸看到张同君编审和全国诸多相关教授专家们合作编撰《中医古籍名家点评丛书》的部分样稿。感到他们在总体设计、精选医籍、订正校注，特别是名家点评等方面卓有建树，并能将这些名著和近现代相关研究成果予以提示说明，使古籍的整理探索深研，呈现了崭新的面貌。我认为这部丛书不但能让读者系统、全面地传承优秀文化，而且有利于加强对丛书所选名著学验主旨的认识。

　　在我国优秀、靓丽的文化中，岐黄医学的软实力十分强劲。特别是名著中的学术经验，是体现"医道"最关键的文字表述。

　　《礼记·中庸》说："道也者，不可须臾离也。"清代徽州名儒程瑶田说："文存则道存，道存则教存。"这部丛书在很大程度上，使医道和医教获得较为集中的"文存"。丛书的多位编集者在精选名著的基础上，着重"点评"，让读者认识到中医药学是我国优秀传统文化中的瑰宝，有利于读者在系统、全面的传承中，予以创新、发展。

　　清代名医程芝田在《医约》中曾说："百艺之中，惟医最难。"特别是在一万多种古籍中选取精品，有一定难度。但清代造诣精深的名医尤在泾在《医学读书记》中告诫读者说："盖未有不师古而有济于今者，亦未有言之无文而能行之远者。"这套丛书的"师古济今"十分昭著。中国医药科技出版社重视此编的刊行，使读者如获宝璐，今将上述感言以为序。

中国中医科学院

余瀛鳌

2017年8月

目录 | Contents

《儒门事亲》为金代著名医学家张从正所著，后经其门人整理而成，初刊于元中统三年（1262）。书名曰"儒门事亲"者，"以为惟儒者能明其理，而事亲者当知医也"。张从正（1156—1228），字子和，号戴人，睢州考城（今河南兰考县）人。张氏出身于世医之家，工于文，精于医，通《素》《难》，擅临证，与张仲景一齐被世人誉为豫医双璧，并被公认为金元四大家之一、攻邪派代表。《儒门事亲》凡15卷，实乃以张氏10种医著，即《儒门事亲》《治病百法》《十形三疗》《杂记九门》《撮要图》《治法杂论》《三法六门》《刘河间先生三消论》《治法心要》《神效名方》之辑集。该书系统记录和反映了张氏的学术思想与诊疗经验，是中医发展史上影响较大的著作之一。

一、成书背景

张从正出生于传承近百年的中医世家，幼承庭训，随父学医，20岁即悬壶应诊。因用药百发百中，论议赅赡，应变无穷，所治之疾，应手辄愈而名噪京都，后经人举荐，于金兴定中期（1217—1222）成为御医。但其"为人放诞，无威仪，颇读书，嗜酒"，加之其高标远旨的攻邪思想不被理解，招致谤言非议而偾事，因此避祸归隐。辞去太医之位之后，张氏隐迹于宛丘（今河南淮阳县境内）一带。其间，在与麻知几等友人长期交往过程中，不断向麻氏以及门人常德、栾企等悉心讲述医学理论，传授临证经验，日积月累，集腋成裘，其系列课徒启蒙讲稿，遂成《儒门事亲》之雏形，后经麻、常等友徒润色，终得成帙。

二、主要学术思想与理论建树

1. 天人本一之生命观

肇始于中国古代哲学气一元论的中医学认为："夫自古通天者生之本，本于阴阳""阴阳者，万物之能始也"。明白无误地一语道破：人之生命来源于天之元气（阴阳之气），人是天地（宇宙）的分化产物，是宇宙这一巨系统的子系统，若宇宙间任一子系统发生异常，都不可避免地引起人这一子系统的改变。张氏深谙岐黄之道，明确指出："天以气而煮，地以气而持。万物盈乎天地之间，咸以气而生。及其病也，莫不以气而得。……夫天地之气，常则安，变则病。"张氏所言与《内经》所论共同表达一个意思：世间万物（包括人）皆生于气，病于气，灭于气。若要维持人类生命之气的正常运转，不仅须从人类本身入手，还要从天地之气这个母体求索。

元气学说是构成中医学理论大厦之基石。能否领悟与运用元气学说，是判定一位中医理论思维正确与否，理论学养深厚与否，理论阐发畅达与否，理论著作有无价值的试金石。国医大师裘沛然先生主编的《中医历代各家学说》共载历代医家 217 位，其中仅见晋·王冰，明·张介宾、李中梓，清·张志聪、徐大椿等 12 位医家的著作对元气学说有所涉及，而《燕京医话》《黄河医话》《长江医话》《南方医话》《北方医话》等五大医话所载近 5000 名中医的 5000 余篇医话体文章中，涉及元气学说者仅见于两文，且不足千字。元气学说历来被学界忽视的程度，可见一斑。《儒门事亲》之所以在中医学发展史上享有一席之地，其根本原因在于，张氏以大家智慧，超群悟性，独具慧眼，真切洞见，紧紧抓住元气学说之于岐黄之学的至高作用这个关键，从元气论这一理论原点出发展开整个学术创造。

2. 医药并重之医学观

《儒门事亲》作为一部医论、医案、医话、方药并重之医学巨著，其叙写方式理应论医在前，论药在后，但张氏一反常态，以一篇洋洋 4000 余言的"七方十剂绳墨"作为 30 篇医论之一置于卷首。这种独具匠心的著文架构，足以说明在张氏心目中，医与药无分伯仲。

"夫方者，犹方术之谓也"。"方者，合也"。"剂者，和也"。"方不对病则非方，剂不蠲疾则非剂也"。所谓方术，即方中含有医术，没有医术作为理论支撑，就没有方剂创制可言。通医理，精方药，理论临证双秀，方可成为良医。

孔子第 74 代孙，被誉为北京"四大名医"之一的孔伯华先生指出："古之时，方不知医，后之世，医不知方……唐宋以还，著者凌杂。而医之门户分于金元，其后末支委分，入主出奴，或师其意，各逞家技而守一义，或武断而执一偏，不知'治病必求其本'……厥后，方书日汇，剽窃为能，或则以某药某方能治某病而不知有变，懵然不察其所以然。悲夫，法日繁，理愈晦，此后世之所以多夭折者矣。"生于"末支委分"时代背景下的张氏，不为当时荒疏学风所囿，一如故我，始终秉持医药并重的治学理念与方向，殚精竭虑，谱写富有创意的岐黄大作，理所当然地受到今人之仰慕与敬钦。

3. 三邪药邪之致病观

张氏指出："夫病之一物，非人身素有之也，或由外而入，或由内而生，皆邪气也……天之六气，风、暑、火、湿、燥、寒；地之六气，雾、露、雨、雹、冰、泥；人之六味，酸、苦、甘、辛、咸、淡。故天邪发病，多在乎上；地邪发病，多在乎下；人邪发病，多在乎中。此为发病之三也。处之者三，出之者亦三也。"将天之六气（淫）归之为天邪，将地之六气（淫）归之为地邪，将人之六味（气）归之为人邪，实则天邪与地邪皆为外邪，人邪即内邪。外邪与内邪可单独致病，也可共同致病，此种内外邪致病说，较之内因、外因、不内外因"三因"致病说，更显简明，更具逻辑，值得采纳。

张氏又创造性提出"药邪"概念——中药"久服，必有偏胜""气增而久，夭之由也"。并进一步分析指出导致"药邪"的主要原因有二：一是病者妄进热药为补，"缙绅之流""豪富之子"，本无重虚之证，却常以苁蓉、牛膝、巴戟、菟丝子，甚至丹砂、阳起石、硫黄等自补；二是医家妄以补法治病，当时医界盛行平补、峻补、温补、寒补、筋力之补、房室之补等补法。《儒门事亲》医案中因药致病者不胜枚举。如《儒门事亲》卷六载案云：宛丘营军校三人，皆病痿，积年不瘥。腰以下肿痛不举，遍身疮赤，两目昏暗，唇干舌燥，求治于张子和。张欲投泻剂，二人不从。后为他医温补之药所殒命。其同病有宋子玉者，幡然醒悟，特邀子和为之诊疗。子和曰："公之疾，服热药久矣，先去其药邪，然后及病邪，可下三百行。"乃先以舟车丸、浚川散，大下一盆许。次日宋氏病减三分，累至三百余行始安。

4. 三法兼赅之治疗观

现代著名中医学家任应秋先生指出："从正之学，远则取法乎《素问》《伤寒论》，近则独宗于刘完素。"具体而言，其力倡邪去正自复，治病重祛邪；其攻邪之方法，主用汗、吐、下三法。张氏所创攻邪理论与汗、吐、下三法，给我们的启迪有二：①治病当祛邪为先。"邪气加诸身，速攻之可也，速去之可也，揽而留之可乎？……若先论固其元气，以补剂补之，真气未胜而邪气已交驰横骛而不可制矣。……先论攻其邪，邪去而元气自复也"。②汗、吐、下三法兼赅祛邪众法。"诸风寒之邪，结搏皮肤之间，藏于经络之内，留而不去，……可汗而出之"。"风痰宿食，在膈或上脘，可涌而出之。寒湿痼冷，热客下焦，在下之病，可泄而出之"。"所谓三法可以兼众法者，如引涎、漉涎、嚏气、追泪，凡上行者，皆吐法也。灸、蒸、熏、渫、洗、熨、烙、针刺、砭射、导引、按摩，凡解表者，皆汗法也。催生下乳、磨积逐水、破经泄气，凡下行者，皆下法也"。

起源于《内经》，发扬于《伤寒》，扩展并完善于《儒门事亲》之汗、吐、下三法，在中医治疗学中占有重要地位。它们作为行之有效的治疗方法，至今仍在临床广泛使用，对于某些急难重症的救治，汗、吐、下三法有着无以替代的独特作用。有研究认为，汗法作用原理可概括为三个方面：①抑制病因（如抗病菌、抑病毒）；②对症治疗（如止咳、平喘、解热、利尿）；③调整机体反应状态（以体表小血管收缩为特征，全身器官、组织尚无严重损伤的一种应激状态）。吐法作用原理归纳为四个方面：①排除宿食浊邪，引流痰涎；②引起体液分布改变，减轻体内水湿潴留；③调整脏器功能；④推陈致新，改善机体反应性。下法作用原理为：①清肠逐实，增强肠道推动作用；②护肝利胆清肠；③调整血流动力学，改善微循环；④保护肾功能及利尿；⑤促进浆膜腔积液吸收；⑥改善呼吸功能；⑦止血；⑧抗菌抑毒，消炎解热；⑨改善机体反应性；⑩促进新陈代谢，改善脏腑功能（萧国钢《儒门事亲研究》）。

现代胚胎学研究指出：人体口、食管、胃、十二指肠的上段和肝、胆、胰以及喉以下的呼吸系统分化自胚胎前肠，十二指肠中段至横结肠右 2/3 部的肠管分化自胚胎中肠，横结肠左 1/3 部至肛管上段的肠管分化自胚胎后肠。这些器官中的黏膜上皮、腺上皮和肺泡上皮均来自内胚层；结缔组织、肌组织、血管内皮和外表面的间皮均来自中胚层（邹仲之《新世纪课程教材·组织学与胚胎学》）。从这个角度思考，汗法驱除体表之邪，吐法驱除呼吸道与消化道之邪，下法驱除消化道之邪，虽然作用的病变系统不同，但都能起到驱除病邪的作用。其根本原因，应该在于这些病变组织来源的同一性。或许，这正是中医治疗学通治原理真谛之所在。

5. 药食并举之补养观

《儒门事亲》以较大篇幅论述汗、吐、下三法之理论与临床运用，旨在弘扬三法治病之精奥，亦在力矫时弊，贬斥俗流滥用温补之陋习。但作为一代医学宗师，"亦未尝以此三法，遂弃众法，各相其病之所宜而用之"。温习张氏有关补法之论，同样给人以耳目一新之感。

应从以下四个方面解读张氏药食补养之说。

（1）邪去正安，以攻为补——"至约之法，其治有三；所用之药，其品有六；其治三，则汗、下、吐；其品六，则辛、甘、酸、苦、咸、淡也。虽不云补，理实具焉"。攻邪之剂，推陈致新，流通气血，鼓舞正气。故"大积大聚，大病大秘，大涸大坚，下药乃补药也"。补法乃取药之偏胜，"其不胜自平矣"。"阳有余而阴不足，则当损阳而补阴；阴有余而阳不足，则当损阴而补阳。热则芒硝、大黄，损阳而补阴也；寒则干姜、附子，损阴而补阳也"。

（2）先治其实，后治其虚——对邪不盛，正亦不足或虚实错杂者，"未尝不以攻药居其先。何也？盖邪未去而不可言补，补之适足资寇"。对邪气方炽，纵有虚象者，更应先驱邪，后言补，"若补之者，是欲病去而强挽留之也"。

（3）温存而养，忌用温热——对纯虚无邪，"病人虚劳，多日无力，别无热证者，宜补之"。"《经》云：损者补之，劳者温之，此温乃温存之温也，岂以温为温热哉"？"甘平、甘温、苦温、辛温，皆作补剂，岂独硫黄、天雄，然后为补哉"？"温存"富有温润之义，对肝肾不足，精血衰少者，宜选温润柔和之剂，如"天真丸（紫河车为主药）""不老丹（首乌、桑椹汁为主药）"等治疗，而不宜骤然补阳益气，以防伤及阴血。

（4）安胃进谷，食补养生——"胃为水谷之海，人之四季，以胃气为本，本固则精化，精化则髓充"。对养生延年及寻常虚者，"以谷、肉、果、菜养口体者也"。对邪去正虚者之调治，应同样偏重于饮食调养，借谷、肉、果、菜以养正扶羸。"若用金石草木补之者，必久而增气"，"莫若以五谷养之，五果助之，五畜益之，五菜充之"。

三、学习要点与注意事项

1. 明确该书系医论、医案、医话、方药并重之综合性医著

《儒门事亲》全书分 15 卷，卷 1～3 共 30 篇，系医论，立论多从《素》《灵》《难》，兼及《伤寒论》《备急千金要方》《普济本事方》《万全方》（已佚）、《孙尚方》（已佚）、《圣济总录》《名医别录》，论点明确，阐述条畅，剖析入微，醒心明目。卷 4～5 系治病百法，列内、外、妇、儿、五官、皮肤各科病证 100 条，包括外感六淫类病证 7 种，内科杂病 29 种，头目五官科病证 9 种，皮、外、疮疡疹瘤 9 种，跌仆、虫伤、金创 7 种，妇科病证 19 种，儿科病证 20 种。卷 6～8 以六淫（六形）与内伤、外伤、内积、外积四形，共十形为纲，类分病证及其病因病机。治疗主用汗、吐、下三法，故称"十形三疗"。卷 9 系张氏门人常德、栾企等人记录张氏医论医事之医话体文章汇编。卷 10 为《撮要图》，系将六邪致病与人体脏腑经络进行特异性对接描述。卷 11 为《治法杂论》，从风、湿热、寒外邪角度，从内伤、外伤、妇人风、儿科风等病证角度，泛论治法。卷 12 系方集，从方剂功效学角度，分为吐、汗、下三方，即三法；从证治学角度，分为风、寒、暑、湿、燥、火六门，故称"三法六门"。卷 13 系刘河间未刊之遗著《三消论》。卷 14 为《治法心要》，系引自他书或为张氏所创。卷 15 亦为方集，与卷 12 不同，主要收录张氏家传方、世传验方、秘方与张氏所创专病（证）专治方，故称"神效名方"。

2. 领会张氏学术思想与学术主张

张氏出身于传承近百年之中医世家，幼承庭训，且工于文，学贯《素》《难》，躬身临床，又勤于笔耕与传教，故其论医则理达辞畅，著案则言简意赅，引录则详略得当。其学术思想与学术主张可简要概括为：①发《内经》之宏旨，立"天人本一"之生命观。综观历代，灿若星辰之中医大家中，持此观点者，可谓寥若晨星。②谙久服药则增气之奥义，创"药邪"致病之说，并提出先去药邪，然后及病邪。

③斥滥施温补之陋习，倡汗、吐、下驱邪三法。④主驱邪为先，补虚随后，邪不去不可施补，纯虚方可言补。⑤随证施治，多法并举，择善而从，有条不紊。⑥践履《内经》"怒伤肝，悲胜怒。喜伤心，恐胜喜。思伤脾，怒胜思。忧伤肺，喜胜忧。恐伤肾，思胜恐"，以情胜情理论。在《儒门事亲》所载情志病23例医案中，有10例病人接受了心理治疗，张氏乃中医心理疗法的开拓者。

3. 不足之处

由于历史条件的局限与时代大背景的制约，本书不可避免地存在不足、甚至错误之处。大体归纳为：①混淆中医经方派理论与医经派理论，将针灸家言套在临床中医（以此区别于理论中医）头上，故出现诸多临床中医或是现代常人无法理解、无法接受的理论。②扭曲中医病证概念之本义。中医学是建立在以元气论为理论基石，具有超解剖特点，注重功能为先，气形统一的医学体系。它所界定的一切病证属于"病机－病证－病候"系统（祝世讷），皆不可也不应予以还原。因此，所谓"口眼㖞斜是经非窍"，"痎疟"系"肝经肥气之积"等说法，则是将这些病证认作经络苗窍或脏腑的结构性改变，完全与中医理论本质背道而驰，必须纠正。③卷5所载医案凡7例，卷7所载医案又1例，声称用咒法治病，无论是祖传也好，还是张氏所创也好，概属荒诞不经，不可信。④卷2载"偶有所遇厥疾获瘳记"之第1案（腹胀案），遭清代医家俞震严厉批评："此妄言也。蛇长二尺，重几斤，何以不啮破肠胃耶！子和不过偶得吐法耳，然荒唐无证。"阅读古人书，我们必须具备鉴别能力，决不应盲从。

江厚万
2020 年 4 月

重刊《儒门事亲》序

　　是书也，戴人张子和专为事亲者著。论议渊微，调摄有法，其术与东垣、丹溪并传。名书之义，盖以医家奥旨，非儒不能明；药品酒食，非孝不能备也。故曰：为人子者，不可不知医。予幼失怙，慈亲在堂，逾七望八，潃髓①既具，未尝不防以药物。每虑当有所馈，委之时医，恐为尽道之累。将欲遍阅方书，诸家著述繁杂，窃为是皇皇者数载矣。近得是书，如获宝璐，执是以证，何虑臆说之能惑。惜其板久失传，本多亥豕之讹。因付儒医闻忠校订锓梓，与世之事亲者共云。

嘉靖辛丑三月戊子复元道人邵辅序

---

　　① 潃髓（xiǔ suǐ）：同潃瀡。用植物的淀粉拌和食物以使其柔滑，引申为滋味调和的食物。

臣等谨案。《儒门事亲》十五卷，金·张从正著。从正，字子和，号戴人，睢州考城人。兴定中召补太医，寻辞去。与麻知几、常仲明辈，讲求医理，辑为此书。有说有辨、有记有解、有诫有笺、有诠有式、有断有论、有疏有述、有衍有诀、有十形三疗、有六门三法，名目颇烦碎，而大旨主于用攻。其曰儒门事亲者，以为惟儒者能明其理，而事亲者当知医也。从正宗河间刘守真，用药多寒凉。其汗、吐、下三法当时已多异议，故书中辨谤之处为多。丹溪朱震亨亦讥其偏，后人遂并其书置之。然病情万状，各有所宜，当攻不攻与当补不补厥弊维均，偏执其法固非，竟斥其法亦非也。惟中间负气求胜，不免太激。欲矫庸医恃补之失，或至于过直，又传其学者，不知察脉虚实，论病久暂，概以峻利施治，遂致为世所借口，要之未明从正本意耳！乾隆四十三年三月恭校上。

　　　　　　　总纂官　臣纪昀　臣陆锡熊　臣孙士毅
　　　　　　　总校官　臣陆费墀

七方十剂绳墨订一

方有七，剂有十，旧矣。虽有说者，辨其名而已，敢申昔人已创之意而为之订。夫方者，犹方术之谓也。《易》曰：方以类聚。是药之为方，类聚之义也。或曰：方，谓五方也。其用药也，各据其方，如东方濒海卤斥，而为痈疡；西方陵居华食，而多頵①腄赘瘿；南方瘴雾卑湿，而多痹疝；北方乳食，而多脏寒满病；中州食杂，而多九疸、食痨、中满、留饮、吐酸、腹胀之病。盖中州之地，土之象也，故脾胃之病最多。其食味、居处、情性、寿夭，兼四方而有之。其用药也，亦杂诸方而疗之，如东方之藻、带，南方之丁、木，西方之姜、附，北方之参、苓，中州之麻黄、远志，莫不辐辏而参尚。故方不七，不足以尽方之变；剂不十，不足以尽剂之用。剂者，和也。方者，合也。故方如瓦之合，剂犹羹之和也。方不对病则非方，剂不蠲疾则非剂也。七方者，大、小、缓、急、奇、偶、复也；十剂者，宣、通、补、泻、轻、重、滑、涩、燥、湿也。

夫大方之说有二，有君一臣三佐九之大方，有分两大而顿服之大方。盖治肝及在下而远者，宜顿服而数少之大方；病有兼证而邪不专，不可以一二味治者，宜君一臣三佐九之大方。王太仆以人之身三折之，上为近，下为远。近为心肺，远为肾肝，中为脾胃。胞、膪、胆亦有远近。以予观之，身半以上，其气三，天之分也；身半以下，其气三，地之分也；中脘，人之分也。又手之三阴阳，亦天也，其气高；

---

① 頵(yūn 晕)：头大貌。《说文·页部》释："頵，头頵。頵，大也。"

足之三阴阳，亦地也，其气下；戊己之阴阳，亦人也，其气犹中州。故肝之三服，可并心之七服；肾之二服，可并肺之七服也。

小方之说亦有二，有君一臣二之小方，有分两微而频服之小方。盖治心肺及在上而近者，宜分两微而少服而频之小方，徐徐而呷之是也。病无兼证，邪气专，可一二味而治者，宜君一臣二之小方。故肾之二服，可分为肺之九服及肝之三服也。

缓方之说有五。有甘以缓之之缓方，糖、蜜、枣、葵、甘草之属是也。盖病在胸膈，取甘能恋也。有丸以缓之之缓方，盖丸之比汤散，其气力宣行迟故也。有品件群众之缓方，盖药味众，则各不得骋其性也。如万病丸，七八十味递相拘制也。有无毒治病之缓方，盖性无毒则功自缓矣。有气味薄药之缓方，盖药气味薄，则长于补上治上，比至其下，药力已衰。故补上治上，制之以缓。缓则气味薄也。故王太仆云：治上补上，方若迅急，则上不任而迫走于下。制缓方而气味厚，则势与急同。

急方之说有四①。有急病急攻之急方，如心腹暴痛，两阴溲便闭塞不通，借备急丹以攻之。此药用不宜恒，盖病不容俟也。又如中风牙关紧急，浆粥不入，用急风散之属亦是也。有汤散荡涤之急方，盖汤散之比丸，下咽易散而施用速也。有药性有毒之急方，盖有毒之药，能上涌下泄，可以夺病之大势也。有气味厚药之急方。药之气味厚者，直趣于下而气力不衰也。故王太仆云：治下补下，方之缓慢，则滋道路而力又微，制急方而气味薄，则力与缓等。

奇方之说有二。有古之单方之奇方，独用一物是也。病在上而近者，宜奇方也。有数合阳数之奇方，谓一、三、五、七、九，皆阳之数也，以药味之数皆单也。君一臣三、君三臣五，亦合阳之数也。故奇方宜下不宜汗。

偶方之说有三。有两味相配之偶方，有古之复方之偶方。盖方之

---

① 四：原作"五"，据文义改。

相合者是也。病在下而远者，宜偶方也。有数合阴数之偶方，谓二、四、六、八、十也，皆阴之数也。君二臣四、君四臣六，亦合阴之数也。故偶方宜汗不宜下。

复方之说有二①。方有二方三方相合之复方，如桂枝二越婢一汤。如调胃承气汤方，芒硝、甘草、大黄外，参以连翘、薄荷、黄芩、栀子，以为凉膈散。是本方之外，别加余味者，皆是也。有分两均剂之复方，如胃风汤各等分是也。以《内经》考之，其奇偶四则，反以味数奇者为奇方，味数偶者为偶方。下复云：汗者不以奇，下者不以偶。及观仲景之制方，桂枝汤，汗药也，反以三味为奇；大承气汤，下药也，反以四味为偶。何也？岂临事制宜，复有增损者乎？考其大旨，王太仆所谓汗药如不以偶，则气不足以外发；下药如不以奇，则药毒攻而致过。必如此言，是奇则单行，偶则并行之谓也。急者下，本易行，故宜单；汗或难出，故宜并。盖单行则力孤而微，并行则力齐而大，此王太仆之意也。然太仆又以奇方为古之单方，偶为复方。今此七方之中，已有偶又有复者，何也？岂有②偶方者，二方相合之谓也；复方者，二方、四方相合之方欤！不然，何以偶方之外，又有复方者欤？此"复"字，非"重复"之"复"，乃"反覆"之"复"。何以言之？盖《内经》既言奇偶之方，不言又有重复之方，惟云：奇之不去则偶之，是为重方。重方者，即复方也。下又云：偶之不去，则反佐以取之。所谓寒热温凉，反从其病也。由是言之，复之为方，反复，亦不远《内经》之意也。

所谓宣剂者，俚人皆以宣为泻剂，抑不知十剂之中，已有泻剂。又有言宣为通者，抑不知十剂之中，已有通剂。举世皆曰春宜宣，以为下夺之药，抑不知仲景曰：大法春宜吐。以春则人病在头故也。况十剂之中，独不见涌③剂，岂非宣剂即所谓涌剂者乎！《内经》曰：高

---

① 二：原作"一"，据文义改。
② 有：原作"非"，据日正德本、千顷堂本改。
③ 涌：原作"通"，据文义改。

者因而越之，木郁则达之。宣者，升而上也，以君召臣曰宣，义或同此。伤寒邪气在上，宜瓜蒂散。头痛，葱根豆豉汤。伤寒懊憹，宜栀子豆豉汤。精神昏愦，宜栀子厚朴汤。自瓜蒂以下，皆涌剂也，乃仲景不传之妙。今人皆作平剂用之，未有发其秘者。予因发之，然则为涌明矣。故风痫中风，胸中诸实痰饮，寒结胸中，热蔚化上，上而不下，久则嗽喘、满胀、水肿之病生焉，非宣剂莫能愈也。

所谓通剂者，流通之谓也。前后不得溲便，宜木通、海金沙、大黄、琥珀、八正散之属；里急后重，数至圊而不便，宜通因通用。虽通与泻相类，大率通为轻，而泻为重也。凡痹麻蔚①滞，经隧不流，非通剂莫能愈也。

所谓补剂者，补其不足也。俚人皆知山药丸、鹿茸丸之补剂也，然此乃衰老下脱之人，方宜用之。今往往于少年之人用之，其舛甚矣。古之甘平、甘温、苦温、辛温，皆作补剂，岂独硫黄、天雄然后为补哉！况五脏各有补泻，肝实泻心，肺虚补肾。《经》曰：东方实，西方虚，泻南方，补北方。大率虚有六：表虚、里虚、上虚、下虚、阴虚、阳虚。设阳虚则以干姜、附子，阴虚则补以大黄、硝石。世传以热为补，以寒为泻，讹非一日。岂知酸苦甘辛咸，各补其脏。《内经》曰：精不足者，补之以味。善用药者，使病者而进五谷者，真得补之道也。若大邪未去，方满方闷，心火方实，肾水方耗，而骤言鹿茸、附子，庸讵知所谓补剂者乎！

所谓泻剂者，泄泻之谓也。诸痛为实，痛随利减。《经》曰：实则泻之。实则散而泻之。中满者，泻之于内。大黄、牵牛、甘遂、巴豆之属，皆泻剂也。惟巴豆不可不慎焉。盖巴豆其性燥热，毒不去，变生他疾。纵不得已而用之，必以他药制其毒。盖百千证中，或可一二用之。非有暴急之疾，大黄、牵牛、甘遂、芒硝足矣。今人往往以巴豆热而不畏，以大黄寒而反畏，庸讵知所谓泻剂者哉！

---

① 蔚（yù 欲）：通"郁"。

所谓轻剂者，风寒之邪，始客皮肤，头痛身热，宜轻剂。消风散、升麻、葛根之属也。故《内经》曰：因其轻而扬之。发扬，所谓解表也。疥癣痤疿，宜解表，汗以泄之，毒以熏之，皆轻剂也。故桂枝、麻黄、防风之流亦然。设伤寒冒风，头痛身热，三日内用双解散及嚏药解表出汗，皆轻剂之云耳。

所谓重剂者，镇缒①之谓也。其药则朱砂、水银、沉香、水石、黄丹之伦，以其体重故也。久病咳嗽，涎潮于上，咽喉不利，形羸不可峻攻，以此缒之。故《内经》曰：重者，因而减之。贵其渐也。

所谓滑剂者，《周礼》曰：滑以养窍。大便燥结，小便淋涩，皆宜滑剂。燥结者，其麻仁、郁李之类乎。淋涩者，其葵子、滑石之类乎。前后不通者，前后两阴俱闭也，此名曰三焦约也。约，犹束也。先以滑剂润养其燥，然后攻之，则无失矣。

所谓涩剂者，寝汗不禁，涩以麻黄根、防己；滑泄不已，涩以豆蔻、枯白矾、木贼、乌鱼骨、罂粟壳。凡酸味亦同乎涩者，收敛之意也。喘嗽上奔，以蔏②汁、乌梅煎。宁肺者，皆酸涩剂也。然此数种，当先论其本，以攻去其邪，不可执一以涩，便为万全也。

所谓燥剂者，积寒久冷，食已不饥，吐利腥秽，屈伸不便，上下所出水液，澄澈清冷，此为大寒之故，宜用干姜、良姜、附子、胡椒辈以燥之。非积寒之病，不可用也。若久服，则变血溢、血泄、大枯大涸、溲便癃闭、聋瞽痿弱之疾。设有久服而此疾不作者，慎勿执以为是。盖疾不作者或一二，误死者百千也。若病湿者，则白术、陈皮、木香、防己、苍术等，皆能除湿，亦燥之平剂也。若黄连、黄柏、栀子、大黄，其味皆苦。苦属火，皆能燥湿，此《内经》之本旨也。近世相违久矣。呜呼！岂独姜附之俦，方为燥剂乎？

所谓湿剂者，润湿之谓也。虽与滑相类，其间少有不同。《内经》曰：辛以润之。盖辛能走气，能化液故也。若夫硝性虽咸，本属

---

① 缒(zhuì 坠)：下垂。
② 蔏(jī 机)：调味用的姜、蒜或韭菜。

真阴之水，诚濡枯之上药也。人有枯涸皱揭之病，非独金化为然。盖有火以乘之，非湿剂莫能愈也。

【点评】方剂之"剂"，古作"齐"，意即"调剂"。《汉书·艺文志》称："调百药齐，和之所宜。"宜者，方内各药相宜，方剂功效与所治病症相宜之谓。方剂渊源久远，首创者是商代伊尹（约前1630—前1550），史称"伊尹创汤液，而始有方剂"。明代医家吴崑在其所著《医方考》自序中，对方之与医，方之组成、治证、方名、来源、变化、宜忌与方义等构成要素进行了精辟阐述："经论，医之奥也。中医治已病，于是乎始有方。方，医之粗也，非其得已，视斯民之疾苦，故因病以立方耳。"又言："题之端曰《医方考》，盖以考其方药，考其见证，考其名义，考其事迹，考其变通，考其得失，考其所以然之故。"

张氏深谙岐黄方治之道，开宗明义立"七方十剂绳墨"为篇名，置诸卷首，如此著述架构，独树一帜，寓意非凡。足以暗示其整个学术思想、学术理念、学术经验、学术创见，概以方剂这一中医理论体系的组成部分作为逻辑起点而渐次展开，充分彰显一代医学宗师特立独行之学术风格与气韵。"方从法出，法随证立"，既是中医辨证论治之圭臬，又是区别于西医辨病论治之分水岭。"方从法出"，就是必须先立法，后才能制方；"法随证立"，就是必须先明确辨证，后才能确立治法。为何强调临证必须遵循"辨证立法，以法统方"的思维路线？回答是：临床见证当视之为可见的具象实在，而处方遣药同样是实在的具体呈现，只有医者将它们无缝对接，才能达到桴鼓之效。而要做到这一点，就必须要有一个正确的理论路径引领，它就是将中医学理论贯穿于方与证之间的抽象思维形式——"法"。张仲景创立的"以法治之"，即指此意。儿童文学泰斗曹文轩先生在《莫死读书，书单自开》一文中指出："一个好的中医，其水平的高低，最后就全显示在他所开的一纸药方上，一些知名的药方，令业内行家惊诧，但随即它的绝妙就会使人叹为观止。”

七方之说首见于《素问·至真要大论》，原文以奇、偶、缓、急、小、大、复(方)次序陈述；金·成无己在《伤寒明理论·伤寒明理药方论序》中提出“制方之用，大、小、缓、急、奇、偶、复七方是也”的明确概念；刘完素对“七方”详加阐发，论析入微；而唐宗海《中西医汇通医经精义》则从七方所主治病证轻重、缓急、纯杂之不同的角度立论，并举例明示方证对应规律，尤具实用价值。如“大方：病有兼证，邪有强盛，非大力不能克之，如仲景之大青龙汤、大承气汤，一汗一下，皆取其分量重，药味多，胜于小青龙、小承气也”。“小方：病无兼证，邪气轻浅，药少，分量轻，中病而止，不伤正气，如仲景小承气之微下，小建中、小温经之微温，小柴胡之微散，皆取其中病而止，力不太过也”。

张氏援引经论与名家方论，且予以发挥，对方剂理论有所补充。其理论贡献主要有二。①指出“药之为方，类聚之义也”，明确方不是药物之堆砌，而是群药之有机组合。②指出“方，谓五方也。其用药也，各据其方。如东方濒海卤斥，而为痈疡；西方陵居华食，而多颙睡赘瘿；南方瘴雾卑湿，而多痹疝；北方乳食，而多脏寒满病；中州食杂，而多九疸、食痨、中满、留饮、吐酸、腹胀之病”。昭告世人：地域不同，人的体质不同，所患病证亦不同，用药当“各据其方”，因地制宜，因人而异。不过“数合阳数之奇方”“数合阴数之偶方”“奇方宜下不宜汗”“偶方宜汗不宜下”等说法，似显逻辑混乱，不可拘泥。研究认为，“十剂”之说出自唐·陈藏器《本草拾遗》，而非北齐·徐之才《药对》。“十剂”原称“十种”，宋·赵佶《圣济经》于每种之后增一“剂”字。金·成无己《伤寒明理论·伤寒明理药方论序》又进一步明确：“制方之体，宣、通、补、泻、轻、重、涩、滑、燥、湿十剂是也”。其后刘完素《素问病机气宜保命集》、张从正《儒门事亲》等均从其说。

十剂与七方之说，皆是从方剂功效的视角对方剂进行分类。所谓宣其壅、通其滞、补其虚、泻其实、轻(扬)其闭、重(镇、缒)其逆(浮、乱)、滑其涩(着)、涩其滑(脱)、燥其湿、湿(润)其燥是也。顾名思义，了了分明，无须赘言。应当指出，张氏对十剂之论述有两得一失。①认为"通与泻相类"，主治"前后不得溲便"。但"十剂"中既有泻剂，则通剂当属通小便、利水湿之剂。②认为"阳虚则以干姜、附子，阴虚则补以大黄、硝石"，即治寒所以助阳，泻火所以救阴。充分体现其以攻为补的学术主张。③将宣剂(宣散之剂，相当于现代所称的理气剂，适用于气机壅滞，腹胀痞满之证)归类于涌(吐)剂，不免显得牵强附会，与医理方义龃龉，令人不敢恭维。

方剂是贯穿中医医理与临床诊疗系统的桥梁，是中医理法方药理论体系的重要环节，只有严格遵照"法随证立，方随法移"的金科玉律，才能开出合理有效的方药。然而，直面现实，我们不能不看到，今日中医临床，往往背离"因证立法，以法统方"之大道，而误入"弃证从病""执方治病""凑药成方""中药非中医化"之歧途，渐现一派中医西化、异化、蜕化、衰微之惨状。因此，重温与研索张氏有关方剂之论，对于医治中医之"病"无疑显得尤为迫切，尤为重要，尤为必要。

指风痹痿厥近世差玄说二

风痹痿厥四论，《内经》言之详矣。今余又为之说，不亦赘乎？曰：非赘也。为近世不读《内经》者，指其差玄也。夫风痹痿厥四证，本自不同，而近世不能辨，一概作风冷治之，下虚补之，此所以旷日弥年而不愈者也。夫四末之疾，动而或劲者为风，不仁或痛者为痹，弱而不用者为痿，逆而寒热者为厥，此其状未尝同也。故其本源又复大异。风者，必风热相兼；痹者，必风湿寒相合；痿者，必火乘金；厥者，或寒或热，皆从下起。今之治者，不察其源，见其手足軃曳①，便谓之风。然《左传》谓风淫末疾，岂不知风、暑、燥、湿、火、寒六气，皆能为四末之疾也哉！敢详条于下，有意于救物者，试择焉可也。

夫风之为状，善行而数变。《内经》曰：诸风掉眩，皆属肝木。掉摇眩运，非风木之象乎？纡曲劲直，非风木之象乎？手足掣颤，斜目喎口，筋急挛搐，瘛疭惊痫，发作无时，角弓反张，甚则吐沫，或泣或歌，喜怒失常，顿僵暴仆，昏不知人，兹又非风木之象乎？故善行而数变者，皆是厥阴肝之用也。夫肝木所以自甚而至此者，非独风为然。盖肺金为心火所制，不能胜木故也。此病之作，多发于每年十二月，大寒中气之后，及三月四月之交，九月十月之交。何以言之？大寒中气之后，厥阴为主气，巳亥之月，亦属厥阴用事之月，皆风主之时也。故三月四月之交，多疾风暴雨，振拉摧拔，其化为冰雹。九月十月之交，多落木发屋之变。故风木郁极甚者，必待此三时而作。凡风病之人，其脉状如弓弦而有力，岂敢以热药投之，更增其势哉！

今人论方者，偶得一方，间曾获效，执以为能。著灸施针，岂由病者。巧说病人，使从己法，不问品味刚柔，君臣轻重，何脏何经，何部何气，凡见风证偏枯，口眼喎斜，涎潮昏愦，便服灵宝、至宝、清心、续命等药。岂知清心之杂以姜桂，灵宝之乱以起石、硫黄，小续命汤藏以附子。惟夫至宝，其性尚温。经曰：风淫于内，治以辛凉。如之何以金石大热之药，以治风耶？有以热治热者，一之为甚，其可再乎？故今之刘河间自制防风通圣散、搜风丸之类，程参政祛风丸、换骨丹，用之者获效者多矣。而谤议百出，以诬其实。余尝见《内经·气交变论》中言五郁之法②，郁极则为病。况风病之作，仓卒

---

① 軃曳(duǒ yè 躲叶)：指四肢下垂，抬举无力。軃，下垂。曳，拖拉。

② 五郁之法：《素问·气交变大论》未见五郁之法相关论述，而在《素问·六元正纪大论》载有五郁之发。

之变生。尝治惊风痫病，屡用汗、下、吐三法，随治随愈。《内经》中明有此法。五郁中木郁达之者，吐之令其条达也。汗者，是风随汗出也。下者，是推陈致新也。此为汗、下、吐三法也。愈此风病，莫知其数，如之何废而不用也？余恐来者侮此法，故表而出之。昔项开完颜氏风病，搐，先右臂并右足，约搐六七十数。良久，左臂并左足亦搐六七十数，不瘥，两目直视，昏愦不识人。几月余，求治于余，先逐其寒痰三四升；次用导水、禹功丸散，泄二十余行；次服通圣散辛凉之剂，不数日而瘥，故书此以证之。

夫痹之为状，麻木不仁，以风寒湿三气合而成之。故《内经》曰：风气胜者为行痹。风则阳受之，故其痹行，且剧而夜静。世俗莫知，反呼为走注疼痛虎咬之疾。寒气胜者为痛痹。寒则阴受之，故其痹痛，且静而夜剧。世俗不知，反呼为鬼忤。湿气胜者为著痹。湿胜则筋脉皮肉受之，故其痹著而不去，肌肉削而著骨。世俗不知，反呼为偏枯。此病之作，多在四时阴雨之时，及三月九月，太阳寒水用事之月，故草枯水寒为甚。或濒水之地，劳力之人，辛苦失度，触冒风雨，寝处津湿，痹从外入。况五方七地，寒暑殊气，刚柔异禀，饮食起居，莫不相戾。故所受之邪，各有浅深。或痛或不痛，或仁或不仁，或筋屈而不能伸，或引而不缩。寒则虫行，热则纵缓，不相乱也。皮痹不已，而成肉痹。肉痹不已，而成脉痹。脉痹不已，而成筋痹。筋痹不已，而成骨痹。久而不已，内舍其合。若脏腑俱病，虽有智者，不能善图也。凡病痹之人，其脉沉涩。

今人论方者，见诸痹证，遽作脚气治之，岂知《内经》中本无脚气之说。或曰：诸方亦有脚气统论，又有脚气方药，若止取《素问》，则诸方皆非，即曰：痹病以湿热为源，风寒为兼，三气合而为痹。奈何治此者，不问经络，不分脏腑，不辨表里，便作寒湿脚气，乌之、附之、乳之、没之、种种燥热攻之，中脘灸之，脐下烧之，三里火之，蒸之、熨之、汤之、炕之，以至便旋涩滞，前后俱闭，虚燥转甚，肌肤日削，食饮不入，邪气外侵，虽遇扁、华，亦难措手。若此者何哉？胸膈间有寒痰之故也。痹病本不死，死者医之误也。虽亦用蒸之法，必先涌去其寒痰，然后诸法皆效。《内经》曰：五脏有俞穴，六腑有合穴。循脉之本分，各有所发之源，以砭石补之，则痹病瘳。此在《内经》中明白具载，如之何不读也？陈下酒监魏德新，因赴冬选，犯寒而行。真气元衰，加之坐卧冷湿，食饮失节，以冬遇此，遂作骨痹。骨属肾也。腰之高骨坏而不用，两胯似折，面黑如炭，前后廉痛，痿厥嗜卧。遍问诸医，皆作肾虚治之。余先以玲珑灶熨蒸数日，次以苦剂，上涌讫，寒痰三二升。下虚上实，明可见矣。次以淡剂，使白术除脾湿，令茯苓养肾水，责官桂伐风木。寒气偏胜，则加姜附，否则不加。又刺肾俞、太溪二穴，二日一刺。前后一月，平复如故。仆尝用治伤寒汗、下、吐三法，移为治风痹痿厥之法，愈者多矣。

　　痿之为状，两足痿弱，不能行用。由肾水不能胜心火，心火上烁肺金。肺金受火制，六叶皆焦，皮毛虚弱，急而薄著，则生痿躄。躄者，足不能伸而行也。肾水者，乃肺金之子也。令肾水衰少，随火上炎。肾主两足，故骨髓衰竭，由使内太过而致然。《至真要大论》云：诸痿喘呕皆属于上者，上焦也。三焦者，手少阳相火也。痿、喘、呕三病，皆在膈上，属肺金之部分也，故肌痹传为脉痿；湿痹不仁，传为肉痿；髓竭足躄，传为骨痿；房室太过为筋痿，传为白淫。大抵痿之为病，皆因客热而成。好欲贪色，强力过极，渐成痿疾。故痿躄属肺，脉痿属心，筋痿属肝，肉痿属脾，骨痿属肾，总因肺受火热，叶焦之故，相传于四脏，痿病成矣。直断曰痿病无寒。故痿之作也，五月、六月、七月，皆其时也。午者，少阴君火之位；未者，湿土庚金伏火之地；申者，少阳相火之分。故痿发此三月之内，以为热也。故病痿之人，其脉浮而大。

　　今之行药者，凡见脚膝痿弱，难于行步，或一足不伸，便作寒湿脚气治之。骤用乌、附、乳、没、自然铜、威灵仙之类，燔针、艾火、汤煮、袋蒸，痿弱转加，如此而死，岂亦天乎！夫治痿与治痹，其治颇异。风寒湿痹，犹可蒸汤灸燔，时或一效。惟痿用之转甚者，何也？盖以痿肺热为本，叶焦而成痿，以此传于五脏，岂有寒者欤？若痿作寒治，是不刃而杀之也。夫痿病不死，死者用药之误也。陈下一武弁宋子玉，因驻军息城，五六月间，暴得痿病腰胯两足，皆不任用，躄而不行，求治于予。察其两手，脉俱滑之而有力。予凭《内经》火淫于内，治以咸寒，以盐水越其膈间寒热宿痰，新者为热，旧者为寒，或宿食宿饮在上脘者，皆可涌之。宿痰既尽，因而下之，节次数十行，觉神志日清，饮食日美，两足渐举，脚膝渐伸。心降肾升，便①继以黄连解毒汤，加当归等药，及泻心汤、凉膈散、柴胡饮子，大作剂煎，时时呷之。经曰：治心肺之病最近，用药剂不厌频而少；治肾肝之病最远，用药剂不厌顿而多。此法人皆怪之。

然余治痿，寻常用之，如拾遗物。予若以此诳人，其如获罪于天何？此宋子玉之证，所以不得不书也。且示信于来世。故《内经》谓治痿之法，独取阳明经。阳明经者，胃脉也，五脏六腑之海也，主润养宗筋。宗筋主束骨，束骨在脐下阴毛际上是也。又主大利机关。机关者，身中大关节也，以司曲伸。是以阳明虚则宗脉纵，宗脉纵则六脉不伸，两足痿弱。然取阳明者，胃脉也，胃为水谷之海。人之四季，以胃气为本，本固则精化，精化则髓充，髓充则足能履也。《阴阳应象论》曰：形不足者，温之以气；精不足者，补之以味。味者，五味也。五味调和，则可补精益气也。五味、五谷、五菜、五果、五肉，五味贵和，不可偏胜。又曰：恬淡虚无，真气从之；精神内守，病安从来？若用金石草木补之者，必久而增气，物化之常。气增而久，夭之由也。所以久服黄连、苦参者，而反化为热；久服热药之人，可不为寒心哉！余尝用汗、下、吐三法，治风痹痿厥，以其得效者众，其敢诬于后人乎！

厥之为状，手足及膝下或寒或热也。举世传脚气寒湿之病，岂知

---

① 便：原作"使"，据日正德本、千顷堂本改。

《内经》中无脚气之说！王太仆亦云：本无脚气，后世广饰方论，而立此名。古之方谓厥者，即今所谓脚气者也。然厥当分两种，次分五脏。所谓两种者，有寒厥，亦有热厥。阳气衰于下则为寒厥，阴气衰于下则为热厥。热厥为手足热也，寒厥为手足寒也。阳经起于足趾之表，阴经起于足心之下。阳气盛，足下热；阴气盛，足下寒。又曰：阳主外而厥在内，阴主内而厥在外。若此者，阴阳之气，逆而上行故也。夫春夏则阳多阴少，秋冬则阴壮阳衰。人或恃赖壮勇，纵情嗜欲于秋冬之时，则阳夺于内，精气下溢，邪气上行。阳气既衰，真精又竭，阳不荣养，阴气独行，故手足寒，发为寒厥也。人或醉饱入房，气聚于脾胃，主行津液，阴气虚，阳气入，则胃不和，胃不和则精气竭，精气竭则四肢不荣。酒气与谷气相搏，则内热而溺赤，气壮而慓悍。肾气既衰，阳气独胜，故手足热，发而为热厥也。

厥亦有令人腹暴满不知人者，或一二日稍知人者，或卒然闷乱无觉知者，皆因邪气乱，阳气逆，是少阴肾脉不至也。肾气微少，精血奔逸，使气促迫，上入胸膈，宗气反结心下，阳气退下，热归阴股，与阴相助，令身不仁。又五络皆会于耳中。五络俱绝，则令人身脉皆动，而形体皆无所知，其状如尸，故曰尸厥。有涎如拽锯声在喉咽中，为痰厥；手足搐搦者，为风厥；因醉而得之，为酒厥；暴怒而得之，为气厥；骨痛爪枯，为骨厥；两足趾挛急，屈伸不得，爪甲枯结，为臂厥；身强直如橼者，为肝厥；喘而哕①者，狂走攀登，为阳明厥。皆气逆之所为也。

今人见兹厥者，皆谓之敨著②、掠著，此是何等语也！非徒其名之谬，因其名之谬而乖其实也。既言敨著、中著、掠著，必归之风，此清心、灵宝、至宝，又为先驱矣！鼻中嗜药，身上焫火，岂知厥之为病，如前所说者耶！顷西华季政之病寒厥，其妻病热厥，前后十余年。其妻服逍遥十余剂，终无寸效。一日，命余诊之，二人脉皆

---

① 哕(yuě)：古同"哕"，干呕。
② 敨著：指外邪侵袭而致病。后文之"掠著""中著"义同。

浮大而无力。政之曰：吾手足之寒，时时渍以热汤，渍而不能止；吾妇手足之热，终日以冷水沃而不能已者，何也？余曰：寒热之厥也。此皆得之贪饮食，纵嗜欲。遂出《内经·厥论》证之。政之喜曰：《内经》真圣书也！十余年之疑，今而释然，纵不服药，愈过半矣。仆曰：热厥者，寒在上也；寒厥者，热在上也。寒在上者，以温剂补肺金；热在上者，以凉剂清心火。分处二药，令服之不辍。不旬日，政之诣门谢曰：寒热之厥皆愈矣。其妻当不过数月而有娠，何哉？阴阳皆和故也。凡尸厥、痿厥、风厥、气厥、酒厥，可一涌而醒，次服降心火，益肾水，通血和气之药，使粥食调养，无不瘥者。若其余诸厥，仿此行之。慎勿当疑似之间，便作风气，相去邈矣。

【点评】"风痹痿厥四证"一语表明，张氏谨遵岐黄学理，直抵仲景心源，高擎"以证名病"的中医诊断学大旗，垂范后世。"夫四末之疾，动而或劲者为风，不仁或痛者为痹，弱而不用者为痿，逆而寒热者为厥，此其状未尝同也。故其本源又复大异。风者，必风热相兼；痹者，必风寒湿相合；痿者，必火乘金；厥者，或寒或热，皆从下起"。寥寥数语，将四证之症状、病因、病机交代得一清二楚。所附治例亦属以案证论之妙笔。"用治伤寒汗、下、吐三法，移为治风痹痿厥之法"，实开《伤寒》《金匮》一体论之先河，值得嘉许。正如当代经方研究名家赵俊欣先生所言："《伤寒》即《金匮》，《金匮》即《伤寒》"。

需要指出：①张氏所言风证，概从外风立论，不包括后世所指"内风"（现代临床常见的脑血管意外等病症）。两者治疗方法与预后大相径庭，临证时当审慎鉴别，不可以"我们是中医"作为挡箭牌，而排拒西医。须知，西医学对于脑血管意外的诊疗规程与疗效已取得了划时代的进展，认真学习与引进该领域的先进理论与技术，为我所用，方为明智之举。②张氏未能摆脱《内经》治痿独取阳明经的理论桎梏，将"针灸家言"强加给中医方治体系，实不可取。

立诸时气解利禁忌式三

春之温病，夏之热病，秋之疟及痢，冬之寒气及咳嗽，皆四时不正之气也，总名之曰伤寒。人之劳役辛苦者，触冒此四时风、寒、暑、湿不正之气，遂成此疾。人之伤于寒也，热郁于内，浅则发，早为春温。若春不发，而重感于暑，则夏为热病。若夏不发，而重感于湿，则秋变为疟痢。若秋不发，而重感于寒，则冬为伤寒。故伤寒之气最深。然而伤寒及温热，但发必先发热恶寒，头项痛，腰脊强者，一日在太阳经故也。《内经》中虽言一日太阳者，传受常也。亦有太阳证至了不传者，止可汗之，如升麻汤、解肌汤、逼毒散、五积散之类，发散则愈也。盖病人热甚，更以辛温，则病必转加。今代刘河间先生自制辛凉之剂，以通圣散、益元散相合，各五七钱，水一中碗，入生姜十余片，葱须头二十余根，豆豉一撮，同煎至五七沸，去滓，分作二服，先以多半服之，顷以钗股于喉中探引，尽吐前药。因其一涌，腠理开发，汗出周身，复将余药温热而服之，仍以酸醋辛辣浆粥投之，可以立愈。

解利伤寒、湿温、热病，治法有二。天下少事之时，人多静逸，乐而不劳。诸静属阴，虽用温剂解表发汗，亦可获愈。及天下多故之时，荧惑失常，师旅数兴，饥馑相继，赋役既多，火化大扰，属阳，内火又侵，医者不达时变，犹用辛温，兹不近于人情也。止可用刘河间辛凉之剂，三日以里之证，十痊八九。予用此药四十余年，解利伤寒、温热、中暑、伏热，莫知其数。非为炫也，将以证后人之误用药者也。

予尝见世医，用升麻、五积解利伤寒、瘟疫等病，往往发狂谵语、衄血泄血、喘满昏瞀、懊憹闷乱、劳复。此数证，非伤寒便有此状，皆由辛温之剂，解之不愈，而热增剧，以致然也。凡解利伤寒、时气、疫疾，当先推天地寒暑之理，以人参之。南陲之地多热，宜辛凉之剂解之；朔方之地多寒，宜辛温之剂解之。午未之月多暑，宜辛凉解之；子丑之月多冻，宜辛温解之。少壮气实之人，宜辛凉解之；老耆气衰之人，宜辛温解之。病人因冒寒食冷而得者，宜辛温解之；因役劳冒暑而得者，宜辛凉解之。病人禀性怒急者，可辛凉解之；病人禀性和缓者，可辛温解之。病人两手脉浮大者，可辛凉解之；两手脉迟缓者，可辛温解之。如是之病，不可一概而用。偏热、寒凉及与辛温，皆不知变通者。夫地有南北，时有寒暑，人有衰旺，脉有浮沉，剂有温凉，服有多少，不可差玄。病人禁忌，不可不知。

昔有人春月病温，三日之内，以驴车载百余里。比及下车，昏瞀不知人，数日而殂。又有人饮酒过伤，内外感邪，头痛身热，状如伤寒。三四日间，以马驮还家，六七十里，到家百骨节皆痛，昏愦而死。此余亲睹，若此之类，不容更述。假如温病、伤寒、热病、中暑、冒风、伤酒，慎勿车载马驮，摇撼顿挫大忌。夫动者，火之化；静者，水之化也。静为阴，动为阳；阳为热，阴为寒。病已内扰，又复外扰，是为至扰。奈人之神，讵能当之？故远行得疾者，宜舟泛床抬，无使外扰，故病不致增剧。

又若伤寒、时气、温病，尝六七日之间不大便，心下坚硬，腹胁紧满，止可大小承气汤下之。其肠胃积热，慎勿用巴豆、杏仁，性热大毒之药。虽用一二丸下之，利五七行，必反损阴气，涸枯津液，燥热转增，发黄谵语，狂走斑毒，血泄闷乱。轻者为劳复，重者或致死。间有愈者幸矣！不可以为法。故伤寒新愈之人，慎勿食猪、鱼、杂果、醅酒、湿面及沐浴、房室事。如犯，病必再发。爱其身者，不可不慎。

又如正二三月，人气在上，瘟疫大作，必先头痛，或骨节疼，与伤寒、时气、冒暑、风湿及中酒之人，其状皆相类。慎勿便用巴豆大毒之药治之。元光春，京师翰林应奉李屏山，得瘟疫证，头痛，身热，口干，小便赤涩。渠素嗜饮，医者便与酒癥丸，犯巴豆，利十余行。次日，头痛诸病仍存，医者不识，复以辛温之剂解之，加之卧于暖炕，强食葱醋汤，图获一汗。岂知种种客热，叠发并作，目黄斑生，潮热血泄，大喘大满，后虽有承气下之者，已无及矣！至今议者纷纷，终不知热药之过，往往独归罪于承气汤。用承气汤者，不知其病已危，犹复用药，学经不明故也，良可罪也。然议者不归罪于酒癥丸者，亦可责也。夫瘟证在表不可下，况巴豆之丸乎！巴豆不已，况复发以辛温之剂乎！必有仲尼，方明冶长之非罪①，微生高之非直。终不肯以数年之功，苦读《内经》，但随众好恶，为之毁誉。若此者，皆妄议者也。不真知其理，遽加毁誉，君子之所不取。

以予论之，凡伤寒之气有六禁：初病之时，甚似中酒伤食者，禁大下之，一禁也；当汗之时，宜详时之寒暑，用衾衣之厚薄，禁沐浴之火炕、重被、热粥、燔针，二禁也；当汗之时，宜详解脉之迟数，用辛②凉之剂，禁妄用热药，三禁也；当下之时，宜审详证下之药，禁巴豆银粉丸方，四禁也；远来之病人，禁车载马驮，五禁也；大汗之后，禁杂食、嗜欲、忧思、作劳，六禁也。故凡有此者，宜清房凉榻，使不受客热之邪；明窗皓室，使易见斑出黄生之变。病者喜食凉，则从其凉；喜食温，则从其温。清之而勿扰，休之而勿劳。可辛温则辛温解之，可辛凉则辛凉解之。所察甚微，无拘彼此。欲水之人，慎勿禁水。但饮之后，频与按摩其腹，则心下自动。若按摩其中脘，久则必痛。病人获痛，复若有水结，则不敢按矣。止③当禁而不禁者，轻则危，重则死；不当禁而禁者，亦然。今之士大夫，多为俗论先锢其心，虽有正论，不得而入矣。昔陆象先尝云：天下本无事，庸人扰之为烦耳。余亦云：正气本不乱，庸医扰之为剧耳！

【点评】仲景医学研究大家吕志杰先生认为："在仲景时代，

---

① 冶长之非罪：典出《论语·公冶长第五》："子谓公冶长可妻也，虽在缧绁之中，非其罪也。"传说公冶长能听懂鸟语，有一次他听见鸟说溪边有死人，告知死者家属，却被诬为凶手无辜入狱。此处引申为医者误用温药致殆，反而归罪于承气辈。

② 辛：原作"温"，据日正德本、千顷堂本改。

③ 止：原作"盖"，据日正德本、千顷堂本改。

'寒'字与'邪'字可以通用，可以互释。仲景书'寒'字有广义、狭义之分。《伤寒杂病论》书名之'寒'字肯定是广义的，而原文中反复论述的'伤寒'之'寒'多泛指邪气，也是广义的，或是专指寒邪，则是狭义的。明白了这一点，便明白仲景书'伤寒'论部分，实乃统治六淫之书，非仅为寒邪而设也。"张氏深得仲景医学精髓，其"春之温病，夏之热病，秋之疟及痢，冬之寒气及咳嗽，皆四时不正之气，总名之曰伤寒"之说，与仲景言岂非异口同声，珠联璧合？同时，亦是对《难经》"伤寒有五（中风、伤寒、湿温、热病、温病）"大论之进一步阐发与扬厉，这是今人学习与领悟张氏之学首先必须明确的重要概念。

疟非脾寒及鬼神辨四

夫疟，犹酷疟之疟也。以夏伤酷暑而成痎疟也。又有痎疟①，连岁不已，此肝经肥气之积也。多在左胁之下，状如覆杯，是为痎疟，犹痎也。久而不已，令人瘦也。内伤既以夏伤于暑而为疟，何后世之医者，皆以脾寒治之？世医既不知邪热蓄积之深为寒战，遂为寒战所惑；又不悟邪热入而后出于表，发为燥渴，遂为交争所惑。相传以姜、附、硫黄、平胃、异功散、交解饮子治之，百千之中，幸其一效。执以为是，至使父子兄弟相传。及其疟之甚者，则归之祟怪，岂可不大笑耶！《内经》拘于鬼神者，不可与言至德。何世俗之愚而难化也？又或因夏日饮冷过常，伤食生硬、瓜果、梨枣之属，指为食疟，此又非也。岂知《内经》之论则不然。夏伤于暑，遇秋之风，因劳而汗，玄府受风，复遇凄怆之水，风闭而不出，舍于肠胃之外，与荣卫并行，昼行于阳，夜行于阴。邪热浅，则连日而作；邪热深，则间日而作。并入于里则热，并入于表则寒。若此而论，了不干于脾。

---

① 痎(jiē 皆)疟：即痎疟、老疟。"痎"同"痎"，王冰注《素问》曰："痎，老也。"

后世论药，如此之差误也。以时言之，治平之时，常疟病少；扰攘之时，常疟病多。治平之时，虽用砒石、辰砂有毒之药治之，亦能取效。缘治平之时，其民夷静，故虽以热攻热，亦少后患。至于扰攘之时，其民劳苦，不可遽用大毒、大热之药。若以热攻其热，甚则转为吐血、泄血、痈疽、疮疡、呕吐之疾。盖扰攘之时，政令烦乱，徭役纷冗，朝戈暮戟，略无少暇，内火与外火俱动。在侯伯官吏尤甚，岂可与夷静之人同法而治哉？余亲见泰和六年丙寅，征南师旅大举，至明年军回，是岁瘴疠杀人，莫知其数。昏瞀懊侬，十死八九，皆火之化也。次岁疟病大作，侯王官吏，上下皆病。轻者旬月，甚者弥年。夫富贵之人，劳心役智，不可骤用砒石大毒之药，止宜先以白虎汤加人参、小柴胡汤、五苓散之类，顿服立解。或不愈者，可服神祐丸减用神芎等。甚者可大小承气汤下之，五七行或十余行，峻泄夏月积热暑毒之气。此药虽泄而无损于脏腑，乃所以安脏腑也。次以桂苓甘露散、石膏知母汤、大小柴胡汤、人参柴胡饮子，量虚实加减而用之。此药皆能治寒热往来、日晡发作。与治伤寒，其法颇同。更不愈者，以常山散吐之，无不愈者。

余尝用张长沙汗、下、吐三法，愈疟极多。大忌错作脾寒，用暴热之药治之，纵有愈者，后必发疮疽、下血之病，不死亦危。余自先世授以医方，至于今日，五十余年，苟不识练，岂敢如是决也！又尝观刺疟论五十九刺，一刺则衰，再刺则去，三刺则已。会陈下有病疟二年不愈者，止服温热之剂，渐至衰羸，命予药之。余见其羸，亦不敢便投寒凉之剂，乃取《内经·刺疟论》详之曰：诸疟不已，刺十指间出血。正当发时，余刺其十指出血，血止而寒热立止，咸骇其神。余非炫术，窃见晚学之人，不考诰典，谬说鬼疾，妄求符箓，祈祷辟匿，法外旁寻，以致病人迁延危殆。

疟病，除岚瘴一二发必死，其余五脏六腑疟皆不死，如有死者，皆方士误杀之也。或曰：汝言疟因于暑者，春发之疟，亦伤暑乎？余曰：此疟最深。何哉？暑伏于秋冬而不发，至春始发，此疟之深者。

《内经·气交变大论》：岁火太过，炎暑流行，金肺受邪。启玄子云：火不以德，邪害于肺金也。故金肺先病，以金气不及，故为病。又经曰：岁火太过，大热先发，故民病疟，少气咳喘、血溢、血注下、嗌燥、耳聋、中热、肩背热。上应荧惑星，见则山泽燔燎，雨乃不降，烁石消金，涸泉焦草，火星大而明见。注曰：火无德令，纵热害金，水复制心，故心火自病。荧惑见则酷法大，故疟常与酷吏之政并行。或酷政行于先，而疟气应于后；或疟气行于先，而酷政应于后。昔人有诗云：大暑去酷吏。此言虽不为医设，亦于医巫之旨有以暗相符者也。以前人论疟者，未尝及于此，故予发之。及知圣人立疟之名，必有所谓云。

【点评】张氏谨遵"《内经》拘于鬼神者，不可与言至德"之旨，严斥世俗"祟怪"致疟之谬，力纠疟为脾寒之非，据证辨疟为"夏伤酷暑"之热病，径取仲景"汗、下、吐"三法，随证选用清热、利湿、和解剂治之，"愈疟极多"，堪可效法。"常山散吐之"，更彰显张氏善于运用专病(证)专方(药)疗疾之功。

需要指出，此处所谓疟病(证)，实乃西医学之疟疾，系由疟原虫感染引起的一种感染性疾病。现代研究认为：常山总生物碱的抗疟效价约为奎宁的 26 倍，常山碱甲、乙、丙抗疟作用效价依次为奎宁的 1、40、100 倍。常山对氯喹敏感株和耐氯喹株疟原虫均有效。常山对疟原虫代谢中的主要酶——谷氨酸脱氢酶(GLDH)具有抑制作用(田代华主编《实用中药辞典》)。

小儿疮疱丹瘾疹旧蔽记五

儿之在母腹也，胞养十月，蕴蓄浊恶热毒之气，非一日，及岁年而后发，虽至贵与至贱，莫不皆然。轻者稀少，重者稠密，皆因胞胎时所感浊恶热毒之气有轻重。非独人有此疾，凡胎生血气之属，皆有蕴蓄浊恶热毒之气。有一二岁而发者，有三五岁至七八岁而作者，有年老而发丹熛瘾疹者，亦有伤寒中温毒而发斑者，亦有阳毒发斑者。斑有大小，色有轻重。大者为阴，小者为阳，均是热也。但色重赤者热深，色轻红者热浅。

凡治者，轻者因而扬之，重者因而减之。《内经》曰：少阳客胜则丹疹外发，及为丹熛。手少阳者，三焦少阳相火也。启玄子云：是五寅五申之岁，即少阳相火司天故也。他岁亦有之。但《内经》独明疮疹者，少阳相火之所为也。俗呼曰斑疹伤寒，此言却有理。为此证时，与伤寒相兼而行，必先发热恶寒，头项痛，腰脊强。从太阳传至四五日，熛疹始发，先从两胁下有之，出于胁肋，次及身表，渐及四肢。故凡小儿疮疱、丹熛、瘾疹，皆少阳相火客气胜也。《内经》曰：诸痛痒疮疡，皆属心火。岂有寒乎？故治疮疱，与治伤寒时气同法。初觉头痛、身热、恶寒，此小儿初发疮疱之候也。其脉息皆浮大而有力，亦与伤寒、时气、冒风、惊风、宿乳，一概难辨。宜先解之，有二法。遇亢阳炎热之时，以辛凉解之；遇久寒凝冽之时，以辛温解之。辛凉之剂者，凉膈、通圣之类是也；辛温之剂者，升麻、葛根之类是也。此二法慎勿互用之。既用此二法之后，次以白虎汤加人参冷服之，勿辍。盖防疮疹发喘，喘者必死，人参止喘故也。或云：立秋之后，不宜服白虎汤者，非也。假如秋深发疟，疟者中暑而得之，白虎大解暑毒，既有白虎汤证，岂可间以秋冬乎？疮疱、瘾疹、丹熛，皆是火之用也，是肺金之不及也。故曰：白虎汤加人参，一日不可阙^①也。

疮疱熛疹，或出不均，大小如豆黍，相亲见其不齐也。相天之寒温，以蝉壳烧灰，抄半字或一字，以淡酒调少许饮之。大人以淡酒温调之，不半日则均齐。如或用百祥丸、紫草饮子皆可服之。俗以酒醋熏之者，适足增其昏瞀耳！至六七日，疱疹出全，可调胃、凉膈下之，同调理伤寒法。或言疮疹首尾俱不可下者，此朱奉议公之言也。

---

① 阙：同“缺”。

适足使人战战兢兢，而不敢用药也。钱仲阳①之用百祥丸，其间有大戟，岂奉议公独不见耶？自奉议公斯言一出，死者塞路矣！

予家其亲属故旧小儿，有患疮疱，黑陷腹内喘者，余以白虎汤加人参，凉膈散加当归、桔梗，连进数服，上灌下泄，昼夜不止。又使睡卧于寒凉之处，以新水灌其面目手足，脓水尽去。盖四肢者，诸阳之本也。儿方为疮疱外燔，沃以寒水，使阴气循经而入，达于心肺，如醉得醒，是亦开昏破郁之端也。如此救活者，岂啻千数！夫疮疱黑陷，喘而满者，十死八九，若依此法，尚能活其六七，何世医与病家，至今犹未悟也？

近年，予之庄邻沿蔡河来往之舟，常舣②于此。一日，舟师偶见败蒲一束，沿流而下，渐迫舟次，似闻啼声而微。舟师疑其人也，探而出之。开视之，惊见一儿，四五岁许，疮疱周匝，密不容隙，两目皎然，饥而索食，因以粥饱。其舟师之妻怒曰：自家儿女多惹疮疱传染，奈何私料此儿？沿蔡河来，其流缓，必不远。持儿一鞋，逆流而上，遍河之人，皆曰无此儿。行且二十里，至一村落，舟师高唱曰：有儿年状如许，不知谁是疮疱病死，弃之河中，今复活矣！闻酒邸中，饮者喧哗。有人出曰：我某村某人也，儿四五岁，死于疮疱。舟师出其鞋以示之，其父泣曰：真吾儿也。奔走来视，惊见儿活，大痛流涕。拜谢舟师，喜抱儿归，今二十余岁矣。此儿本死，得水而生。

伏谂来者，疮疱之疾，热耶寒耶？经曰：诸痛痒疮疡，皆属心火。启玄子注云：心寂则痛微，心燥则痛甚。百端之起，皆自心生，疮疱之疾，岂有寒欤？余承医学于先人，阅病多矣。苟诳后人，罪将安逃？诚如此法，则原上之丘③，以疮疱而死者，皆误杀人也。故疗小儿，惟钱仲阳书中可采者最多。但其方为阎孝忠④所乱，有识者宜

---

① 钱仲阳：北宋著名儿科学家，名乙，字仲阳。
② 舣（yí 仪）：使船靠岸。
③ 原上之丘：荒野里的坟墓。
④ 阎孝忠：宋代著名医家钱仲阳的学生。

择而取之。

【点评】张氏所论，启示有三：①《内经》病机十九条，乃经典理论与临床实践有机结合，高度浓缩之结晶，极具实用价值；②疮疡、丹熛、瘾疹等外证，治以白虎、调胃、凉膈，"同调理伤寒法"，示内外证治，其理相通，伤寒法即通治法；③"既有白虎汤证，岂可间以秋冬乎"之论，是对仲景"随证治之"法则的遵循与发扬，是对"用寒远寒""用热远热"理论的突破与超越，后学不可不知。

证妇人带下赤白错分寒热解六

君子非好与昔人辩以要誉也。盖昔人有一误，流为千百世之祸者，苟不证其非，虽曰谦让，其如人命何？如精选《圣惠方》二十三卷，论妇人赤白带下云：妇人带下者，由劳神过度，损动经血，致令身虚，受于风冷，风冷入于胞络①，传其血之所成也。又有《巢氏内篇》四十四卷，论任脉为经之海。其任之为病，女子则为带下。手太阳为小肠之经也，手少阴为心之经也。心为脏，主于里；小肠为腑，主于表。二经之血，在于妇人，上为乳汁，下为月水，冲任之所统也。冲任之脉，既起于胞内，阴阳过度，则伤胞络，故风邪乘虚而入于胞中，损冲任之经，伤太阳、少阳之血，致令胞络之间，秽与血相兼带而下，冷则多白，热则多赤。二家之说皆非也。

夫治病当先识经络。《灵枢》十二经中，有是动之病②，有所生之病③。大经有十二，奇经有八脉。言十二经之外，复有此八道经脉也。十二经与八道经脉，通身往来。经络共二十道，上下流走，相贯

---

① 胞络：分布在胞宫上的脉络，即胞络。
② 是动之病：病证名。指本经络脉变动所生的病证。以其病由经脉而非脏腑所生，故名。
③ 所生之病：病证名。指脏腑发生病变表现为其所属经脉的证候，并非经脉所传，故名。

周环，昼夜不息，与天同度。自手太阴肺经起，行阳二十五度，行阴亦二十五度，复会于手太阴肺经也。然此二十道经络，上下周流者，止一十九道耳。惟带脉起少腹侧季胁之端，乃章门穴是也。环身一周，无上下之源，络脐而过，如束带之于身。《难经》曰：带之为病，溶溶如坐水中。冲任者，是经脉之海也。循腹胁，夹脐旁，传流于气冲，属于带脉，络于督脉。督脉者，起于关元穴。任脉者，女子在养胎孕之所。督脉乃是督领妇人经脉之海也。冲、任、督三脉，同起而异行，一源而三歧，皆络带脉。冲、任、督三脉，皆统于篡户，巡阴器，行廷孔、溺孔上端。冲、任、督三脉，以带脉束之。

因余经上下往来，遗热于带脉之间。热者，血也。血积多日不流，火则从金之化，金曰从革而为白，乘少腹间冤热，白物滑①溢，随溲而下，绵绵不绝，多不痛也。或有痛者则壅碍，因壅而成痛也。《内经》曰：少腹冤热，溲出白液。冤者，屈滞也。病非本经，为他经冤抑而成此疾也。冤，一作客。客，犹寄也。遗客热于少腹，久不去，从金化而为白。设若赤白痢，赤者新积也，从心火；白者旧积也，从肺金。故赤白痢，不可曲分寒热，止可分新旧而治之。假如痛疝，始赤血，次溃白脓，又岂为寒者哉？而病者未信也，此今之刘河间常言之矣！皆云寒多则白，以干姜、赤石脂、桃花丸治痢，虽愈，后必生血疾。如白带下病，径以白芍药、干姜，白带虽愈，则小溲必不利。治泻痢与治带下，皆不可骤用峻热之药燥之。燥之则内水涸，内水涸则必烦渴，烦渴则小溲不利，小溲不利则足肿面浮，渐至不治。

《内经》曰：思想无穷，所愿不得，意淫于外，入房太甚，发为筋痿。淫衍白物，如精之状，男子因溲而下，女子绵绵而下。《左传》曰：少男惑长女，风落山之象，是为惑蛊之疾。其文三虫同皿曰蛊。乃是思慕色欲，内生后蚀，甚不可便用燥热之药攻之。渐至形削

---

① 滑：原作"满"，据日正德本、千顷堂本改。

羸瘦脉大者，必死而不救。且赤白痢者，是邪热传于大肠，下广肠出赤白也。带下者，传于小肠，入胕经，下赤白也。据此二证，皆可同治湿法治之。先以导水、禹功，泻讫，次以淡剂降心火，益肾水，下小溲，分水道，则自愈矣！

顷顿丘一妇人，病带下，连绵不绝，白物或来，已三载矣。命予脉之，诊其两手脉，俱滑大而有力，得六七至，常上热口干眩运，时呕醋水。余知其实有寒痰在胸中，以瓜蒂散，吐讫冷痰三二升，皆醋水也，间如黄涎，状如烂胶。次以浆粥养其胃气；又次用导水、禹功，以泻其下；然后以淡剂渗泄之药，利其水道，不数日而愈。

余实悟《内经》中所云：上有病，下取之；下有病，上取之。又：上者下之，下者上之。然有此法，亦不可偏执，更宜详其虚实而用之。故知精选《圣惠方》带下风寒之言，与巢氏论中赤热白寒之说，正与《难》《素》相违。予非敢妄论先贤，恐后学又流不明，未免从之而行也。如其寡学之人，不察病人脉息，不究病人经脉，妄断寒热，信用群方暴热之药，一旦有失，虽悔何追？呜呼！人命一失，其复能生乎？赤白痢与赤白带下，皆不死人。《内经》惟肠澼便血，血温身热者死。赤白带下，白液白物，蛊病肾消，皆不能死人。有死者，药之误也。

【点评】带下色白为寒，色赤为热，几成业界共识。张氏从"痈疽，始赤血，次溃白脓"悟出，带下系《内经》所言"遗热于带脉之间。热者，血也。血积多日不流，火则从金之化，金曰从革而为白，乘少腹间冤热，白物滑溢，随溲而下"，识见可谓高人一筹。并指出"治泻痢与治带下，皆不可骤用峻热之药燥之"，乃经验有得之言，值得参酌。

霍乱吐泻死生如反掌说七

巢氏，先贤也，固不当非。然其说有误者，人命所系，不可不辨也。今之医者，家置本以为绳墨。呜呼！何今之人信巢氏，而不信《素问》也？此予不得不为之说。且巢氏论霍乱吐泻，皆由温凉不调，阴阳清浊二气相干，致肠胃之间，变而为霍乱。寒气客于脾则泻，寒气客于胃则吐。亦由饮酒食肉，腥脍生冷过度。或因居处坐卧湿地，当风取凉，风之气归于三焦，传于脾胃，脾胃得冷，水谷不消，皆成霍乱。其名有三：一曰胃反，胃气虚逆，反吐饮食；二曰霍乱，言其病挥霍之间，便致撩乱也；三曰哺①食变逆者也。霍乱者，脉必代。又云：七月间食蜜，令人暴下霍乱。此皆巢氏霍乱之论也。予以为不然。

夫医之治病，犹书生之命题。如秋伤于湿，冬生咳嗽，是独以湿为主，此书生之独脚题也。风湿暍三气合而成霍乱，吐泻转筋，此犹书生之鼎足题也。风者，风木也，内应足厥阴肝木；湿者，雨化也，内应于足太阴脾土；暍者，火热也，内应于手少阴心火。此风、湿、暍三气之所生也。《内经》曰：土气之下，木气乘之。是肝木乘脾土也。又曰：厥阴所至为胁痛、呕泄，少阳所至为呕涌。注云：食不下也。太阴所至为中满、霍乱吐下，太阴所至为濡化也。注云：湿化也。又曰：太阴所至为湿生，终为注雨。故转筋者，风主肝，肝主筋，风急甚，故转筋也。吐者，暍也。火主心，心主炎上，故呕吐也。泄注者，土主湿，湿主脾，湿下注，故泄注也。此三者，岂非风、湿、暍，如书生鼎足题耶？脾湿，土气为风木所克，土化不行矣。亢无雨，火盛过极，土怒发焉。极则为雷霆、骤雨、烈风。盖土气在上，木气乘之故也。是以大水横流，山崩岸落，石迸沙飞，岂非太阴湿土怒发之象耶？故人病心腹满胀，肠鸣而为数便，甚则心痛胁膜，呕吐霍乱，厥发则注下，胕肿身重。启玄子云：以上病证，皆脾热所生也。乃知巢氏所论，正与《素问》、启玄子相违。

故《内经》治法，病急则治其标，缓则治其本。先可用淡剂流其

---

① 哺：原作"晡"，据《诸病源候论·霍乱病诸候》改。

湿，辛凉以退其风，咸苦以解其暍，冰水以救其内涸，大忌食粟米粥，饮者立死。伟哉，王冰之言！脾热一句，可以为方。世俗止知取其头巾而濯之，以饮其水，亦取黑豆、皂矾。头垢寒凉，然近似终不足以制其甚也。又有以寒水沃其手足者，大非也。四肢已厥，更以寒水沃之，则益厥矣！曷若以寒水沃其心之为愈也。

泰和间，余亲见陈下广济禅院，其主僧病霍乱。一方士用附子一枚及两者，干姜一两（炮），水一碗，同煎，放冷服之。服讫，呕血而死。顷合流镇李彦甫，中夜忽作吐泻，自取理中丸而服之。医者至，以为有食积，以巴豆下之。三五丸药亦不动，至明而死，可不哀哉！遂平李仲安，携一仆一佃客，至郾城，夜宿邵辅之书斋中，是夜仆逃。仲安觉其逃也，骑马与佃客往临颍急追之。时七月，天大热，炎风如箭，埃尘幔天，至辰时而还。曾不及三时，往返百二十里。既不获其人，复宿于邵氏斋。忽夜间闻呻呼之声，但言救我，不知其谁也。执火寻之，乃仲安之佃客也。上吐下泄，目上视而不下，胸胁痛不可动摇，口欠而脱臼，四肢厥冷。此正风、湿、暍三者俱合之证也。其婿曾闻余言，乃取六一散，以新汲水锉生姜而调之，顿服半升，其人复吐，乃再调半升而令徐服之，良久方息。至明又饮数服，遂能调养，三日平复而去。呜呼！若此三人，其生死岂不如反掌哉？彼世医往往以谓六一散治得其病，此无学之辈也，可胜恨哉！

[点评] 遵《内经》五行生克之理，从王冰"脾热"之说，主"淡剂流其湿，辛凉退其风，咸苦解其暍，冰水救其内涸"之治，斥巢氏"寒客脾胃"之非，张氏对霍乱所论，理源岐黄，可法可取。

明代大医家李中梓谓："清浊相干，乱于肠胃，则为霍乱"。"霍乱者，挥霍变乱，起于仓卒。心腹大痛，呕吐泻利，憎寒壮热，头痛眩晕"。"详辨其因，对证用药，不胶一定之迹，可应无穷之变耳"。大家大论，更为可取。

需要指出，此处所谓"霍乱"乃中医以"症"名"病"之例（相当于现代急性胃肠炎），与由霍乱弧菌引起的烈性传染病霍乱风马牛不相及，切不可混为一谈。

目疾头风出血最急说八

《内经》曰：目得血而能视。此一句，圣人论人气血之常也。后世之医不达其旨，遂有惜血如金之说。自此说起，目疾头风诸证，不得而愈矣。何以言之？圣人虽言目得血而能视，然血亦有太过不及也。太过则目壅塞而发痛，不及则目耗竭而失睛。故年少之人多太过，年老之人多不及。但年少之人，则无不及，但年老之人，其间犹有太过者，不可不察也。

夫目之内眦，太阳经之所起，血多气少。目之锐眦，少阳经也，血少气多。目之上网，太阳经也，亦血多气少。目之下网，阳明经也，血气俱多。然阳明经起于目两旁，交鼻頞之中，与太阳、少阳俱会于目。惟足厥阴肝经，连于目系而已。故血太过者，太阳、阳明之实也；血不及者，厥阴之虚也。故血出者，宜太阳、阳明。盖此二经血多故也。少阳一经，不宜出血，血少故也。刺太阳、阳明出血，则目愈明；刺少阳出血，则目愈昏。要知无使太过不及，以血养目而已。此《内经》所谓目得血而能视者，此也。

凡血之为物，太多则溢，太少则枯。人热则血行疾而多，寒则血行迟而少，此常理也。至于目者，肝之外候也。肝主目，在五行属木。然木之为物，太茂则蔽密，太衰则枯瘁。蔽密则风不疏通，故多摧拉；枯瘁则液不浸润，故无荣华。又况人之有目，如天之有日月也。人目之有翳，如日月之有云雾也。凡云之兴，未有不因蒸腾而起者。虽隆冬之时犹且然耳，况于炎夏之时乎！

故目暴赤肿起，羞明隐涩，泪出不止，暴寒目瞒，皆工艺之所为也。夫目之五轮，乃五脏六腑之精华，宗脉之所聚。其气轮属肺金，肉轮属脾土，赤脉属心火，黑水神光属肾水，兼属肝木，此世俗皆知之矣。及有目疾，则又不知病之理，岂知目不因火则不病，何以言之？气轮变赤，火乘肺也；肉轮赤肿，火乘脾也；黑水神光被翳，火乘肝与肾也；赤脉贯目，火自甚也。能治火者，一句可了。故《内经》曰：热胜则肿。

治火之法，在药则咸寒，吐之下之。在针则神庭、上星、囟会、前顶、百会。血之翳者，可使立退；痛者，可使立已；昧者，可使立明；肿者，可使立消。惟小儿不可刺囟会，为肉分浅薄，恐伤其骨。然小儿水在上，火在下，故目明；老人火在上，水不足，故目昏。《内经》曰：血实者宜决之。又经曰：虚者补之，实者泻之。如雀目不能夜视及内障，暴怒大忧之所致也，皆肝主目。血少，禁出血，止宜补肝养肾。至于暴赤肿痛，皆宜以𬭤针刺前五穴出血而已。次调盐油以涂发根，甚者虽至于再、至于三可以也。量其病势平为期。少白可黑，落发可生，有此神验，不可轻传。人年四十、五十，不问男女，目暴赤肿，隐涩难开者，以三棱针刺前顶、百会穴，出血大妙。至如年少，发早白落，或白屑者，此血热而太过也。世俗止知：发者，血之余也，血衰故耳。岂知血热而寒，发反不茂。肝者，木也。火多水少，木反不荣。火至于顶，炎上之甚也，大热病汗后，劳病之后，皆发多脱落，岂有寒耶？故年衰火胜之人，最宜出血。但人情见出血，皆不悦矣！岂知出血者，乃所以养血也。凡兔、鸡、猪、狗、酒、醋、湿面、动风生冷等物，及忧忿劳力等事，如犯之则不愈矣！惟后顶、强间、脑户、风府四穴，不可轻用针灸，以避忌多故也。若有误，不幸令人喑，固宜慎之。其前五穴，非徒治目疾，至于头痛、腰脊强、外肾囊燥痒，出血皆愈。凡针此勿深，深则伤骨。唐甄权尤得出血之法。

世俗云：热汤沃眼十日明。此言谬之久矣！火方乘目，更以热汤沃之，两热相搏，是犹投贼以刃也。岂知凉水沃之，暂涩而久滑；热水沃之，暂滑而久涩。不然，曷以病目者忌沐浴？或曰：世俗皆言凉水沃眼，血脉不行。余闻大笑之。眼药中用黄连、硼砂、朴硝、龙脑、熊胆之属，皆使人血脉不行耶？何谬之甚也！又若头风之甚者，久则目昏。偏头风者，少阳相火也，久则目束小。大肠闭涩者，目必昏，何也？久病滑泄者，目皆明。惟小儿利久，反瘠眼昏。盖极则反，与此稍异，其余皆宜出血而大下之。余尝病目赤，或肿或翳，作止无时，偶至亲息帅府间，病目百余日，羞明隐涩，肿痛不已。忽眼科姜仲安云：宜上星至百会，速以铍针刺四五十刺，攒竹穴、丝竹穴上兼眉际一十刺，及鼻两孔内，以草茎弹之出血。三处出血如泉，约二升许。来日愈大半，三日平复如故。余自叹曰：百日之苦，一朝而解，学医半世，尚阙此法，不学可乎？惟小儿疮疱入眼者，乃余热不散耳。止宜降心火，泻肝风，益肾水，则愈矣。若大人目暴病者，宜汗、下、吐。以其血在表，故宜汗；以其火在上，故宜吐；以其热在中，故宜下。出血之与发汗，名虽异而实同，故录《铜人》中五穴照用。

【点评】张氏既深谙气血为人体所必需之理，又辩证看待气血过多、过少对人体之利弊，以"凡血之为物，太多则溢，太少则枯。人热则血行疾而多，寒则血行迟而少"立论。主张对"目暴赤肿起，羞明隐涩"之证，当用铍针刺神庭、上星、囟会、前顶、百会五穴，或以咸寒之品"吐之下之"，实开头目"火证"放血疗法之先河，与现代急救医学脱水、扩血管（内放血）疗法不谋而合。其超前创新理念，岂能不令世人服膺！

过爱小儿反害小儿说九

小儿初生之时，肠胃绵脆，易饥易饱，易虚易实，易寒易热，方书旧说，天下皆知之矣！然《礼记·曲礼》及《玉符潜诀论》所云，天下皆不知。曲礼云：童子不衣裘裳。《说》①云：裘大温，消阴气。且人十五岁成童，尚不许衣裘，今之人养稚子，当正夏时，以绵夹裹

———————
① 《说》：指宋代陈澔的《礼记集说》。

腹，日不下怀，人气相蒸；见天稍寒，即封闭密室，睡毡下幕，暖炕红炉，使微寒不入，大暖不泄。虽衰老之人，尚犹不可，况纯阳之小儿乎！然君子当居密室，亦不当如是之暖也。玉符潜诀论云：婴儿之病，伤于饱也。今人养稚子，不察肠胃所容几何，但闻一声哭，将谓饥号，急以潼乳纳之儿口，岂复知量，不吐不已。及稍能食，应口辄与。夫小儿初生，别无伎俩，惟善号泣为强良①耳！此二者，乃百病之源也。

小儿除胎生病外有四种：曰惊，曰疳，曰吐，曰泻。其病之源止有二：曰饱，曰暖。惊者，火乘肝之风木也；疳者，热乘脾之湿土也；吐者，火乘胃膈，甚则上行也；泻者，火乘肝与大肠而泻者也。夫乳者，血从金化而大寒，小儿食之，肌肉充实。然其体为水，故伤乳过多，反从湿化。湿热相兼，吐痢之病作矣。医者不明其本，辄以紫霜进食比金白饼之属，其中皆巴豆、杏仁。其巴豆大热有大毒，杏仁小热有小毒。小儿阳热，复以热毒之药，留毒在内，久必变生。故刘河间先生，以通圣、凉膈、神芎、益元治之，皆无毒之药。或曰：此大人所服之药，非小儿所宜也。余闻笑曰：大人小儿，虽年壮不同，其五脏六腑，岂复殊耶？大人服多，小儿服少，其实一也。故不可下者宜解毒，可下者宜调胃泻心。然有逐湿为之方者，故余尝以牵牛、大黄、木通三味，末之为丸，以治小儿诸病皆效。盖食乳小儿，多湿热相兼故也。今之医者，多以此药谤予，彼既不明造化，难与力辩，故予书此方，以俟来世知道者。

然善治小儿者，当察其贫富贵贱治之。盖富贵之家，衣食有余，生子常夭；贫贱之家，衣食不足，生子常坚。贫家之子，不得纵其欲，虽不如意而不敢怒，怒少则肝病少；富家之子，得纵其欲，稍不如意则怒多，怒多则肝病多矣。夫肝者，木也，甚则乘脾矣。又况贫家无财少药，故死少；富家有财多药，故死多。故贫家之育子，虽薄

---

①　强良：本意为强暴、强横。此指以哭作为胁迫父母屈服的手段。

于富家，其成全小儿，反出于富家之右。其暗合育子之理者有四焉：薄衣、淡食、少欲、寡怒，一也；无财少药，其病自痊，不为庸医热药所攻，二也；在母腹中，其母作劳，气血动用，形得充实，三也；母既作劳，多易生产，四也。此四者，与富家相反也。

俚谚曰：儿哭即儿歌，不哭不偻儸。此言虽鄙，切中其病。世俗岂知号哭者，乃小儿所以泄气之热也。《老子》曰：终日号而不嗄。余尝授人以养子之法，儿未坐时，卧以赤地，及天寒时不与厚衣，布而不绵。及能坐时，以铁铃、木壶、杂戏之物，连以细绳，置之水盆中，使一浮一沉，弄之有声。当炎暑之时，令坐其旁，掬水弄铃，以散诸热。《内经》曰：四肢者，诸阳之本也。手得寒水，阴气达于心中，乃不药之药也。余尝告于陈敬之，若小儿病缓急无药，不如不用庸医，但恐妻妾怪其不医，宜汤浸蒸饼令软，丸作白丸，绐①其妻妾，以为真药，使儿服之，以听天命，最为上药。忽岁在丙戌，群儿皆病泄泻，但用药者皆死，盖医者不达湿热之理，以温燥行之，故皆死。惟陈敬之不与药，用余之言，病儿独存。噫！呜呼！班固真良史，尝云：有病不治得中医。除暴得大疾病服药者，当谨熟阴阳，无与众谋。若未病之前，从予奉养之法，亦复不生病。纵有微疾，虽不服药可也。

【点评】俗语道："若要小儿安，三分饥与寒"。中华民族数千年总结的育儿之道，张氏予以专门论述，在当今物质生活过度丰富，节俭之风丧失殆尽的时代背景下，其价值显得更加深厚。

服药一差转成他病说十

《语》云：子之所慎，齐、战、疾。又曰：丘未达，不敢尝。此言服药不可不畏慎也。然世有百十年相袭之弊，至今不除者，敢略数

---

① 绐(dài 带)：欺哄。

一二，使后车改辙，不蹈前覆。夫伤寒、瘟疫、时气、中暑、风温、风疟，与中酒伤食者，其初相类，此最误人。或先一日头痛，曾伤酒便归过于酒，曾伤食便归过于食。初觉满闷，医者不察其脉，不言其始，径用备急丹、缠积丹、软金丸、酒癥丸。此药犯巴豆，或出油不尽，大热大毒，走泄五七行或十余行。其人必津液枯涸，肠胃转燥，发黄瘀热，目赤口干，恍惚潮热，昏愦惑狂，诸热交作，如此误死者，不可胜举。若其人或本因酒食致过，亦能头痛身热，战栗恶寒。医者不察其脉，不究其原，反作伤食发之，桂枝、麻黄、升麻之属，以汗解之。汗而不解，辗转疑惑，反生他证。如此误死者，可胜计哉？

又如久病咳嗽，形体羸瘦，食饮减少，且静夜剧。医者不察，便与乌梅、罂粟壳、紫菀①、枯矾。如此峻攻，嗽疾未除，涩滞之病作矣。嗽加之涩，饮食弥减，医者不察，更以热剂养胃，温剂和脾，致令头面汗出，燥热潮发，形容瘦瘁，涎液上出，流如涌泉。若此死者，不可胜数。

又如妇人产余之疾，皆是败血恶物，发作寒热，脐腹撮痛，乳潼枯涸，食饮稍减。医者不察，便谓产后血出数斗，气血俱虚，便用温热之剂，养血补虚，止作寒治，举世皆然。岂知妇人之孕，如天地之孕物也。物以阴阳和合而后生，人亦以阴阳和合而后孕。偏阴偏阳，岂有孕乎？此与禾黍瓜果之属何异哉！若水旱不时，则华之与实俱瘘落矣。此又与孕而不育者，复何异哉？七月立秋后十八日，寸草不结者，犹天寒故也。今妇人妊娠，终十月无难而生，反谓之寒，何不察其理之甚也。窃譬之冶砖者，炎火在下，以水沃其窑之巅，遂成砖矣。砖既出窑，窑顿寒耶！世俗竟传黑神散之属，治产后一十八证，非徒其不愈，则经脉涸闭，前后淋闭，呕吐嗽痰，凡百热证生矣！若此误死者，不可计之。曷若四物汤与凉膈散停对②，大作汤剂而下

---

① 菀：原作"花"，据日正德本、千顷堂本改。
② 停对：原作"对停"，据日正德本、《医学大成》本改。

之，利以数行，恶物俱尽，后服淡甘之剂自愈矣。

又如小儿腹满，喘嗽，痰涎不利，医者不察，便用白饼子之属。夫白饼子，巴豆大热有大毒，兼用腻粉，其后必生口疮、上喘咳嗽、呕吐、不嗜饮食之疾。然此治贫家小儿，犹或可效，膏粱之家，必生他病，又何疑哉！

又如泻利之疾，岁岁有之，医者不察，便用圣散子之属，干姜、赤石脂、乌梅、罂粟壳、官桂、石榴皮、龙骨、牡蛎之属，变生小便癃闭，甚者为胀，又甚者水肿之疾生矣！间有愈者，病有微者也，甚则必不愈矣！

又如人病停饮，或因夏月伤冷过多，皆为脾胃客气有余也。宜逐而去之。医者不可以为脾衰而补之，则痞者更痞，满者更满。复有巴豆丸下之者，病虽少解，必不嗜食，上燥之病生矣！

又如人因闪朒①，膝、髁、肘、腕大痛，医者不察，便用铍针出血，如未愈者，再三刺血。出血既多，遂成跛躄。《内经》曰：足得血而能步。血尽安得步哉？若余治闪朒则不然，以禹功散，或通经二三钱下神祐丸，或除湿丹百余丸，峻泻一二十行，则痛出当痒发。痛属夏，痒属秋，出则夏衰矣！此五行胜复之理也。

故凡腰胯胁痛，杖疮落马，坠堕打扑，莫不同然。盖此痛得之于外，非其先元虚、元弱。古人云：痛随利减。宜峻泻一二十行毕。但忌热酒，可一药而愈。勿谓峻泻，轻侮此法。昔有齿痛，连月不止，以铁铃钮取之，血不止而死。又有人因上下齿痛，凡治痛者辄取，不数年，上下齿尽。至五十岁，生硬之物，皆不能食。夫上下齿痛，皆由手足阳明二经风热甚而痛矣。可用大小承气汤、藏用丸、祛风丸等药泻之，则痛当自止。《内经》曰：诸痛痒疮疡，皆属心火。启玄子云：百端之起，皆自心生。心者，火也。火生土之故也。出牙之误，不可不知。又如治水肿痛者，多用水银、轻粉、白丸子大毒之药下

① 闪朒（nà 纳）：朒，肥胖。引申为躯体。连用意为闪腰或扭伤筋骨、肌肉。

之，水肿未消而牙齿落，牙齿落而不进食，水尽而立毙。复有人于两足针之，水出如泉，水尽亦毙。

【点评】海派中医巨擘丁甘仁先生，在其一生传道授业过程中，始终秉持与强调：临证时，"着重在辨症求因，决定治法，并根据病者体质的强弱，确定用药轻重的标准，就前人理论与当时实践相印证"。要"学能致用，不致茫无所适"。综观历代名医，无论其学术思想、学术取向如何，临证时所遵循的辨证求因、辨体立法、因证施方的思维路线毫无二致，这就是名医成功的普遍规律。观之今日临床，张氏所指斥的不辨寒热虚实，概以辛散温涩之剂以治，背离"随证治之"法则的乱象有增无减，严重影响中医信誉。该是认真警醒反思与努力改正的时候了！

偶有所遇厥疾获瘳记十一

余昔过夏邑西，有妇人病腹胀如鼓，饮食乍进乍退，寒热更作而时吐呕，且三载矣。师觋①符咒，无所不至，惟俟一死。会十月农隙，田夫聚猎，一犬役死，礫于大树根盘，遗腥在其上。病妇偶至树根，顿觉昏愦，眩瞀不知人，枕于根侧，口中虫出，其状如蛇，口眼皆具，以舌舐其遗腥。其人惊见长虫，两袖裹其手，按虫头极力而出之，且二尺许，重几斤。剖而视之，以示诸人。其妇遂愈，虫亦无名。此正与华元化治法同，盖偶得吐法耳。

又有一书生，疟，间日一作。将秋试，及试之日，乃疟之期。书生忧甚，误以葱蜜合食，大吐涎数升，瘀血宿食皆尽，同室惊畏。至来日入院，疟亦不发，亦偶得吐法耳。

正隆间有圣旨，取汴梁诸匠氏。有木匠赵作头、铁匠杜作头，行次失路，迷至大宅乞宿。主人不纳，曰：家中有人重病，不敢纳君。杜作头绐曰：此赵公乃汴梁太医之家，今蒙上司见召，迷路至此，盖病者当愈，而遇此公也。主人默而入，良久复出，将邀二人入室。与之食已，主人起请曰：烦太医看病何如？赵见而笑曰：一药可愈。二人窃议曰：来时所携熟②药，寄他车上，此中实无，奈何？杜曰：此甚易耳。潜出门，得牛粪一块，作三十粒，下以温水。少顷，病人觉胸中如虫行，一涌而出，状若小蜣螂一二升。以手探之，又约一升，

---

① 师觋（xí 习）：男巫。合指医生和巫师。
② 熟：原作"热"，据日正德本、千顷堂本改。

顿觉病去。明日主人出谢曰：百岁老人，未尝见此神效之药也。礼饯二人，遂归。呜呼！此二子，小人也。欲苟一时之寝，遂以秽物治人，亦偶得吐法耳。

又有一妇，病风痫，从六七岁因惊风得之。自后三二年，间一二作。至五七年，五七作。逮三十余岁至四十岁，日作或一日十余作。以至昏痴健忘，求死而已。会兴定岁大饥，遂采百草而食，于水濒采一种草，状若葱属，泡蒸而食之。食讫，向五更觉心中不安，吐涎如胶，连日不止，约一二斗，汗出如洗。初昏困，后三日，轻健非曩之比，病去食进，百脉皆和。省其所食，不知何物。访问诸人，乃憨葱苗也。憨葱苗者，《本草》所谓藜芦苗是也。《图经》云：藜芦苗吐风病。此亦偶得吐法耳。

又有一妇，年三十余，病滑泄经年，皆云虚中有积。以无忧散，五七日一服，至二十服不效。又服缠积丹、软金丸诸药，皆不效。其人服药愈速，病势愈甚，食饮日减。人或谓曰：此休息痢也。宜灸中脘及左右穴，脐下气海及膀胱穴，以三里引之。每年当冬至、夏至日灸之，前后仅万余壮。忽门外或者曰：此病我屡识，盖大伤饮之故。即目①桃花正开，俟其落时，以长棘针刺之，得数十萼，勿犯人手，以白面和作饼子，文武火烧，令熟，嚼烂，以米饮汤下之。病人如其言服之，不一二时，泻如倾，前后泻六七日，仅数百行，昏困无所知觉，惟索冷水，徐徐而饮。至六七日，少省。尔后，食日进，神日昌，气血日和。不数年，生二子。此人本不知桃花萼有取积之神效，亦偶得泻法耳。

余昔过株林，见一童子，误吞铜铁之物，成疾而赢，足不胜身。会六七月，淫雨不止，无薪作食，过饥数日。一旦，邻牛死，闻作葵羹粳饭，病人乘饥顿食之。良久，泻注如倾，觉肠中痛，遂下所吞之物。余因悟《内经》中肝苦急，食甘以缓之。牛肉、大枣、葵菜皆甘

---

① 目：原作"日"，据日正德本、千顷堂本改。

物也，故能宽缓肠胃。且肠中久空，又遇甘滑之物，此铜铁所以下也。亦偶得泻法耳。

顿[①]有老人，年八十岁。脏腑涩滞，数日不便，每临后时，目前星飞，头目昏眩，鼻塞腰痛，积渐食减。纵得食[②]，便结燥如弹。一日，友人命食血藏葵羹、油渫菠薐菜，遂顿食之，日日不乏。前后皆利，食进神清。年九十岁，无疾而终。《图经》云：菠菜寒，利肠胃。芝麻油炒而食之，利大便。葵宽肠利小溲。年老之人，大小便不利，最为急切。此亦偶得泻法耳。

昔一士人赵仲温，赴试暴病，两目赤肿，睛翳不能识路，大痛不任，欲自寻死。一日，与同侪释闷，坐于茗肆中，忽钩窗脱钩，其下正中仲温额上，发际裂长三四寸，紫血流数升。血止自快，能通路而归。来日能辨屋脊，次见瓦沟，不数日复故。此不药不针，误出血而愈矣。夫出血者，乃发汗之一端也。亦偶得出血法耳。

呜呼！世人欲论治大病，舍汗、下、吐三法，其余何足言哉！此一说，读之者当大笑耳。今之医者，宜熟察之可也。人能谨察其真中之误，精究其误中之真，反覆求之，无病不愈。余之所以书此者，庶后之君子，知余之用心非一日也。又有病目不睹者，思食苦苣，顿顿不阙。医者以为有虫。曾不周岁，两目微痛如虫行。大眦渐明，俄然大见。又如北方贵人，爱食乳酪、牛酥、羊、生鱼脍、鹿脯、猪腊、海味甘肥之物，皆虫之萌也。然而不生虫者，盖筵会中多胡荽、芜荑、酱卤汁，皆能杀九虫。此二者，亦偶得服食法耳。智者读此，当触类而长之。

【点评】张氏偶遇9例验案之实录说明两个问题：①广纳博采，深接地气，成为张氏之学丰满厚实的至要原因；②张氏倡导的汗、吐、下三法，简便易行，价廉效捷，乐为广大黎民所

---

① 顿：古国名，在今河南商丘北。
② 食：原作"少"，据日正德本、千顷堂本改。

采用。

应该指出，张氏所举第一例（腹胀案）令人生疑，遭清代医家俞震严厉批评："此妄言也。蛇长二尺，重几斤，何以不啮破肠胃耶！子和不过引为偶得吐法耳，然荒唐无证。所谓吐下之神功，大率类此。"

攻里发表寒热殊涂笺十二

有一言而可以该医之旨者，其惟发表攻里乎！虽千枝万派，不过在表在里而已矣。欲攻其里者，宜以寒为主；欲发其表者，宜以热为主。虽千万世，不可易也。《内经》言之详矣。今人多错解其旨，故重为之笺。

发表不远热，攻里不远寒。此寒热二字，谓六气中司气之寒热。司气用寒时，用药者不可以寒药；司气用热时，用药者不可以热药，此常理也。惟攻里发表则反之。然而攻里发表，常分作两涂。若病在表者，虽畏日流金之时，不避司气之热，亦必以热药发其表；若病在里者，虽坚冰积雪之时，不避司气之寒，亦必以寒药攻其里。所谓发表者，出汗是也。所谓攻里者，涌泄是也。王太仆注云：汗泄下痢，皆以其不住于中也。夫不住其中，则其药一去不留，虽以寒药犯司气之寒，热药犯司气之热，亦无害也。若其药留而不出，适足以司气增邪，是谓不发不攻。寒热内贼，其病益甚，无病者必生病，有病者必甚。若司气用寒之时，病在表而不在里，反以寒药冰其里，不涌不泄，坚腹满、痛急、下痢之病生矣；若司气用热之时，病在里而不在表，反以热药燥其中，又非发汗，则身热、吐下、霍乱、痈疽、疮疡、瞀郁、注下、瞤瘛、肿胀、呕吐、衄衊、头痛、骨节挛、肉痛、血泄、淋闭之病生矣。以此知非热不能解表，非寒不能攻里，是解表常宜热，攻里常宜寒。若反此法，是谓妄造。今之用药者，以荆黄汤解表，以姜桂药攻里，此与以水济水，以火济火何异哉？故非徒不效，轻者危，甚者死。

夫《本草》一书，不过酸、苦、甘、辛、咸、淡六味而已。圣人既以辛甘发散为阳，酸苦涌泄为阴，又以淡味渗泄为阳。是辛、甘、淡三味以解表，酸、苦、咸三味以攻里。发表与渗泄，非解表而何？涌泄非攻里而何？此二者，圣人之法尽矣，蔑以加矣。然则医之法果多乎哉？攻里以寒，解表以热而已矣。虽然，表病而里不病者，可专以热药发其表；里病而表不病者，可专以寒药攻其里；表里俱病者，虽可以热解表，亦可以寒攻里。此仲景之大小柴胡汤，虽解表亦兼攻里，最为得体。今之用药者，只知用热药解表，不察里之已病，故前所言热证皆作矣。医者不知罪由己作，反谓伤寒变证，以诬病人，非一日也。故刘河间自制通圣散加益元散，名为双解。千古之下，得仲景之旨者，刘河间一人而已。然今之议者，以为双解不可攻里，谤议纷纭，坐井小天，诚可憾也。岂知双解煎以葱须、豆豉，涌而汗之，一剂立雪所苦。纵不全瘥，亦可小瘳。向所谓热证，亦复不作。俟六经传毕，微下而已。今医者不知其济物无穷之功，乃妄作损胃无穷之谤。愤刘河间有能医之名，设坚白之论，以求世誉。孰肯剖璞一试，而追悔和氏之刖足①哉！余之所以屡书此者，叹知音之难遇也。

近者，余之故人某官，不欲斥言其名。因病头项强，状类伤寒，服通圣散，虽不得其法，犹无害也。医者见其因通圣散也，立毁其非仲景之药也。渠不察其热已甚矣，复以辛热发之，汗出不解，发黄血泄，竟如前所言。后虽以承气下之不能已。又复下之，至绝汗出，其脉犹搏击。然余亲见其子，言之甚详。至今士大夫，皆不知辛热一发之过也，独归罪于通圣散。呜呼！甚矣，道之难明也。

顷余之旧契，读孟坚《汉书·艺文志》，载五苦六辛之说，而颜师古辈皆无注解。渠特以问余。余顾其《内经》诸书中，亦不见其文。

---

① 刖（yuè 月）足：古代酷刑之一，指砍去受罚者的脚。相传楚人卞和得玉璞，先后献给楚厉王和楚武王，都被认为是欺诈，受刑砍去双脚。楚文王即位，他抱璞哭于荆山下，文王使人琢璞，得宝玉，命其为"和氏璧"。

既相别矣，乘蹇且十里外，飒然而悟，欲复回以告，予之旧契已归且远。乃令载之以示来者。夫五者，五脏也。脏者，里也。六者，六腑也。腑者，表也。病在里者，属阴分，宜以苦寒之药，涌之泄之；病在表者，属阳分，宜以辛温之剂，发之汗之。此五苦六辛之意也。颜师古不注，盖阙其疑也。乃知学不博而欲为医难矣。余又徐思五积六聚，其用药亦不外于是。夫五积在脏，有常形，属里，宜以苦寒之药，涌之泄之；六聚在腑，无常形，属表，宜以辛温之药，发之汗之。与前五苦六辛亦合。亦有表而可用柴胡之凉者，犹宜热而行之；里寒而可用姜附之热者，犹宜寒而行之。余恐来者不明《内经》发表攻里之旨，故并以孟坚五苦六辛之说，附于卷末。

【点评】张氏以点睛之笔点出"发表不远热，攻里不远寒"之奥旨，示人以制方遣药之规矩准绳。更以发微探幽、直抵心源之功力，揭示《内经》发表攻里，五(脏、里)苦六(腑、表)辛之真义，示人以经典之宏论，必大益临床。

汗下吐三法该尽治病诠十三

人身不过表里，气血不过虚实。表实者里必虚，里实者表必虚；经实者络必虚，络实者经必虚，病之常也。良工之治病者，先治其实，后治其虚，亦有不治其虚时。粗工之治病，或治其虚，或治其实，有时而幸中，有时而不中。谬工之治病，实实虚虚，其误人之迹常著，故可得而罪也。惟庸工之治病，纯补其虚，不敢治其实，举世皆曰平稳，误人而不见其迹。渠亦自不省其过，虽终老而不悔。且曰：吾用补药也，何罪焉？病人亦曰：彼以补药补我，彼何罪焉？虽死而亦不知觉。夫粗工之与谬工，非不误人，惟庸工误人最深，如鲧湮洪水，不知五行之道。夫补者，人所喜；攻者，人所恶。医者与其逆病人之心而不见用，不若顺病人之心而获利也，岂复计病者之死生乎？呜呼！世无真实，谁能别之？今余著此吐汗下三法之诠，所以该治病之法也，庶几来者有所凭借耳。

夫病之一物，非人身素有之也。或自外而入，或由内而生，皆邪气也。邪气加诸身，速攻之可也，速去之可也，揽而留之可乎①？虽愚夫愚妇，皆知其不可也。及其闻攻则不悦，闻补则乐之。今之医者曰：当先固其元气，元气实，邪自去。世间如此妄人，何其多也！夫邪之中人，轻则传久而自尽，颇甚则传久而难已，更甚则暴死。若先论固其元气，以补剂补之，真气未胜而邪已交驰横骛而不可制矣。惟脉脱下虚、无邪无积之人，始可议补。其余有邪积之人而议补者，皆鲧湮洪水之徒也。今予论吐、汗、下三法，先论攻其邪，邪去而元气自复也。况予所论之法，识练日久，至精至熟，有得无失，所以敢为来者言也。

天之六气，风、暑、火、湿、燥、寒；地之六气，雾、露、雨、雹、冰、泥；人之六味，酸、苦、甘、辛、咸、淡。故天邪发病，多在乎上；地邪发病，多在乎下；人邪发病，多在乎中。此为发病之三也。处之者三，出之者亦三也。诸风寒之邪，结搏皮肤之间，藏于经络之内，留而不去，或发疼痛走注，麻痹不仁及四肢肿痒拘挛，可汗而出之。风痰宿食，在膈或上脘，可涌而出之。寒湿固冷，热客下焦，在下之病，可泄而出之。《内经》散论诸病，非一状也。流言治法，非一阶也。《至真要大论》等数篇，言运气所生诸病，各断以酸、苦、甘、辛、咸、淡，以总括之。其言补，时见一二。然其补，非今之所谓补也。文具于补论条下，如辛补肝，咸补心，甘补肾，酸补脾，苦补肺。若此之补，乃所以发腠理，致津液，通血气。至其统论诸药，则曰：辛、甘、淡三味为阳，酸、苦、咸三味为阴。辛、甘发散，淡渗泄，酸、苦、咸涌泄。发散者归于汗，涌者归于吐，泄者归于下。渗为解表归于汗，泄为利小溲归于下。殊不言补，乃知圣人止有三法，无第四法也。

---

① 乎：日正德本作"也"。

然则圣人不言补乎？曰：盖汗、下、吐，以若草木治病者也。补者，以谷、肉、果、菜养口体者也。夫谷、肉、果、菜之属，犹君之德教也；汗、下、吐之属，犹君之刑罚也。故曰：德教，兴平之粱肉；刑罚，治乱之药石。若人无病，粱肉而已；及其有病，当先诛伐有过。病之去也，粱肉补之，如世已治矣，刑措而不用，岂可以药石为补哉？必欲去大病大瘵，非吐、汗、下末由也已。然今之医者，不得尽汗、下、吐法，各立门墙，谁肯屈己之高而一问哉？且予之三法，能兼众法。用药之时，有按有跷，有揃有导，有减有增，有续有止。今之医者，不得予之法，皆仰面傲笑曰：吐者，瓜蒂而已矣；汗者，麻黄、升麻而已矣；下者，巴豆、牵牛、朴硝、大黄、甘遂、芫花而已矣。既不得其术，从而诬之。予固难与之苦辩，故作此诠。

所谓三法可以兼众法者，如引涎、漉涎、嚏气、追泪，凡上行者，皆吐法也。灸、蒸、熏、渫、洗、熨、烙、针刺、砭射、导引、按摩，凡解表者，皆汗法也。催生下乳、磨积逐水、破经泄气，凡下行者，皆下法也。以余之法，所以该众法也。然予亦未尝以此三法，遂弃众法，各相其病之所宜而用之。以十分率之，此三法居其八九，而众所当才一二也。或言《内经》多论针而少论药者，盖圣人欲明经络。岂知针之理，即所谓药之理。即今著吐、汗、下三篇，各条药之轻重寒温于下。仍于三法之外，别著原补一篇，使不预三法。恐后之医者泥于补，故置之三篇之末，使用药者知吐中有汗，下中有补，止有三法。《内经》曰：知其要者，一言而终。是之谓也。

【点评】"夫病之一物，非人身素有之也。或自外而入，或由内而生，皆邪气也"。张氏内外合邪致病论，较之"内因、外因、不内外因"三因致病说，显得更为明晰，当予采纳。"天邪、地邪、人邪"致人之"上、下、中"三处发病，分别运用汗、吐、下三法治疗，揭示病邪、病位与治法的对应性、规律性，极具实用价值。

应该指出，张氏所创病邪致病说，系从外因立论，而置人体正气于不顾，不符合岐黄学理，不能不说乃一大缺憾。近代伤寒大家王慰伯所论，尤为精辟，他指出："《内经》言'邪之所凑，其气必虚''正气存内，邪不可干'……邪气之入侵，多由正气先虚。但正气先虚，如无邪气之入侵，虽虚未必病也"。又指出："治病犹涤衣也，衣垢当用皂，衣敝当用浆，但必须先洗后浆，反之何能去垢？医者必须善于辨识邪正、虚实，才能善用攻补法则以治病"。至论名言，可补张氏论述所不逮。

凡在上者皆可吐式十四

夫吐者，人之所畏。且顺而下之，尚犹不乐，况逆而上之，不悦者多矣。然自胸以上，大满大实，病如胶粥，微丸微散，皆儿戏也。非吐，病安能出？仲景之言曰：大法春宜吐。盖春时阳气在上，人气与邪气亦在上，故宜吐也。涌吐之药，或丸或散，中病则止，不必尽剂，过则伤人。然则四时有急吐者，不必直待春时也。但仲景言其大法耳。今人不得此法，遂废而不行。试以名方所记者略数之。如仲景《伤寒论》中，以葱根白豆豉汤，以吐头痛；栀子厚朴汤，以吐懊憹；瓜蒂散，以吐伤寒六七日，因下后腹满无汗而喘者。如此三方，岂有杀人者乎？何今议予好涌者多也！又如孙氏《千金方》风论中散①方，往往皆效。近代《本事方》中稀涎散，吐膈实中满、痰厥失音、牙关紧闭、如丧神守。《万全方》以郁金散吐头痛、眩运、头风、恶心、沐浴风。近代《普济方》以吐风散、追风散，吐口噤不开、不省人事；以皂角散吐涎潮。《总录》方中，以常山散吐疟。孙尚方以三圣散吐发狂，神验方吐舌不正。补亡篇以远志去心，春分前服之，预吐瘟疫。此皆前人所用之药也，皆有效者，何今之议予好涌者多也！

惟《养生必用方》言：如吐其涎，令人跛躄。《校正方》以引风门

---

① 散：原作"数"，据日正德本、千顷堂本改。

中碧霞丹为证，予不须辩也。但《内经》明言：高者越之。然《名医录》中，惟见太仓公、华元化、徐文伯能明律用之，自余无闻。乃知此法废之久矣。今予骤用于千载寂寥之后，宜其惊且骇也。惜乎黄帝、岐伯之书，伊挚、仲景之论，弃为闲物，纵有用者，指为山野无韵之人，岂不谬哉？予之用此吐法，非偶然也。曾见病之在上者，诸医尽其技而不效，余反思之，投以涌剂，少少用之，颇获征应。既久，乃广访多求，渐臻精妙，过则能止，少则能加。一吐之中，变态无穷，屡用屡验，以至不疑。

故凡可吐令条达者，非徒木郁然。凡在上者，皆宜吐之。且仲景之论，胸上诸实郁而痛不能愈，使人按之，及有涎唾，下痢十余行，其脉沉迟，寸口脉微滑者，此可吐之，吐之则止。仲景所谓胸上诸实，按之及有涎唾者，皆邪气在上也。《内经》曰：下痢脉迟而滑者，内实也；寸口脉微滑者，上实也。皆可吐之。王冰曰：上盛不已，吐而夺之。仲景曰：宿食在上脘，当吐之。又如宿饮酒积在上脘者，亦当吐之。在中脘者，当下而去之。仲景曰：病人手足厥冷，两手脉乍结，以客气在胸中，心下满而烦，欲食不能食者，知病在胸中，当吐之。余尝用吐方，皆是仲景方中瓜蒂散，吐伤寒头痛；用葱根白豆豉汤，以吐杂病头痛；或单瓜蒂，名独圣，加茶末少许，以吐痰饮食；加全蝎梢，以吐两胁肋刺痛、濯濯水声者。《内经》所谓湿在上，以苦吐之者，其是谓欤！

今人亦有窃予之法者，然终非口授，或中或否，或涌而不能出，或出而不能止。岂知上涌之法，名曰撩痰。"撩"之一字，自有擒纵卷舒。顷有一工，吐陈下一妇人，半月不止，涎至数斗，命悬须臾。仓皇失计，求予解之。予使煎麝香汤，下咽立止。或问：麝香何能止吐？予谓之曰：瓜苗闻麝香即死。吐者，瓜蒂也，所以立解。如藜芦吐者不止，以葱白汤解之；以石药吐者不止，以甘草、贯众解之；诸草木吐者，可以麝香解之。以《本草》考之，吐药之苦寒者，有豆豉、瓜蒂、茶末、栀子、黄连、苦参、大黄、黄芩；辛苦而寒者，有郁金、常山、藜芦；甘苦而寒者，有地黄汁；苦而温者，有木香、远志、厚朴；辛苦而温者，有薄荷、芫花；辛而温者，有谷精草、葱根须；辛而寒者，有轻粉；辛甘而温者，有乌头、附子尖；酸而寒者，有晋矾、绿矾、齑汁；酸而平者，有铜绿；甘酸而平者，有赤小豆；酸而温者，有饭浆；酸辛而寒者，有胆矾；酸而寒者，有青盐、白米饮；辛咸而温者，有皂角；甚咸而寒者，有沧盐；甘而寒者，有牙硝；甘而微温且寒者，有参芦头；甘辛而热者，有蝎梢。凡此三十六味，惟常山、胆矾、瓜蒂有小毒，藜芦、芫花、轻粉、乌附尖有大毒，外二十六味，皆吐药之无毒者。各对证擢而用之。此法宜先小服，不涌①，积渐加之。

余之撩痰者，以钗股、鸡羽探引不出，以齑投之，投之不吐，再投之；且投且探，无不出者。吐至昏眩，慎勿惊疑。书曰：若药不瞑眩，厥疾弗瘳。如发头眩，可饮冰水立解。如无冰时，新汲水亦可。强者可一吐而安，弱者可作三次吐之，庶无损也。吐之次日，有顿快者，有转甚者，盖饮之而吐未平也。俟数日，当再涌之。如觉渴者，冰水、新水、瓜、梨、柿及凉物，皆不禁。惟禁贪食过饱、硬物、干脯难化之物。心火既降，中脘冲和，阴道必强，大禁房劳、大忧、悲思。病人既不自责，众议因而噪之，归罪于吐法，起谤其由此也。故性行刚暴、好怒喜淫之人，不可吐；左右多嘈杂之言，不可吐；病人颇读医书，实非深解者，不可吐；主病者不能辨邪正之说，不可吐；病人无正性，妄言妄从，反覆不定者，不可吐；病势巇②危，老弱气衰者，不可吐；自吐不止，亡阳血虚者，不可吐；诸吐血、呕血、咯血、衄血、嗽血、崩血、失血者，皆不可吐。吐则转生他病，浸成不救，反起谤端。虽恳切求，慎勿强从。恐有一失，愈令后世不信此法，以小不善，累大善也。必标本相得，彼此相信，真知此理，不听浮言，审明某经某络，某脏某腑，某气某血，某邪某病，决可吐者，

---

① 涌：原作"满"，据文义改。
② 巇(xī 希)：危险。

然后吐之，是予之所望于后之君子也。庶几不使此道湮微，以新传新耳！

凡在表者皆可汗式十五

风、寒、暑、湿之气，入于皮肤之间而未深，欲速去之，莫如发汗。圣人之刺热五十九刺，为无药而设也，皆所以开玄府而逐邪气，与汗同。然不若以药发之，使一毛一窍，无不启发之为速也。然发汗亦有数种。世俗止知惟温热者为汗药，岂知寒凉亦能汗也，亦有熏渍而为汗者，亦有导引而为汗者。如桂枝汤、桂枝麻黄各半汤、五积散、败毒散，皆发汗甚热之药也；如升麻汤、葛根汤、解肌汤、逼毒散，皆辛温之药也；如大柴胡汤、小柴胡汤、柴胡饮子，苦寒之药也；如通圣散、双解散、当归散子，皆辛凉之药也。故外热内寒宜辛温，外寒内热宜辛凉。平准所谓导引而汗者，华元化之虎、鹿、熊、猴、鸟五禽之戏，使汗出如傅粉，百疾皆愈。所谓熏渍而汗者，如张苗治陈廪丘，烧地布桃叶蒸之，大汗立愈。又如许胤宗治许太后感风不能言，作防风汤数斛，置于床下，气如烟雾，如其言，遂愈能言。此皆前人用之有验者。

以《本草》校之，荆芥、香白芷、陈皮、半夏、细辛、苍术，其辛而温者乎；蜀椒、胡椒、茱萸、大蒜，其辛而大热者乎；生姜，其辛而微温者乎；天麻、葱白，其辛而平者乎；青皮、薄荷，其辛苦而温者乎；防己、秦艽，其辛而且苦者乎；麻黄、人参、大枣，其甘而温者乎；葛根、赤茯苓，其甘而平者乎；桑白皮，其甘而寒者乎；防风、当归，其甘辛而温者乎；附子，其甘辛而大热者乎；官桂、桂枝，其甘辛而大热者乎；厚朴，其苦而温者乎；桔梗，其苦而微温者乎；黄芩、知母、枳实、地骨皮，其苦而寒者乎；前胡、柴胡，其苦而微寒者乎；羌活，其苦辛而微温者乎；升麻，其苦甘且平者乎；芍药，其酸而微寒者乎；浮萍，其辛酸而寒者乎。凡此四十味，皆发散之属也。

惟不善择者，当寒而反热，当热而反寒，此病之所以变也。仲景曰：大法春夏宜汗。春夏阳气在外，人气亦在外，邪气亦在外，故宜发汗。然仲景举其略耳。设若秋冬得春夏之病，当不发汗乎？但春夏易汗而秋冬难耳。凡发汗欲周身**漐漐**①然，不欲如水淋漓，欲令手足俱周遍汗出一二时为佳。若汗暴出，邪气多不出，则当重发汗，则使人亡阳。凡发汗中病则止，不必尽剂。要在剂当，不欲过也。此虽仲景调理伤寒之法，至于杂病，复何异哉？且如伤寒，麻黄汤之类，为表实而设也；桂枝汤之类，为表虚而设也；承气汤为阴虚而设也；四逆汤为阳虚而设也。表里俱实者，所谓阳盛阴虚，下之则愈；表里俱虚者，所谓阴盛阳虚，汗之则愈也。所谓阳为表而阴为里也。如表虚亡阳，发汗则死。发汗之法，辨阴阳，别表里，定虚实，然后汗之，随治随应。

设若飧泄不止，日夜无度，完谷下出，发汗可也。《内经》曰：春伤于风，夏生飧泄。此以风为根，风非汗不出。昔有人病此者，腹中雷鸣泄注，水谷不分，小便涩滞，皆曰脾胃虚寒故耳。豆蔻、乌梅、罂粟壳、干姜、附子，曾无一效；中脘脐下，灸已数十②，燥热转甚，小溲涸竭，瘦削无力，饮食减少。命予视之，余以谓《应象论》曰：热气在下，水谷不分，化生飧泄；寒气在上，则生䐜胀。而气不散，何也？阴静而阳动故也。诊其两手脉息，俱浮大而长，身表微热。用桂枝麻黄汤，以姜枣煎，大剂，连进三服，汗出终日，至旦而愈。次以胃风汤，和平脏腑，调养阴阳，食进病愈。

又贫家一男子，年二十余，病破伤风，搐，牙关紧急，角弓反张。弃之空室，无人问者，时时呻呼。余怜其苦，以风药投之。口噤不能下，乃从两鼻窍中灌入咽喉，约一中碗，死中求生。其药皆大黄、甘遂、牵牛、硝石之类。良久，上涌下泄，吐且三四升，下一二

---

① **漐漐**：原作"热热"，据《医学大成》本改。微汗潮润貌。
② 十：原作"千"，据日正德本、千顷堂本改。

十行，风搐立止，肢体柔和，且已自能起。口虽开，尚未能言。予又以桂枝麻黄汤三两，作一服，使啜之，汗出周匝如洗，不三日而瘥。

又如小儿之病，惊风搐搦，涎潮热郁，举世皆用大惊丸、抱龙丸、镇心丸等药。间有不愈者，余潜用瓜蒂、赤小豆等分，共为细末，以猪胆汁浸，蒸饼为丸，衣以螺青或丹砂，以浆水、乳汁送之。良久，风涎涌出一两杓，三五日一涌，涌三五次。渐以通圣散稍热服之，汗漐漐然，病日已矣。

顷又治一狂人，阴不胜其阳，则脉流薄厥，阳并乃狂。《难经》曰：重阳者狂，重阴者癫。阳为腑，阴为脏，非阳热而阴寒也。热并于阳则狂，狂则生寒；并于阴则癫，癫则死。《内经》曰：足阳明有实则狂，故登高而歌，弃衣而走，无所不为，是热之极也。以调胃承气，大作汤，下数十行。三五日，复上涌一二升，三五日又复下之。凡五六十日，下百余行，吐亦七八度，如吐时，暖室置火，以助其热，而汗少解，数汗方平。

又治一酒病人，头痛、身热、恶寒，状类伤寒，诊其脉，两手俱洪大，三两日不圊。余以防风通圣散约一两，用水一中碗，生姜二十余片，葱须根二十茎，豆豉一大撮，同煎三五沸，去滓，稍热，分作二服，先服一服多半。须臾，以钗股探引咽中，吐出宿酒，酒之香味尚然，约一两杓，头上汗出如洗。次服少半，立愈。《内经》曰：火郁发之。发为汗之，令其疏散也。

又尝治一税官，病风寒湿痹，腰脚沉重，浮肿，夜则痛甚。两足恶寒，经五六月间，犹绵胫靴足。腰膝皮肤，少有跣露，则冷风袭之，流入经络，其痛转剧。走注上下，往来无定。其痛极处，便挛①急而肿起，肉色不变，腠理间如虫行。每遇风冷，病必转增。饮食转减，肢体瘦乏，须人扶掖，犹能行立。所服者，乌、附、姜、桂，种种燥热；燔针著灸，莫知其数，前后三年，不获一愈。一日，命予脉

---

① 挛：原作"摩"，据文义改。

之，其两手皆沉滑有力。先以导水丸、通经散各一服，是夜泻三十余行，痛减半。遂渐服赤茯苓汤、川芎汤、防风汤。此三方在《宣明论》中，治痹方是也。日三服，煎七八钱，**漐漐**然汗出。余又作玲珑灶法熏蒸，血热病必增剧。诸汗法古方亦多有之，惟以此①发汗者，世罕知之。故予尝曰：吐法兼汗，良以此夫！

凡在下者皆可下式十六

下之攻病，人亦所恶闻也。然积聚陈莝②于中，留结寒热于内，留之则是耶？逐之则是耶？《内经》一书，惟以气血通流为贵。世俗庸工，惟以闭塞为贵。又止知下之为泻，又岂知《内经》之所谓下者，乃所谓补也。陈莝去而肠胃洁，癥瘕尽而荣卫昌。不补之中，有真补者存焉。然俗不信下之为补者，盖庸工妄投下药，当寒反热，当热反寒，未见微功，转成大害，使聪明之士，亦复不信者此也。

所以谓寒药下者，调胃承气汤泄热之上药也；大、小、桃仁承气，次也；陷胸汤，又其次也；大柴胡又其次也。以凉药下者，八正散泄热兼利小溲；洗心散抽热兼治头目；黄连解毒散，治内外上下蓄热而不泄者；四物汤凉血而行经者也；神芎丸解上下蓄热而泄者也。以温药而下者，无忧散下诸积之上药也；十枣汤下诸水之上药也。以热药下者，煮黄丸、缠金丸之类也。急则用汤，缓则用丸，或以汤送丸，量病之微甚，中病即止，不必尽剂，过而生愆。

仲景曰：大法秋宜泻。谓秋则阳气在下，人气与邪气亦在下，故宜下。此仲景言其大概耳。设若春夏有可下之疾，当不下乎？此世之庸工局蹐迁延，误人大病者也。皆曰：夏月岂敢用过药泻脱胃气？呜呼！何不达造化之甚也？《内经》称：土火之郁，发四时之气，以五月先取化源，泻土补水。又曰：土郁则夺之。王太仆注曰：夺，谓下

---

① 此：原作"吐"，据日正德本、千顷堂本改。
② 陈莝：原作"陈莖"，据《素问·汤液醪醴论》改。下同。

之，令无壅碍也。然则于五月先防土壅之发，令人下夺，《素问》之言非欤？然随证不必下夺，在良工消息之也。予所以言此者，矫世俗，期不误大病、暴病者耳。故土郁之为夺，虽大承气汤亦无害也。试举大承气之药论：大黄苦寒，通九窍，利大小便，除五脏六腑积热；芒硝咸寒，破痰散热润肠胃；枳实苦寒为佐使，散滞气，消痞满，除腹胀；厚朴辛温，和脾胃，宽中通气。此四味虽为下药，有泄有补，卓然有奇功。刘河间又加甘草以为三一承气，以甘和其中，最得仲景之秘也。余尝以大承气改作调中汤，加以姜、枣煎之。俗见姜枣，以为补脾胃而喜服，不知其中有大黄、芒硝也。恶寒喜暖取补，故自古及今，天下皆然。此《内经》之法抑屈而不伸也。此药治中满痞气不大便者，下五七行，殊不困乏，次日必神清气快，膈空食进。《内经》曰：脾为之使，胃为之市。人之食饮酸咸甘苦百种之味，杂凑于此，壅而不行，荡其旧而新之，亦脾胃之所望也。况中州之人，食杂而不劳者乎！中州土也，兼载四象，木金水火，皆聚此中。故脾胃之病，奈何中州之医，不善扫除仓廪，使陈莝积而不能去也。犹曰：我善补。大罪也。此药有奇功，皆谓服之便成伤败，乃好丹而非素者也[1]。

或言：男子不可久泻，妇人不可久吐。何妄论之甚也！可吐则吐，可下则下，岂问男女乎？大人小儿，一切所伤之物在胃脘，如两手脉迟而滑者，内实也，宜下之。何以别乎？盖伤宿食者恶食，伤风者恶风，伤寒者恶寒，伤酒者恶酒，至易辨也。故凡宿食在胃脘，皆可下之，则三部脉平，若心下按之而硬满者，犹宜再下之。如伤寒大汗之后，重复劳发而为病者，盖下之后热气不尽故也，当再下之。若杂病腹中满痛不止者，此为内实也。《金匮要略》曰：痛而腹满，按之不痛为虚，痛者为实。《难经》曰：痛者为实。腹中满痛，里壅为实，故可下之。不计杂病、伤寒，皆宜急下之。宜大承气汤，或导水

---

[1]　乃好丹而非素者也：药虽好，可惜医生未能掌握它的性能，用之不当反伤病人。

丸，或泄水丸等药，过十余行。如痛不已，亦可再服，痛已则止。至如伤寒大汗之后，发热，脉沉实，及寒热往来，时时有涎嗽者，宜大柴胡汤加当归煎服之，下三五行，立愈。产后慎不可作诸虚不足治之，必变作骨蒸寒热，饮食不入，肌肤瘦削，经水不行。经曰：寒则衰饮食，热则消肌肉。人病瘦削，皆粗工以药消烁之故也。呜呼！人之死者，岂为命乎？《难经》曰：实实虚虚。损不足而益有余，如此死者，医杀之耳！至如目黄、九疸、食劳，皆属脾土，可下之，宜茵陈蒿汤。或用导水丸、禹功散，泻十余行，次以五苓散、桂苓甘露散、白术丸等药，服之则愈矣。或腰脚胯痛，可用甘遂粉二三钱，以豮①猪腰子薄批七八片，掺药在内，以湿纸包数重，文武火烧熟，至临卧细嚼，以温酒或米饮汤调下。至平明见一二十行，勿讶，意欲止泻，则饮水或新水顿服之，泻立止。次服通经和气定痛乌金丸、蹁马丹之类则愈矣。《内经》有不因气动而病生于外者，太仆以为瘴气贼魅虫毒、蜚尸鬼击、冲薄坠堕、风寒暑湿、斫射剥割撞扑之类。至如诸落马堕井、打扑闪肭损折、汤沃火烧、车碾犬伤、肿发焮痛、日夜号泣不止者，予寻常谈笑之间，立获大效。可峻泻三四十行，痛止肿消，乃以通经散下导水丸等药。如泻水少，则可再加汤剂泻之，后服和血消肿散毒之药，病去如扫。此法得之睢阳高大明、侯德和，使外伤者，不致癃残跛躄之患。余非敢掩人之善，意在救人耳！

曾有邻人，杖疮发作肿痛，焮及上下，语言错乱，时时呕吐，数日不食，皆曰不救。余以通经散三四钱下神祐丸百余丸，相并而下，间有呕出者，大半已下膈矣！良久，大泻数行，秽不可近，脓血、涎沫、瘀毒约一二斗，其病人困睡不省一日一夜。邻问予，予曰：喘息匀停，肿消痛减，故得睡也。来旦语清食进，不数日痊。救杖疮欲死者，四十年间二三百，余追思举世杖疮死者，皆枉死也。自后，凡见

---

① 豮(fèn 奋)：阉割过的。

冤人被责者，急以导水丸、禹功散，大作剂料，泻惊涎一两盆，更无发肿痛焮之难。如导水丸、禹功散泄泻不动，更加之通经散、神祐丸泻之。泻讫，须忌热物，止可吃新汲水一二顿，泻止立愈。至如沉积多年羸劣者，不可便服陡攻之药，可服缠积丹、三棱丸之类。《内经》曰：重者，因而减之。若人年老衰弱，有虚中积聚者，止可五日一服万病无忧散。故凡积年之患，岂可一药而愈，即可减而去之。

以《本草》考之：下之寒者，有戎盐之咸，犀角之酸咸，沧盐、泽泻之甘咸，枳实之苦酸，腻粉之辛，泽漆之苦辛，杏仁之苦甘；下之微寒者，有猪胆之苦，下之大寒者，有牙硝之甘，大黄、瓜蒂、牵牛、苦瓠子、蓝汁、牛胆、羊蹄苗根之苦，大戟、甘遂之苦甘，朴硝、芒硝之苦辛；下之温者，有槟榔之辛，芫花之苦辛，石蜜之甘，皂角之辛咸；下之热者，有巴豆之辛；下之辛凉者，有猪羊血之咸；下之平者，有郁李仁之酸，桃花萼之苦。上三十味，惟牵牛、大戟、芫花、皂角、羊蹄根、苦瓠子、瓜蒂有小毒，巴豆、甘遂、腻粉、杏仁之有大毒，余皆无毒。

设若疫气，冒风中酒，小儿疮疹，及产后潮热，中满败血，勿用银粉、杏仁大毒之药，下之必死，不死即危。且如槟榔、犀角、皂角皆温平，可以杀虫透关节，除肠中风火燥结；大黄、芒硝、朴硝等咸寒，可以治伤寒热病，时气瘟毒，发斑泻血，燥热发狂，大作汤剂，以荡涤积热；泽泻、羊蹄苗根、牛胆、蓝叶汁、苦瓠子亦苦寒，可以治水肿遍身，腹大如鼓，大小便不利，及目黄、湿毒、九疸、食痨、疳虫、食土生米等物，分利水湿，通利大小便，荡涤肠胃间宿谷相搏。又若备急丸，以巴豆、干姜、大黄三味，蜜和丸之，亦是下药。然止可施于辛苦劳力，贫食粗辣之辈，或心腹胀满、胁肋刺痛、暴痛不住，服五七丸或十丸，泻五七行以救急。若施之富贵城郭之人则非矣！此药用砒石治疟相类，止可施之于贫食之人。若备急丸，治伤寒风温，中酒冒风，及小儿疮疹，产后满闷，用之下膈，不死则危。及夫城郭之人，富贵之家，用此下药，亦不死则危矣！奈何庸人畏大黄而不畏巴豆，粗工喜巴豆而不喜大黄？盖庸人以巴豆性①热而不畏，以大黄性寒而畏，粗工以巴豆剂小而喜，以大黄剂大而不喜，皆不知理而至是也。岂知诸毒中，惟巴豆为甚。去油匮之蜡，犹能下后使人津液涸竭，留毒不去，胸热口燥，他病转生，故下药以巴豆为禁。

余尝用前十余药，如身之使臂，臂之使手。然诸洞泄寒中者，不可下，俗谓休息痢也。伤寒脉浮者，不可下。表里俱虚者，不宜下。《内经》中五痞心证，不宜下。厥而唇青，手足冷，内热深者，宜下。寒者，不宜下，以脉别之。小儿内泻，转生慢惊及两目直视，鱼口②出气者，亦不宜下。若十二经败甚，亦不宜下，止宜调养，温以和之，如下③则必误人病耳！若其余大积大聚，大病大秘，大涸大坚，下药乃补药也。余尝曰：泻法兼补法，良以此夫。

【点评】"凡在上者皆可吐式十四""凡在表者皆可汗式十五""凡在下者皆可下式十六"三篇，系张氏引《内经》《难经》《本草》《备急千金要方》《宣明论方》《宋代名医录》等经典之论，释吐、汗、下三法所主病证之症状、病机、方药、应用指征与方法、注意事项与宜忌等内容。观点明确，论述条畅，醒心明目，可法可效。

推原补法利害非轻说十七

原补一篇，不当作，由近论补者，与《内经》相违，不得不作耳。夫养生当论食补，治病当论药攻。然听者皆逆耳，以予言为怪④。盖议者尝知补之为利，而不知补之为害也。论补者盖有六法：平补，峻

---

① 性：原作"惟"，据千顷堂本改。
② 口：原脱，据日正德本、千顷堂本补。鱼口，指便毒（肛门前后生疮）之溃破者。因疮口溃大，身立则疮口必合，屈则疮口必张，如鱼口开合之状，故名。
③ 下：原作"不"，据日正德本、千顷堂本改。
④ 怪：原作"蔽"，据日正德本、千顷堂本改。

补，温补，寒补，筋力之补，房室之补。以人参、黄芪之类为平补；以附子、硫黄之类为峻补；以豆蔻、官桂之类为温补；以天门冬、五加皮之类为寒补；以巴戟、苁蓉之类为筋力之补；以石燕、海马、起石、丹砂之类为房室之补。此六者，近代之所谓补者也。若施之治病，非徒功效疏阔，至其害不可胜言者。

《难经》言东方实，西方虚，泻南方，补北方。此言肝木实而肺金虚，泻心火，补肾水也。以此论之，前所谓六补者，了不相涉。试举补之所以为害者，如疟，本夏伤于暑，议者以为脾寒而补之，温补之则危，峻补之则死。伤寒热病下之后，若以温辛之药补之，热当复作，甚则不救。泻血，血止之后，若温补之，血复热，小溲不利，或变水肿。霍乱吐泻，本风湿暍合而为之，温补之则危，峻补之则死。小儿疮疱之后，有温补之，必发痈肿焮痛。妇人大产之后，心火未降，肾水未升，如黑神散补之，轻则危，甚则死；老人目暗耳聩，肾水衰而心火盛也，若峻补之，则肾水弥涸，心火弥盛①。老人肾虚，腰脊痛，肾恶燥，腰者肾之府也，峻补之则肾愈虚矣。老人肾虚无力，夜多小溲，肾主足，肾水虚而火不下，故足痿；心火上乘肺而不入胂囊，故夜多小溲。若峻补之，则火益上行，胂囊亦寒矣！老人喘嗽，火乘肺也，若温补之则甚，峻补之则危。停饮之人不可补，补则痞闷转增。脚重之人不可补，补则胫膝转重。

男子二十上下而精不足，女人二十上下而血不流，皆二阳之病也。时人不识，便作积冷极惫治之，以温平补之。夫积温尚成热，而况燔针于脐下，火灸手足腕骨。《内经》本无劳证，由此变而为劳。烦渴，咳嗽涎痰，肌瘦，寒热往来，寝汗不止，日高则颜赤，皆以为传尸劳，不知本无此病，医者妄治而成之耳！夫二阳者，阳明也，胃之经也。心受之则血不流，脾受之则味不化。故男子少精，女子不月，皆由使内太过。故隐蔽委屈之事，各不能为也。惟深知涌泻之法

---

① 盛：原作"茂"，据日正德本、千顷堂本改。

者能治之。又如春三月，风伤于荣，荣为血，故阴受之。温伤于卫，卫为气，故阳受之。初发之后，多与伤寒相似。头痛身热，口干潮热，数日不大便，仲景所谓阴阳俱浮，自汗出，身重多眠睡，目不欲开者是也。若以寒药下之，则伤脏气；若以温药补之，则火助风温，发黄发斑，温毒热增剧矣！风温外甚，则直视，潮热谵语，寻衣撮空，惊惕而死者，温补之罪也。《内经》虽言形不足者，温之以气；精不足者，补之以味。气属阳，天食人以五气；血属阴，地食人以五味者，戒乎偏胜，非便以温为热也。又若《经》云：损者补之，劳者温之。此温乃温存之温也，岂以温为热哉？又如虚则补其母，实则泻其子者，此欲权衡之得其平也。又乌在燔针壮火，炼石烧砒，硫、姜、乌、附，然后为补哉？所谓补上欲其缓，补下欲其急者，亦焉在此等而为急哉？自有酸、苦、甘、辛、咸、淡，寒、凉、温、热、平，更相君、臣、佐、使耳。所谓平补者，使阴阳两停[①]，是谓平补。奈时人往往恶寒喜温，甘受酷烈之毒，虽死而不悔也，可胜叹哉？

余用补法则不然。取其气之偏胜者，其不胜者自平矣。医之道，损有余，乃所以补其不足也。余尝曰：吐中自有汗，下中自有补，岂不信然！余尝用补法，必观病人之可补者，然后补之。

昔维阳府判赵显之，病虚羸，泄泻褐色，乃洞泄寒中证也。每闻大黄气味即注泄。余诊之，两手脉沉而软，令灸水分[②]穴一百余壮，次服桂苓甘露散、胃风汤、白术丸等药，不数月而愈。

又息城酒监赵进道，病腰痛，岁余不愈。诊其两手脉，沉实有力，以通经散下五七行，次以杜仲去粗皮，细切，炒断丝，为细末，每服三钱，猪腰子一枚，薄批五七片，先以椒盐腌，去腥水，掺药在内，裹以荷叶，外以湿纸数重封，以文武火烧熟，临卧细嚼，以温酒送下。每旦以无比山药丸一服，数日而愈。又相台监酒岳成之，病虚滑泄，日夜不止，肠鸣而口疮，俗呼为心劳口疮，三年不愈。予以长

---

① 停：成数，一成叫一停，两停即两相等。
② 水分：《针灸甲乙经》作"分水"。

流水，同姜枣煎五苓散五七钱，空心使服之，以治其下；以宣黄连与白茯苓去皮，二味各等分为末，以白面糊为丸，食后温水下三五十丸，以治其上，百日而愈。

又汝南节度副使完颜君宝，病脏毒，下瘀血，发渴，寒热往来，延及六载，日渐瘦弱无力，面黄如染。余诊其两手脉沉而身凉。《内经》寒以为荣气在，故生，可治。先以七宣丸下五七行，次以黄连解毒汤加当归、赤芍药，与地榆散同煎服之，一月而愈。

若此数证，余虽用补，未尝不以攻药居其先，何也？盖邪未去而不可言补，补之则适足资寇。故病蠲之后，莫若以五谷养之，五果助之，五畜益之，五菜充之，相五脏所宜，毋使偏倾可也。凡药皆毒也，非止大毒、小毒谓之毒，虽甘草、苦参，不可不谓之毒，久服必有偏胜。气增而久，夭之由也。是以君子贵流不贵滞，贵平不贵强。卢氏云：强中生百病，其知言哉！人惟恃强，房劳之病作矣，何贵于补哉？以太宗、宪宗高明之资，犹陷于流俗之蔽，为方士燥药所误；以韩昌黎、元微之犹死于小溲不通、水肿。有服丹置数妾，而死于暴脱；有服草乌头如圣丸，而死于须疮；有服乳石、硫①黄，小溲不通；有习气求嗣，而死于精血；有嗜酒，而死于发狂见鬼；有好茶而为癖。乃知诸药皆不可久服，但可攻邪，邪去则已。近年运使张伯英病宿伤，服硫黄、姜、附数月，一日丧明。监察陈威卿病嗽，服钟乳粉数年，呕血而殒。呜呼！后之谈补者，尚监兹哉！

【点评】宋金以还，医界盲目滥用温热燥药治病，病家喜温恶寒，喜补恶泻，缙绅权贵之士沿晋唐金石养生之遗风，整个社会妄用温热，形成恶习。张氏以自己独特的见解，痛砭时弊，提出"养生当论食补，治病当论药攻"，"病蠲之后，莫若以五谷养之，五果助之，五畜益之，五菜充之，相五脏所宜，毋使偏倾可也"。倡言"药邪"说，客观地剖析当时"药邪"致病的缘由：①病

① 硫：原作"流"，据日正德本、千顷堂本改。

者妄进热药为补；②医家妄以补法治病；③中药"久服必有偏胜。气增而久，夭之由也"；④告诫医者"邪未去而不可言补，补之则适足资寇"。即使在医学科学技术日新月异的今天，张氏之论依然闪耀着永恒的匡时济世、医医医人之科学思想光芒。

证口眼㖞斜是经非窍辩十八

口眼㖞斜者，俗工多与中风掉眩证一概治之。其药则灵宝、至宝、续命、清心、一字急风乌犀铁弹丸。其方非不言治此证也，然而不愈者，何也？盖知窍而不知经，知经而不知气故也。何谓知窍而不知经？盖人之首有七窍，如日月、五星、七政之在天也。故肝窍目，目为肝之外候；肺窍鼻，鼻为肺之外候；心窍舌，舌无窍，心与肾合而寄窍于耳。故耳与舌，俱为心之外候。俗工止知目病归之肝，口病归之脾，耳病归之肾，舌病归之心，更无改张。岂知目之内眦，上、下二网，足太阳及足阳明起于此；目之锐眦，足少阳起于此，手少阳至于此；鼻之左右，足阳明、手阳明侠乎此；口之左右，亦此两经环乎此。故七窍有病，不可独归之五脏，当归之六阳经也。予曰：俗工知窍而不知经者，此也。

何谓知经而不知气？盖世之谈方药者，不啻千万，止不过坚执《本草》性味，其知十二经所出所入，所循所环，所交所合，所过所注，所起所会，所属所络，所上所下，所侠所贯，所布所散，所结所绕，所抵所连，所系所约，所同所别，千万人中，或见一二名明，可谓难其人矣！然而不过执此十二经，便为病本，将阳经为热，阴经为寒，向《本草》中寻药，药架上检方而已矣。病之不愈，又何讶焉？岂知《灵枢经》曰：足之阳明，手之太阳，筋急则口目为僻[1]，此十二经乃受病之处也，非为病者也。及为病者，天之六气也。六气者何？

---

[1] 僻：偏，不正。原作"辟"，据《灵枢·经脉》改。

风、暑、燥、湿、火、寒是也。故曰：俗工知经而不知气者，此也。

然则口目㖞斜者，此何经也？何气也？足之太阳，足之阳明，左目有之，右目亦有之；足之阳明，手之阳明，口左有之，口右亦有之。此两道也。《灵枢》又言：足阳明之筋，其病颊筋，有寒则急引颊移口，热则筋弛纵，缓不胜收，故僻。是左寒右热，则左急而右缓；右寒左热，则右急而左缓。故偏于左者，左寒而右热；偏于右者，右寒而左热也。夫寒不可径用辛热之剂，盖左中寒则逼热于右，右中寒则逼热于左，阳气不得宣行故也。而况风者，甲乙木也。口眼阳明，皆为胃土。风偏贼之，此口目之所以僻也，是则然矣。

七窍惟口目㖞斜，而耳鼻独无此病者，何也？盖动则风生，静则风息，天地之常理也。考之《易》象，有足相符者。震巽主动，坤艮主静。动者皆属木，静者皆属土。观卦者，视之理也。视者，目之用也。目之上网则眨，下网则不眨。故观卦上巽而下坤。颐卦者，养之理也。养者，口之用也。口之下颔则嚼，上颔则不嚼。故颐卦上艮而下震。口目常动，故风生焉。耳鼻常静，故风息焉。当思目虽斜，而目之眦眶未尝斜；口之㖞，而口之辅车未尝㖞。此经之受病，非窍之受病明矣！而况目有风轮，唇有飞门者耶！

余尝治此证，未尝用世俗之药。非故与世参商①，方凿圆枘，自然龃龉者。过颍，一长吏病此，命予疗之。目之斜，灸以承泣；口之㖞，灸以地仓，俱效。苟不效者，当灸人迎。夫气虚风入而为偏，上不得出，下不得泄，真气为风邪所陷，故宜灸。《内经》曰：陷下则灸之。正谓此也，所以立愈。又尝过东杞，一夫亦患此，予脉其两手，急数如弦之张，甚力而实。其人齿壮气充，与长吏不同，盖风火交胜。予调承气汤六两，以水四升，煎作三升，分四服，令稍热啜之。前后约泻四五十行，去一两盆，次以苦剂投之解毒，数服，以升降水火，不旬日而愈。《脉诀》云：热则生风。若此者，不可纯归其病于窗隙之

---

① 非故与世参商：不是故意与世人意见不一致。

间而得，亦风火素感而然也。盖火胜则制金，金衰则木茂，木茂则风生。若东杞之人，止可流湿润燥。大下之后，使加餐通郁为大。

《灵枢》虽有马膏桂酒双涂之法，此但治其外耳，非治其内也。今人不知其本，欲以单服热水，强引而行之，未见其愈者也。向之用姜、附、乌、桂、起石、硫黄之剂者，是耶？非耶？

疝本肝经宜通勿塞状十九

疝有七，前人论者甚多。非《灵枢》《素问》《铜人》之论，予皆不取。非予好异也，但要穷其原耳！七疝者何？寒疝、水疝、筋疝、血疝、气疝、狐疝、癫疝，是谓七疝。俗工不识，因立谬名，或曰膀胱，或曰肾冷，或曰小肠气，小儿曰偏气。立名既谬，并丧其实，何哉？盖医者既断为膀胱、肾冷、小肠气，又曰虚寒所致。其药之用也，不鹿茸、巴戟，则杜仲、苁蓉；不附子、乌头，则干姜、官桂；不楝实、茴香①，则金铃、补骨脂。朝吞暮饵，曾无殊效，三二十年，牢不可去。间因微病，稍似开通。执此微芒，浸成大错。标既不除，本必归甚。处处相传，曾无觉者。

岂知诸疝，皆归肝经。其奈通流，归之小肠胕囊。夫膀胱水府，专司渗泄；小肠水道，专主通流。肾为少阴，总统二水，人之小溲，自胃入小肠，渗入膀胱。膀胱者，胕囊也。气化则水出茎端，此常道也，及其为疝，乃属足厥阴肝经。盖环阴器而上入小腹者，足厥阴肝经也。夫肝肾皆属于下，与冲、任、督相附。然《灵枢经》言：足厥阴肝经病，则有遗溺、癃闭、狐疝，主肾与膀胱、小肠三经，则不言疝，是受疝之处，乃肝之部分也。且《内经》男子宗筋，为束骨之会也。而肝主筋，睾者，囊中之丸。虽主外肾，非厥阴环而引之，与玉茎无由伸缩。在女子则为篡户。其内外为二：其一曰廷孔，其二曰窈

---

① 茴(huái 怀)香：即茴香。

漏，此足厥阴与冲任督之所会也。《灵枢》言：足厥阴之经筋聚于阴器，其病伤于寒则阴缩入，伤于热则纵挺不收。治在行水清阴气。故阳明与太阴厥阴之筋，皆会于阴器。惟厥阴主筋，故为疝者，必本之厥阴。《灵枢》又言：足厥阴之别，名曰蠡沟，去内踝五寸，别走少阳，循胫上睾，结于茎。其病气逆，睾肿、卒疝。实则挺长，虚则暴痒，取之所别矣。岂非厥阴为受病之处耶？《灵枢》又言：邪在小肠，连睾，系属于肾，贯肝肺，络心系①。气盛厥逆，上冲肠胃，熏肝，散于肓，结于脐。故取之肓原以散之，刺太阴以平之，取厥阴以下之，取巨虚下廉以去之，按其所过之经以调之。此其初，虽言邪在小肠，至其治法，必曰取厥阴以下之，乃知诸疝关于厥阴，可以无疑。

以脉考之，《素问》云：厥阴滑，为狐疝；少阳滑，为肺风疝；太阴滑，为脾风疝；阳明滑，为心风疝；太阳滑，为肾风疝；少阴滑，为肝风疝。凡此六疝，虽见于他脉中，皆言风疝者，足厥阴肝经之气也。《灵枢》亦曰：心脉微滑，为心疝；肝脉滑甚，为㿉疝②；肾脉滑甚，为癃㿉。凡此三脏脉之疝，亦以滑为疝也。《素问》又云：脉大急，皆为疝。心脉滑，传为心疝；肺脉沉，传为肺疝。三阴急为疝，三阳急为瘕。王太仆云：太阳受寒，血凝为瘕；太阴受寒，气聚为疝。此言太阴受寒，传之肝经也。可以温药逐之，不可以温药补之。若补之者，是欲病去而强挽留之也。历考《素问》：三阳为病，发寒热，其传为癫疝。此亦言膀胱非受病之处，必传于厥阴部分，然后为疝也。又言病在少腹，腹痛，不得大小便，病名曰疝。得之寒，言脉急者曰疝瘕，少腹痛。凡言少腹者，岂非厥阴之部分耶？又言脾风传胃，名曰疝瘕。此谓非肝木不能为风气，名曰厥疝。盖脾土虚而不能制水，又为肝木所凌也。又言督脉为冲疝。盖厥阴与冲、任、督俱会于前阴也，岂不明哉！至如运气中，又言岁太阳在泉，寒淫所

---

① 系属于肾，贯肝肺，络心系：原作"连睾系，属于肾，贯肝络肺，心系"，据《灵枢·四时气》改。

② 㿉(tuí 颓)疝：原作"㿉癃"，据《灵枢·邪气脏腑病形》改。阴核气结肿大之证。

胜，民病少腹控睾。盖寒客于小肠、膀胱，则肝木缩而不得伸行，母传之子也。阳明司天，燥淫所胜，丈夫癩疝，妇人少腹痛。此言肝气不得上行，为金所抑，鬼贼故也。又言太阴在泉，土胜则寒气逆满，食饮不下，甚则为疝。此亦言寒客太阴湿土，土不胜水，水传之肝经也。

又尝遍阅《铜人》腧穴，亦相表里。如背上十三椎俞，肝经言寒疝。腹部中行，惟阴交一穴，言寒疝，任脉之所发也；关元一穴，言暴疝，小肠之募，足三阴任脉之会也；中极一穴，言疝瘕，膀胱之募，亦足三阴任脉之会也；曲骨一穴，言㿉疝，任脉足厥阴之会也。其腹部第二行肓俞二穴，言寒疝，冲脉足少阴之会也；四满二穴，言疝瘕，冲任脉，足少阴肾之会也；其腹部第三行大巨二穴，言㿉疝，足阳明脉气之所发也；气冲二穴，言癩疝，茎中痛，两丸寒痛，亦足阳明脉气之所发也。其腹部第四行，府舍二穴，言疝痛，足太阴厥阴、阴维之交会也，亦太阴部三阴阳明支别也；冲门二穴，言阴疝，足太阴厥阴之会也；其在侧胁者，五枢二穴，言寒疝，阴邪上入少腹，带脉下三寸也。其在足六经者，足厥阴穴十名，言疝者七，谓大敦、行间、太冲、中封、蠡沟、中都、曲泉。足少阳穴十四名，言疝者一，谓丘墟穴也。足太阴穴十一名，言疝者一，谓阴陵泉也。足阳明穴十五名，言疝者一，谓阴市穴也。足少阴穴十名，言疝者五，谓然谷、太溪、照海、交信、筑宾也。足太阳穴十八名，言疝者二，谓金门、合阳也。由是言之，惟厥阴言疝独多，为疝之主也。其余经穴，虽亦治疝，终非受疝之地，但与足厥阴相连耳。或在泉寒胜，木气挛缩，禁于此经；或司天燥胜，木气抑郁于此经；或忿怒悲哀，忧抑顿挫，结于此经；或药淋外固，闭尾缩精，壅于此经。其病差别如此。

不知世间之药多热补，从谁而受其方也？信其方，则《素问》《灵枢》《铜人》皆非也。信《素问》《灵枢》《铜人》，则俗方亦皆非也。不知后之君子，以孰为是？呜呼！余立于医四十余岁，使世俗之方，人人可疗，余亦莫知敢废也。识练日久，因经识病，然后不惑。且夫遗溺、闭癃，阴痿、脬痹，精滑、白淫，皆男子之疝也，不可妄归之肾冷。血涸不月，月罢腰膝上热，足躄，嗌干，癃闭，少腹有块，或定或移，前阴突出，后阴痔核，皆女子之疝也。但女子不谓之疝，而谓之瘕。若年少而得之，不计男子妇人皆无子。故隐蔽委曲之事，了不干脬肾小肠之事，乃足厥阴肝经之职也。奈俗方止言脬、肾、小肠，殊不言肝木一句，惑人甚矣！且肝经，乙木也。木属东方，为心火之母也。凡疝者，非肝木受邪，则肝木自甚也，不可便言虚而补之。《难经》所谓东方实，西方虚；泻南方，补北方，此言泻火，木自平，金自清，水自旺也。

昔审言为蔡之参军也，因坐湿地，疝痛不可堪，诸药莫救。予急以导水丸、禹功散，泻三十余行，肿立消，痛立减。又项关一男子，病卒疝暴痛不任，倒于街衢，人莫能动，呼予救之。余引经证之：邪气客于足厥阴之络，令人卒疝，故病阴丸痛也。余急泻大敦二穴，大痛立已。夫大敦穴者，乃是厥阴之二穴也。珍寇镇一夫，病瘖疟发渴，痛饮蜜浆，剧伤冰水。医者莫知泻去其湿，反杂进姜、附。湿为燥热所壅，三焦闭涩，水道不行，阴道不兴，阴囊肿坠，大于升斗。余先以导水百余丸，少顷，以猪肾散投之，是夜泻青赤水一斗，遂失痛之所在。近颖尾一夫，病卒疝，赤肿大痛，数日不止，诸药如水投石。予以导水一百五十丸，令三次咽之。次以通经散三钱，空腹淡酒调下。五更，下脏腑壅积之物数行，痛肿皆去。不三日，平复如故。《内经》曰：木郁则达之。达，谓吐也，令条达。肝之积，本当吐者，然观其病之上下，以顺为贵。仲景所谓上宜吐，下宜泻者，此也。敢列七疝图于下，以示后之君子，庶几有所凭借者焉。

寒疝，其状囊冷，结硬如石，阴茎不举，或控睾丸而痛。得于坐卧湿地，或寒月涉水，或冒雨雪，或卧坐砖石，或风冷处使内过劳。宜以温剂下之，久而无子。

水疝，其状肾囊肿痛，阴汗时出，或囊肿而状如水晶，或囊痒而燥出黄水，或少腹中按之作水声。得于饮水醉酒，使内过劳，汗出而遇风寒湿之气，聚于囊中，故水多，令人为卒疝。宜以逐水之剂下之。有漏针去水者，人多不得其法。

筋疝，其状阴茎肿胀，或溃或脓，或痛而里急筋缩，或茎中痛，痛极则痒，或挺纵不收，或白物如精，随溲而下。久而得于房室劳伤，及邪术所使。宜以降心之剂下之。

血疝，其状如黄瓜，在少腹两旁，横骨两端约中，俗云便痈。得于重感，春夏大燠，劳动使内，气血流溢，渗入脬囊，留而不去，结成痈肿，脓少血多。宜以和血之剂下之。

气疝，其状上连肾区，下及阴囊，或因号哭忿怒，则气郁之而胀，怒哭号罢，则气散者是也。有一治法，以针出气而愈者。然针有得失，宜以散气之药下之。或小儿亦有此疾，俗曰偏气。得于父已年老，或年少多病，阴痿精怯，强力入房，因而有子，胎中病也。此疝不治，惟筑宾一穴针之。

狐疝，其状如瓦，卧则入小腹，行立则出小腹入囊中。狐则昼出穴而溺，夜则入穴而不溺。此疝出入，上下往来，正与狐相类也。亦与气疝大同小异。今人带钩钤是也。宜以逐气流经之药下之。

癞疝，其状阴囊肿缒，如升如斗，不痒不痛者是也。得之地气卑湿所生。故江淮之间，湫塘之处，多感此疾。宜以祛湿之药下之。女子阴户突出，虽亦此类，乃热则不禁固也。不可便谓虚寒而涩之、燥之、补之。本名曰㿗，宜以苦下之，以苦坚之。王冰云：阳气下坠，阴气上争，上争则寒多，下坠则筋缓，故睾垂纵缓，因作癞疝也。

以上七疝，下去其病之后，可调则调，可补则补，各量病势，勿拘俗法。经所谓阴盛而腹胀不通者，癃癞疝也，不可不下。

【点评】口眼㖞斜大多系西医学之面神经麻痹或脑卒中症状，据证施方并结合西医学新知，一般可取得预期疗效。疝乃中医病证名，指小腹痛引睾丸或睾丸肿痛，古医籍所指较广，名目繁多。今唯指小肠偏坠、阴囊肿大疼痛者为疝。对于此证，如年幼，病程短，疬孔小，有自我修复倾向者，可予升清益气，生肌固脱之方药，或可获效。但对于年长，病程长，疬孔大，自我修复无望者，当尽快行手术修复为宜。慎防"小洞不补，大洞一尺五"。现代中医应有自知之明，不可拘泥于"口眼㖞斜是经非窍""疬本肝经"之旧说。须知"七窍有病，当归之六阳经""此经之受病，非窍之受病"；"诸疬，皆归肝经""足厥阴穴十名，言疬者七"等说法，概属医经派说辞，不可将它与中医药物治疗混为一谈。欧亚科学院院士、世界针灸联合会主席刘保延先生指出："中医理论以药物论治，而不是经络论治。针灸是一种非药物、体表疗法，与中医药物疗法应该是两套不同的体系。"今天，在中医理论研究中，我们必须力避培根所指斥的那种局面出现："再没有比人们无区别地从下述三个论据中作出的同一结论更糟糕的了，即：因为这是引证我们前辈的权威，这是习惯，这是一般的信念，所以是正确的"。

五虚五实攻补悬绝法二十

虚者补之，实者泻之，虽三尺之童，皆知之矣。至于五实五虚，岂可与泛泛虚实用药哉？《内经》明言其状，如俗工不识何？此二证所以见杀于委靡之手也。坐视人之死，犹相夸曰："吾药稳"，以诳病家。天下士大夫亦诚以为然，以诳天下后世，岂不怪哉！夫一身犹一国也，如寻邑百万围昆阳，此五实证也。故萧王亲犯中原①而笃战。如河内饥，而又经火灾，此五虚证也，故汲黯不避矫诏而发仓。此可与达权知变者论，不可与贪常嗜琐者说也。故曰：庸人误天下，庸工误病人，正一理也。

《内经》曰：五实者死，五虚者亦死。夫五实者，谓五脏皆实也；

---

① 原：原作"坚"，据日正德本、千顷堂本改。

五虚者，谓五脏皆虚也。腑病为阳，易治而鲜死；脏病为阴，难治而多死。经明言：脉盛，皮热，腹胀，前后不通，闷瞀者，五实也。脉盛为心，皮热为肺，腹胀为脾，前后不通为肾，闷瞀为肝，五脏皆实之证也。五虚者反是：脉细，皮寒，气少，泻利前后，饮食不入者，五虚也。脉细为心，皮寒为肺，气少为肝，泄利前后为肾，饮食不入为脾，此五脏皆虚之证也。夫五实为五脏俱太过，五虚为五脏俱不及。《内经》言此二证皆死，非谓必死也，谓不救则死，救之不得其道，亦死也。其下复言：浆粥入胃则虚者活，身汗后利则实者活，此两证自是前二证之治法也。后人不知是治法，只作辨验生死之断句，直谓病人有此则生，无此则死。虚者听其浆粥自入胃，实者听其自汗自利，便委之死地，岂不谬哉！夫浆粥入胃而不注泄，则胃气和，胃气和则五虚皆实也，是以生也。汗以泄其表，利以泄其里，并泄则上下通，上下通则五实皆启矣，是以生也。此二证异常，却不宜用。班氏所谓有病不服药之言，盖其病大且笃故也。

予向日从军于江淮之上。一舟子病，予诊之，乃五实也。予自幼读医经，尝记此五实之证，竟未之遇也。既见其人，窃私料之，此不可以常法治，乃可大作剂而下之。殊不动摇，计竭智穷，无如之何。忽忆桃花萼丸，顿下七八十丸，连泻二百余行，与前药相兼而下，其人昏困，数日方已。盖大疾之已去，自然卧惬，不如此，则病气无由衰也。徐以调和胃气之药，饘①粥日加，自尔平复。

又尝过鸣鹿邸中，闻有人呻吟声息，瘦削痿然无力。予视之，乃五虚也。予急以圣散子，二服作一服。此证非三钱二钱可塞也。续以胃风汤、五苓散等药，各大作剂，使顿服，注泻方止，而浆粥入胃，不数日，而其人起矣。

故五虚之受，不加峻塞不可得而实也。彼庸工治此二证，草草补泻，如一杯水，救一车薪之火也。竟无成功，反曰：虚者不可补，实

---

① 饘(zhān 占)粥：稠粥、厚粥。

者不可泻。此何语也？吁！不虚者强补，不实者强攻，此自是庸工不识虚实之罪也。岂有虚者不可补，实者不可泄之理哉？予他日又思之：五实证，汗、下、吐三法俱行更快；五虚证，一补足矣！今人见五实证，犹有塞之者，见五虚证，虽补之而非其药。本当生者，反钝滞迁延，竟至于死耳！夫圣散子有干姜，寻常泻利勿用，各有标本；胃风、五苓有桂，所以温经散表，而分水道。圣散子之涩燥，胃风、五苓之能分，皆辛热辛温之剂也。俗工往往聚讪，以予好用寒凉，然予岂不用温补？但不遇可用之证也。**呶呶谤噪**①，咸欲夸己以标名，从谁断之？悲夫！

【**点评**】《素问·玉机真脏论》有"脉盛，皮热，腹胀，前后不通，闷瞀，此谓五实……身汗得后利，则实者活"一语，乃指五脏俱受实热闭阻的综合病证。五大脉证与五脏对应，心受邪则脉洪盛，肺受邪则皮肤灼热，脾受邪则腹满胀，肾受邪则二便不通，肝受邪则昏闷而目不明。五虚病证恰恰与之对立，"脉细，皮寒，气少，泻利前后，饮食不入"，提示五脏功能严重衰退，预后不良。张氏精研《内经》脏腑理论，从辨识五实五虚病证入手，揭示补泻大法之妙。其理论贡献有二：①"夫五实为五脏俱太过，五虚为五脏俱不及。《内经》言此二证皆死，非谓必死也，谓不救则死，救之不得其道，亦死也。其下复言：浆粥入胃则虚者活，身汗后利则实者活，此二证自是前二证之治法也。后人不知是治法，只作辨验生死之断句，直谓病人有此则生，无此则死。虚者听其浆粥自入胃，实者听其自汗自利，便委之死地，岂不谬哉！"读中医经典，关键在准确领悟其真实含义，张氏为后人做出了表率。②"不虚者强补，不实者强攻，此自是庸工不识虚实之罪也。岂有虚者不可补，实者不可泄之理哉？"张氏指斥庸工不辨虚实，犯虚虚实实之戒，今人当作长鸣警钟以警示。

---

① 呶（náo 挠）呶谤噪：众人纷纷攻击诽谤。

喉舌缓急砭药不同解二十一

咽与喉，会厌与舌，此四者同在一门，而其用各异。喉以呼气，故喉气通于天；咽以咽物，故咽气通于地；会厌与喉，上下以司开阖，食下则吸而掩，气上则呼而出。是以舌抵上腭，则会厌能闭其咽矣。四者相交为用，阙一则饮食废而死矣！此四者，乃气与食出入之门户最急之处。故《难经》言七冲门。而会厌之下为吸门，及其为病也，一言可了。一言者何？曰火。《内经》曰：一阴一阳结，谓之喉痹。王太仆注云：一阴者，手少阴君火，心主之脉气也；手少阳相火，三焦之脉气也。二火皆主脉，并络于喉。气热则内结，结甚则肿胀，肿胀甚则痹，痹甚而不通则死矣！

夫足少阴，循喉咙，侠舌本，少阴上侠咽，此二者诚是也。至于足阳明，下人迎，循喉咙。足太阴，侠咽，连舌本。手太阳，循咽，下膈。足厥阴，循喉咙之后。此数经皆言咽喉，独少阳不言咽喉。而《内经》言一阴一阳，谓之喉痹。何也？盖人读十二经，多不读《灵枢经》中别十一篇，具载十二经之正。其文云：足少阳之正，绕髀入毛际，合于厥阴，别者入季胁间，循胸里属胆，散之，上肝贯心，以上侠咽，出颐颔，散于面，系目系，合少阳于外眦也，又手心主之正，别下渊腋三寸，入胸中，别属三焦，出循喉咙，出耳后，合少阳完骨之下。是手少阳三焦之气，与手心主少阴之气相合，而行于喉咙也。推十二经，惟足太阳别项下，其余皆凑于喉咙。然《内经》何为独言一阴一阳结为喉痹？盖君相二火独胜，则热结正络，故痛且速也。余谓一言可了者，火是也。故十二经中言嗌干嗌痛，咽肿颔肿，舌本强，皆君火为之也。唯喉痹急速，相火之所为也。

夫君火者，犹人火也；相火者，犹龙火也。人火焚木其势缓，龙火焚木其势速。《内经》之言喉痹，则咽与舌在其间耳！以其病同是火，故不分也。后之医者，各详其状，强立八名，曰单乳蛾、双乳蛾、单闭喉、子舌胀、木舌胀、缠喉风、走马喉痹①。热气上行，结薄于喉之两旁，近外肿作，以其形似，是谓乳蛾。一为单，二为双也。其比乳蛾差小者，名闭喉。热结于舌下，复生一小舌子，名曰子舌胀。热结于舌中，舌为之肿，名曰木舌胀。木者，强而不柔和也。热结于咽，项肿绕于外，且麻且痒，肿而大者，名曰缠喉风。喉痹暴发暴死者，名走马喉痹。此八种之名虽详，若不归之火，则相去远矣。

其微者可以咸软之，而大者以辛散之。今之医者，皆有其药也，如薄荷、乌头、僵蚕、白矾、朴硝、铜绿之类也。至于走马喉痹，何待此乎？其生死人反掌之间耳！其最不误人者，无如砭针出血，血出则病已。《易》曰：血去惕出，良以此夫。昔余以治一妇人木舌胀，其舌满口，诸药不愈，余以𬬭针小而锐者砭之五七度，肿减，三日方平。计所出血几至盈斗。又治一男子缠喉风，肿，表里皆作，药不能下。余以凉药灌于鼻中，下十余行，外以拔毒散敷之，阳起石烧赤，与伏龙肝各等分，细末，每日以新水扫百遍，三日热始退，肿始消。又尝治一贵妇喉痹，盖龙火也，虽用凉剂而不可使冷服，为龙火宜以火逐之。人火者，烹饪之火是也。乃使曝于烈日之中，登于高堂之上，令侍婢携火炉，坐药铫于上，使药常极热，不至大沸，通口时时呷之，百余次，龙火自散。此法以热行寒，不为热病扞格故也。

大抵治喉痹，用针出血最为上策。但人畏针，委曲旁求，瞬息丧命。凡用针而有针创者，宜捣生姜一块，调以热白汤，时时呷之，则创口易合。《铜人》中亦有灸法，然痛微者可用，病速者恐迟则杀人。

①　痹：千顷堂本作"闭"。

故治喉痹之火，与救火同，不容少待。《内经》：火郁发之。发，谓发汗。然咽喉中岂能发汗？故出血者，乃发汗之一端也。后之君子，毋执小方，而曰吾药不动脏腑，又妙于出血，若幸遇小疾而获功，不幸遇大病而死矣！毋遗后悔可矣！

【点评】咽喉、会厌，乃气之呼吸与食饮出入之门户最急之处，其间若有肿胀痹阻之患，影响气道和食道通行，轻则使人不堪忍受，重则致"生死人反掌之间耳"。"其微者可以咸软之，而大者以辛散之"；"其最不误人者，无如砭针出血，血出则病已"；"《内经》：火郁发之。发，谓发汗。然咽喉中岂能发汗？故出血者，乃发之一端也"，皆为张氏妙言。"传砭针救人之术，申血汗同源之义"乃张氏又一学术贡献。

五积六聚治同郁断二十二

先贤说五积六聚甚明，惟治法独隐。其言五积曰：肝之积，名曰肥气，在左胁下，如覆杯，有头足，久不已，令人发咳逆痎疟，连岁不已者是也。心之积，名曰伏梁，起于脐，大如臂，上至心下，久不已，令人病烦心。脾之积，名曰痞气，在胃脘，大如覆盘，久不已，令人四肢不收，发黄疸，饮食不为肌肤，俗呼为食劳黄也。肺之积，名曰息贲，在右胁下，大如覆杯，久不愈，令人洒淅寒热，喘嗽，发肺痈。肾之积，名曰贲豚，发于少腹，上至心下，若豚状，或上或下无时，久不已，令人喘逆，骨痿，少气。此五积之状，前贤言之，岂不分明。遍访医门，人人能道。及问治法，不过三棱、莪术、干漆、硇砂、陈皮、礞石、巴豆之类。复有不明标本者，又从而补之。岂有病积之人大邪不出，而可以补之乎？至于世之磨积取积之药，余初学医时，亦曾用之，知其不效，遂为改辙。因考《内经》，骤然大悟。《内经》曰：木郁则达之，火郁发之，土郁夺之，金郁泄之，水郁折之。王太仆曰：达谓吐，发谓汗，夺谓下，泄谓利小便，折谓折其冲逆。此五者，五运为司天所制，故立此五法，与五积若不相似然。

盖五积者，因受胜己之邪，而传于己之所胜，适当旺时，拒而不受，复还于胜己者，胜己者不肯受，因留结为积。故肝之积，得于季夏戊己日；心之积，得于秋庚辛日；脾之积，得于冬壬癸日；肺之积，得于春甲乙日；肾之积，得于夏丙丁日。此皆抑郁不伸而受其邪也。岂待司天克运，然后为之郁哉？且积之成也，或因暴怒、喜、悲、思、恐之气，或伤酸、苦、甘、辛、咸之食，或停温、凉、热、寒之饮，或受风、暑、燥、寒、火、湿之邪。其初甚微，可呼吸按导方寸大而去之。不幸而遇庸医，强补而留之，留而不去，遂成五积。

夫肥气者，不独气有余也，其中亦有血矣，盖肝藏血故也。

伏梁者，火之郁也，以热药散之则益甚，以火灸之则弥聚。况伏梁证有二，名同而实异，不可不详焉。其一伏梁，上下左右皆有根，在肠胃之外，有大脓血，此伏梁义同肚痈；其一伏梁，身体髀股胻皆肿，环脐而痛，是为风根，不可动，动则为水溺涩之病。此二者，《内经》虽言不可动，止谓不可大下，非谓全不可下，恐病去而有害。

痞气者，举世皆言寒则痞，《内经》以为湿则痞。虽因饮冷而得，其阳气为湿所蓄，以热攻之则不散，以寒攻之则湿去而寒退矣。

息贲者，喘息愤而上行也。此旧说也。余以谓贲者，贲门也。手太阴之筋，结胸里而贯贲，入贲下抵季胁①，其病支转筋，痛甚则成息贲。手心主结于臂，其病胸痛息贲。又云：肺下则居贲迫肝，善胁下痛，肝高则上支贲，两胁悗为息贲。若是言之，是积气于贲而不散。此《灵枢》说五脏处，言此贲自是多，故予发之。

贲豚者，贲与奔同。《铜人》言或因读书得之，未必皆然也。肾主骨，此积最深，难疗，大忌吐涌，以其在下，止宜下之。

故予尝以独圣散吐肥气，揃②以木架，必燠室中吐兼汗也。肝之

---

① 结胸里而贯贲，入贲下抵季胁：原作"结胸里散于贲，贲下抵季胁"，据日正德本、千顷堂本改。

② 揃（jiǎn 剪）：修剪。

积，便言风也，吐出数升后，必有血一二滴，勿疑，病当然也。续以磨积之药调之。尝治伏梁，先以茶调散吐之兼汗，以禹功、导水夺之，继之以降火之药调之。又尝治痞气，万举万全。先以瓜蒂散，吐其酸苦黄胶腥腐之物三二升，次以导水、禹功，下二三十行，末以五苓淡剂等药调之。又尝治息贲，用瓜蒂散，不计四时，置之燠室中，更以火一炉，以助其汗，吐汗下三法齐行。此病不可逗留，久则伤人。又尝治贲豚，以导水、通经，三日一下之，一月十下，前后百行，次用治血化气磨积之药调之。此积虽不伤人，亦与人偕老。

若六聚之物，在腑属阳而无形，亦无定法。故①此而行之，何难之有？或言余之治积太峻。予曰：不然。积之在脏，如陈莝之在江河。且积之在脏，中间多着脂膜曲折之处，区臼之中；陈莝之在河江，不在中流，多在汀湾洄薄之地。遇江河之溢，一漂而去。积之在脏，理亦如之。故予先以丸药驱逐新受之食，使无梗塞。其碎着之积，已离而未下。次以散药满胃而下。横江之筏，一壅而尽。设未尽者，以药调之。惟坚积不可用此法，宜以渐除。《内经》曰：坚者削之。今人言块癖是也。因述九积图，附于篇末，以俟来哲，知余用心独苦久矣，而世无知者。

食积，酸心腹满，大黄、牵牛之类，甚者礞石、巴豆。

酒积，目黄口干，葛根、麦糵之类，甚者甘遂、牵牛。

气积，噫气痞塞，木香、槟榔之类，甚者枳壳、牵牛。

涎积，咽如拽锯，朱砂、腻粉之类，甚者瓜蒂、甘遂。

痰积，涕唾稠黏，半夏、南星之类，甚者瓜蒂、藜芦。

癖积，两胁刺痛，三棱、莪术之类，甚者甘遂、蝎梢。

水积，足胫胀满，郁李、商陆之类，甚者甘遂、芫花。

血积，打扑肭瘀，产后不月，桃仁、地榆之类，甚者虻虫、水蛭。

---

① 故：原作"仿"，据日正德本、千顷堂本改。

肉积，赘瘤核疬，腻粉、白丁香，砭刺出血，甚者硇砂、信石。

九积皆以气为主，各据所属之状而对治之。今人总此诸药，并为一方，曰可治诸积，大谬也！吾无此病，焉用此药？吾无彼病，焉用彼药？十羊九牧，何所适从？非徒无益，而又害之。

【点评】五积六聚亦称积聚，乃积病（证）与聚病（证）之合称。出《灵枢经·五变》。积为脏病，脏有五；聚为腑病，腑有六，故有五积六聚之名。积聚与癥瘕、癥癖等相似，多由七情郁结，痰滞交阻，或寒热失调，正虚邪结而成。治宜辨证采用消积、逐瘀、散寒、行气、扶正等法。张氏以"郁"字断积聚之病（证）机，可谓一字点睛。所附九积图亦属用心良苦之作，至今仍有参考价值。不过对五积"因受胜己之邪，而传于己之所胜，适当旺时，拒而不受，复还于胜己者，胜己者不肯受，因留结为积"等"部落"语言，属于"文化中医"（注意："文化中医"不是中医文化）范畴，具有信息污染的副作用，严重阻碍中医学的继承与发展，应予抛弃。

斥十膈五噎浪分支派疏二十三

病派之分，自巢氏始也。病失其本，亦自巢氏始也。何者？老子曰：少则得，多则惑。且俗谓噎食一证，在《内经》苦无多语，惟曰：三阳结，谓之膈。三阳者，谓大肠、小肠、膀胱也。结，谓结热也。小肠热结则血脉燥；大肠热结则后不圊；膀胱热结则津液涸。三阳既结则前后闭塞。下既不通，必反上行，此所以噎食不下，纵下而复出也。谓胃为水谷之海，日受其新，以易其陈，一日一便，乃常度也。今病噎者，三日五日，或五七日不便，是乖其度也，亦明矣。岂非三阳俱结于下，广肠枯涸，所食之物，为咽所拒。纵入太仓，还出咽嗌。此阳火不下，推而上行也。故经曰：少阳所至为呕涌，溢食不下。此理岂不晓然？又气厥论云：肝移寒于心为狂。膈中阳气与寒相薄，故膈食而中不通。此膈阳与寒为之也，非独专于寒也。六节藏象又云：人迎四盛①以上为格阳。王太仆云：阳盛之极，故膈拒而食不得入。正理论曰：格则吐逆。故膈亦当为格。后世强分为五噎，谓气、忧、食、思、劳也。后又分为十膈五噎。其派既多，其惑滋甚。

人之溢食，初未必遽然也。初，或伤酒食，或胃热欲吐，或胃风欲吐。医氏不察本原，火里烧姜，汤中煮桂，丁香未已，豆蔻继之；荜茇未已，胡椒继之。虽曰和胃，胃本不寒；虽曰补胃，胃本不虚。设如伤饮，止可逐饮；设如伤食，止可逐食。岂可言虚，便将热补？《素问》无者，于法犹非。

素热之人，三阳必结，三阳既结，食必上潮②。医氏犹云：胃寒不纳。燔针钻肉，炷艾灼肌，苦楚万千。三阳热结，分明一句，到了难从。不过抽薪最为紧要，扬汤止沸，愈急愈增。岁月弥深，为医所误。人言可下，退阳养阴。张眼吐舌，恐伤元气。止在冲和，闭塞不通，经无来路，肠宜通畅，是以肠鸣。肠既不通，遂成噎病。

世传五噎宽中散，有姜有桂；十膈散，有附有乌。今予既斥其方，信乎与否，以听后贤。或云：忧恚气结，亦可下乎？余曰：忧恚磐礴③，便同火郁，太仓公见此皆下。法废以来，千年不复。今代刘河间治膈气噎食，用承气三汤，独超近代。今用药者，不明主使，如病风狂嘻嘻，不及观其效，犹昧本原，既懒问咨，妄兴非毁。

今予不恤，姑示后人。用药之时，更详轻重。假如闭久，慎勿陡攻。纵得攻开，必虑后患。宜先润养，小着汤丸，累累加之，关扃④自透。其或咽噎，上阻涎痰，轻用苦酸，微微涌出，因而治下，药势易行。设或不行，蜜盐下导，始终勾引，两药相通，结散阳消，饮食自下。莫将巴豆耗却天真，液燥津枯，留毒不去。人言此病，曾下夺

① 人迎四盛：颈部两侧的人迎脉增大4倍。
② 食必上潮：食物必然从胃中向上涌出。
③ 忧恚磐礴：此指忧愁很深，怨恨很大。
④ 扃(jiōng 垌)：门闩。此指气结火郁之实邪闭阻。

之，从下夺来，转虚转痞。此为巴豆，非大黄、牵牛之过。

箕城一酒官，病呕吐，逾年不愈，皆以胃寒治之，丁香、半夏、青、陈、姜、附，种种燥热，烧锥燎艾，莫知其数。或少愈，或复剧，且十年大便涩燥，小便赤黄。命予视之。予曰：诸痿喘呕，皆属于上。王太仆云：上，谓上焦也。火气，炎上之气，谓皆热甚而为呕。以四生丸下三十行，燥粪肠垢，何啻数升？其人昏困一二日，频以冰水呷之，渐投凉乳酪、芝麻饮，时时咽之。数日外，大啜饮食，精神气血如昔。继生三子，至五旬而卒。

【点评】噎膈，中医病证名。系以饥欲得食，但如有物阻塞于咽与胸膈间，饮食不能入胃的一类病证。《内经》作隔、鬲、膈中。又名噎塞、膈噎。常见类型为：①忧思气结生痰，痰气交阻胸膈。治以解郁化痰，方用五膈宽中散：白豆蔻（去皮）60克，甘草（炙）150克，木香90克，厚朴（去皮，生姜汁炙熟）50克，缩砂仁、丁香、青皮（去白）、陈皮（去白）各120克、香附子（炒，去毛）500克，上为细末，每服6克，入生姜2片，盐少许，沸汤点服，不计时（《太平惠民和剂局方》）。②脾气亏损。治以益气健脾，方用补气运脾丸：人参、白术、茯苓、橘红、黄芪、砂仁、半夏、甘草、生姜、大枣（《杂病源流犀烛》）。③阴虚火旺，瘀热交阻。治以养阴清火，活血化瘀，方用通幽汤：桃仁泥、红花各一分，生地黄、熟地黄各五分，当归身、炙甘草、升麻各一钱（《脾胃论》）。④酒色过度，肾阴亏损。治以滋补肾阴，方用六味地黄丸（《小儿药证直诀》）。

本病证大多系西医之食管癌，现代中医亦必须十分明确，现代医学检测手段、临床诊疗规范大大提高了该病的治愈率，明显改善了预后。中西并举，互补长短，无疑将为芸芸众生带来福音。

张氏指斥巢氏浪分病派，"病失其本""其惑滋甚"，其目的在于告诫世人：噎膈之证乃膈塞不通为病本，通塞导下为治要，不应为十膈五噎名词繁多所惑，谨遵老子哲言"少则得，多则惑"为上。

饮当去水温补转剧论二十四

留饮，止证也，不过蓄水而已。王氏《脉经》中，派之为四：痰饮、悬饮、支饮、溢饮。《千金方》又派之为五饮，皆观病之形状而定名也。今予皆不论此。论饮之所得，其来有五：有愤郁而得之者，有困乏而得之者，有思虑而得之者，有痛饮而得之者，有热时伤冷而得之者。饮证虽多，无出于此。

夫愤郁而不得伸，则肝气乘脾，脾气不化，故为留饮。肝主虑，久虑而不决，则饮气不行。脾主思，久思而不已，则脾结，故亦为留饮。人因劳役远来，乘困饮水，脾胃力衰，因而嗜卧，不能布散于脉，亦为留饮。人饮酒过多，肠胃已满，又复增之，胕经不及渗泄，久久如斯，亦为留饮。因隆暑津液焦涸，喜饮寒水，本欲止渴，乘快过多，逸而不动，亦为留饮。人若病饮者，岂能出此五者之外乎？

夫水者，阴物也。但积水则生湿，停酒则发燥，久则成痰。在左胁者，同肥气；在右胁者，同息贲。上入肺则多嗽；下入大肠则为泻；入肾则为涌，水濯濯如囊浆。上下无所之，故在太阳则为支饮，皆由气逆而得之。故湿在上者，目黄面浮；在下者，股膝肿厥；在中者，支满痞膈痰逆。在阳不去者，久则化气；在阴不去者，久则成形。

今之用方者，例言饮为寒积，皆用温热之剂以补之燥之。夫寒饮在中，反以热药从上投之，为寒所拒。水湿未除，反增心火；火既不降，水反下注；其上焦枯，其下寒栗。《内经》曰：出入废则神机化灭，升降息则气立孤危。渠不信夫？况乎留饮下无补法，气方隔塞，补则转增。岂知《内经》所谓留者攻之，何后人不师古之甚也！且以白术、参、苓，饮者服之，尚加闭塞，况燔针艾火，其痞可知。前人处五饮丸三十余味，其间有矾石、巴豆、附子、乌头，虽是下攻，终同燥热，虽亦有寒药相参，力孤无援。故今代刘河间依仲景十枣汤，制三花神祐丸，而加大黄、牵牛。新得之疾，下三五十丸，气流饮去。

昔有病此者，数十年不愈。予诊之，左手脉三部皆微而小；右手脉三部皆滑而大。微小为寒，滑大为燥。余以瓜蒂散，涌其寒痰数升，汗出如沃；次以导水、禹功，去肠胃中燥垢亦数升，其人半愈；然后以淡剂流其余蕴，以降火之剂开其胃口，不逾月而痊。夫黄连、黄柏，可以清上燥湿；黄芪、茯苓，可以补下渗湿。二者可以收后，不可以先驱。复未尽者，可以苦葶苈、杏仁、桑白皮、椒目逐水之药，伏水皆去矣。

夫治病有先后，不可乱投。邪未去时，慎不可补也。大邪新去，恐反增其气，转甚于未治之时也。昔河内有人病饮，医者断为脾湿，以木香、牵牛二味散之，下十余行；因绐病人，复变散为丸，又下十余行；复变丸为散，又十余行。病者大困，睡几昼夜，既觉肠胃宽润，惟思粥，食少许，日渐愈。虽同断为湿，但补泻不同，其差至此。

《内经》曰：岁土太过，雨湿流行，肾水受邪，甚则饮发中满。太阳司天，湿气变物，水饮内蓄，中满不食。注云：此年太阴在泉，湿监于地，病之原始，地气生焉。少阴司天，湿土为四之气，民病胕衄饮发。又土郁之发，民病饮发注下，胕①肿身重。又太阴所至，为积饮痞隔。又太阴所至，蓄满。又太阴之胜与太阴之复，皆云饮发于中。以此考之，土主湿化，不主寒；水主寒化，不主湿。天多黅②雨，地有积潦，皆以为水。在《内经》属土，冰霜凝冱，风气凄凛，此水之化也。故曰：丑未太阴湿土，辰戌太阳寒水。二化本自不同，其病亦异。夫湿土太过，则饮发于中。今人以为脾土不足，则轩岐千

---

① 胕：足背。原作"附"，据《素问·六元正纪大论》改。
② 黅(jīn 今)：黄色。

古之书，可从乎？不可从乎？

【点评】饮乃饮证之总称，出《素问·至真要大论》。《金匮要略·痰饮咳嗽病脉证并治》云："夫饮有四……有痰饮，有悬饮，有溢饮，有支饮。"并具体论述诸饮之证治。①"病痰饮者，当以温药和之。心下有痰饮，胸胁支满，目眩，苓桂术甘汤主之"。②"病悬饮者，十枣汤主之"。③"病溢饮者，当发其汗，大青龙汤主之；小青龙汤亦主之"。④"心下有支饮，其人苦冒眩，泽泻汤主之……支饮胸满者，厚朴大黄汤主之"。仲景所论，垂万世治饮之圭臬；历代先贤所述，只能作步仲景后尘观。张氏指出"饮当去水"，堪称一语中的，与仲景所论若合符节。其次，"温补转剧论"亦合仲景本意，值得肯定。"病痰饮者，当以温药和之"，所指"温药"具有三方面作用，一为"振奋阳气"，二为"开发腠理"，三为"通行水道"，并非温补之义。清·魏荔彤《金匮要略方论本义》指出："言和之，则不专事温补，即有行消之品，亦概其义列于温药之中，方谓之和之，而不谓之补之益之也。盖痰饮之邪，因虚而成，而痰亦实物，必少有开导，总不出温药和之四字，其法尽矣。"

必须指出，张氏所谓肝气乘脾、脾结留饮、肥气息贲，以及"土主湿化，不主寒；水主寒化，不主湿"等说法，无从理解，当抛弃。原子核物理之父、诺奖得主卢瑟福曾说："一个理论如果不能使侍应生都听得懂，那就不是好的理论"。

嗽分六气毋拘以寒述二十五

嗽与咳，一证也。后人或以嗽为阳，咳为阴，亦无考据。且《内经·咳论》一篇纯说嗽也，其中无咳字。由是言之，咳即嗽也，嗽即咳也。《阴阳应象大论》云：秋伤于湿，冬生咳嗽。又《五脏生成》篇云：咳嗽上气。又《诊要经终》云：春刺秋分，环为咳嗽。又《示从容》篇云：咳嗽烦冤者，肾气之逆也。《素问》惟以四处连言咳嗽，其余篇中止言咳，不言嗽，乃知咳嗽一证也。或言嗽为别一证，如《伤寒》书中说：咳逆，即咽中作梯磴之声者是也。此一说，非《内经》止以嗽为咳。《生气通天论》云：秋伤于湿，上逆而咳。《应象大论》文义同，而无嗽字，乃知咳即是嗽明矣！余所以苦论此者。孔子曰：必也正名乎。

嗽之为病，自古归之肺，此言固不易也。《素问》言：肺病，喘咳逆。又曰：咳嗽上气，厥在胸中，过在手太阴、阳明。《灵枢》十二经，惟太阴肺经云：肺胀满，膨膨而喘咳，他经则不言。《素问·咳论》虽言五脏六腑皆有咳，要之止以肺为主。《素问》言：皮毛者，肺之合也，皮毛先受邪气。注云：邪谓寒气。经又曰：邪气以从其合也。其寒饮食入胃，从脾脉上至于肺则肺寒，肺寒则内外合邪，因而客之，则为肺咳。后人见是言，断嗽为寒，更不参较他篇。岂知六气皆能嗽人？

若谓咳止为寒邪，何以岁火太过，炎暑流行，金肺受邪，民病咳嗽？岁木不及，心气晚治，上胜肺金，咳而鼽。从革之纪，金不及也，其病嚏咳。坚成之纪，金太过也，上征与正商同，其病咳。少阳司天，火气下临，肺金上从，咳、嚏、鼽。少阳司天，火淫所胜，咳、唾血、烦心。少阳司天，主胜则胸满咳。少阳司天之气，热郁于上，咳逆、呕吐。三之气，炎暑至，民病咳、呕。终之气，阳气不藏而咳。少阳之复，枯燥烦热，惊瘛咳鼽，甚则咳逆而血泄。少阴司天，热气生于上，清气生于下，寒热凌犯而生于中，民病咳、喘。三之气，天政布，大火行，余火内格，肿于上，咳喘，甚则血溢。少阴司天，客胜则鼽嚏，甚则咳喘。少阴之复，燠热内作，气动于左，上行于右，咳，皮肤痛，则入肺，咳而鼻渊。若此之类，皆生于火与热也。岂可专于寒乎？

谓咳止于热与火耶？厥阴司天，客胜则耳鸣掉眩，甚则咳。若此之类，乃生于风。岂可专于热与火也？

谓咳专于风耶？太阴司天，湿淫所胜，咳唾则有血，太阴之复，湿变乃举，饮发于中，咳喘有声。若此之类，乃生于湿。岂可专于风也？

谓咳止于湿耶？金郁之发，民病咳逆，心胁痛，岁金太过，燥气流行，肝木受邪，民病咳，喘逆，逆甚而呕血。阳明司天，金火合德，民病咳、嗌塞。阳明司天，燥淫所胜，咳，腹中鸣。阳明司天，清复内余，则咳、衄、嗌塞，心膈中热。咳不止而目血出者死。阳明之胜，清发于中，嗌塞而咳。阳明之复，清气大举，咳哕烦心。若此之类，皆生于燥，岂可专于湿也？

谓咳止于燥耶？太阳司天，客气胜则胸中不利，出清涕，感寒则咳。若此之类，乃生于寒。岂可专于燥也？

又肺风之状，多汗恶风，色皏然白，时咳短气，昼日则瘥，夜暮则甚，亦风咳也。劳风，咳出青黄涕，其状如脓，大如弹丸，亦风咳也。有所亡失，所求不得，则发肺鸣。鸣则肺热叶焦，亦热咳也。阳明厥逆，喘咳身热，亦热咳也。一阳发病，少气善咳，亦火咳也。喘咳者，水气并于阳明，亦湿咳也。风水，不能正偃①，则咳，亦湿咳也。肾气腹大胫肿，喘咳身重，亦湿咳也。脾痹者，四肢懈堕，发咳呕汁，上为大寒，亦寒咳也。

咳之六气，固然可以辨其六者之状：

风乘肺者，日夜无度，汗出头痛，涎痰不利，非风咳之云乎？

热乘肺者，急喘而嗽，面赤潮热，手足寒，乳子亦多有之，非暑咳之云乎？

火乘肺者，咳喘上壅，涕唾出血，甚者七窍血溢，非火咳之云乎？

燥乘肺者，气壅不利，百节内痛，头面汗出，寒热往来，皮肤干枯，细疮燥痒，大便秘涩，涕唾稠黏，非燥咳之云乎？

---

① 正偃：仰卧。

　　寒乘肺者，或因形寒饮冷，冬月坐卧湿地，或冒冷风寒；秋冬水中感之。嗽急而喘，非寒咳之云乎？

　　其治法也，风之嗽，治以通圣散加半夏、大人参半夏丸，甚者汗之；暑之嗽，治以白虎汤、洗心散、凉膈散，加蜜一匙为呷之；火之嗽，治以黄连解毒汤、洗心散、三黄丸，甚者加以咸寒大下之；湿之嗽，治以五苓散、桂苓甘露散及白术丸，甚者以三花神祐丸下之；燥之嗽，治以木香葶苈散、大黄黄连阿胶丸，甚者以咸寒大下之；寒之嗽，治以宁神散、宁肺散，有寒痰在上者，以瓜蒂散越之。此法虽已几于万全，然老幼强弱，虚实肥瘦不同，临时审定权衡可也。病有变态，而吾之方，亦与之俱变，然则枯矾、干姜、乌梅、罂粟壳，其误人也，不为少矣！

　　呜呼！有人自幼咳嗽，至老不愈而亦不死者，余平生见此等无限。或小年咳嗽，不计男女，不数月而殒者，亦无限矣！夫宁神、宁肺散，此等之人，岂有不曾服者哉？其不愈而死者，以其非寒嗽故也。彼执款冬花、佛耳草，至死不移者，虽与之割席而坐可也。曹魏时，军吏李成，苦咳嗽，昼夜不寐，时吐脓血，华佗以谓咳之所吐，非从肺来。以苦剂二钱匕，吐脓血二升余而瘥。若此之嗽，人不可不知也。

　　【点评】咳嗽系病证名，出《素问》。宋代以前，"咳""嗽"多义同。金·刘完素《素问病机气宜保命集》谓："咳谓无痰而有声，肺气伤而不清也。嗽是无声而有痰，脾湿动而为痰也。咳嗽谓有痰而有声，盖因伤于肺气，动于脾湿，咳而为嗽也"，后世医家多从是说。

　　咳嗽多因外邪犯肺或脏腑内伤所致。

　　外邪犯肺之咳嗽大体可分为：①伤风咳嗽（风嗽），证见恶寒发热，鼻塞流涕，喉痒声重，治宜疏风宣肺，化痰止咳，方用羌活汤（《症因脉治》）。②风寒咳嗽，证见咳嗽痰稀，鼻塞流涕，恶寒身重，治宜疏风散寒，宣肺止咳，方用三拗汤、小青龙汤

(《伤寒论》)或止嗽散(《医学心悟》)。③风热咳嗽，证见咳嗽痰稠，鼻流黄涕，身热汗出，口干咽痛，治宜疏风清热，宣通肺气，方用桑菊饮、银翘散(《温病条辨》)。④燥热咳嗽，证见干咳无痰，或痰少黏稠，鼻燥咽干，咳甚则胸胁痛，治宜清肺润燥，方用清燥救肺汤(《医门法律·伤燥门》)。⑤痰饮咳嗽，证见咳嗽频作，痰多色白或如泡沫，治宜温化痰饮，方用小青龙汤、苓桂术甘汤(《伤寒论》等)。⑥寒嗽，证见咳嗽痰白带泡沫，或恶寒发热，无汗鼻塞，治宜温肺疏解，方用小青龙汤(《伤寒论》)、紫苏饮子(《杂病源流犀烛》)。⑦热嗽，证见咽喉干痛，鼻出热气，咳嗽少，痰黄稠难咯，或带血丝，治宜清热润肺，方用黄连化痰丸(《杂病源流犀烛》)、小陷胸汤(《伤寒论》)。⑧湿咳(湿嗽)，证见咳嗽多痰，骨节疼痛，四肢沉重，小便不利，治宜化湿祛痰，方用白术汤(《圣济总录》)、不换金正气散(《太平惠民和剂局方》)。⑨火咳(火嗽)，证见久咳少痰，或痰中带血，烦渴面赤，胁痛便秘，治宜清肺泻火，方用泻白散(《温病条辨》)、凉膈散(《太平惠民和剂局方》)；或滋阴降火，方用滋阴清化丸(《杂病源流犀烛》)。⑩食咳，证见咳嗽多痰，黎明为甚，或胸闷腹胀，嗳酸呕恶便溏，治宜化痰消积，方用二陈汤合平胃散、五积散(《太平惠民和剂局方》)、三子养亲汤(《韩氏医通》)。

脏腑内伤所致之咳嗽可见：①肺虚咳嗽：肺阴虚，证见咳嗽少痰，或痰中带血，形体消瘦，心烦失眠，午后潮热、盗汗，治宜养阴清肺，化痰止咳，方用月华丸(《医学心悟》)；肺气虚，证见咳嗽气喘，咳声低微，神疲易汗，治宜补益肺气，方用温肺汤(《类证治裁》)。②肺咳：风寒外束，证见咳嗽气喘有声，甚者唾血，治宜祛风散寒宣肺，方用麻黄汤(《伤寒论》)；肺虚有火，证见肺热咳嗽，甚则气喘，皮肤蒸热，日晡尤甚，治宜泻肺止咳，方用泻白一物散，或人参补肺饮(《症因脉治》)。③心咳：证见咳则心痛，咽梗或肿，治宜清心肺之热，利咽止痛，排脓消肿，方用桔梗汤（《伤寒论》），或凉膈散去硝黄加黄连、竹叶（《太平惠民和剂局方》）。④肝咳：证见咳嗽剧烈，牵掣胁痛，甚则不可转侧，两胁下满，治宜疏泻肝火，宣肺止咳，方用柴胡饮子或泻青各半汤（《症因脉治》）。⑤脾咳：证见咳嗽，左胁下痛，痛引肩背，甚则不能动，动则咳剧，治宜宣达肺脾，清降止咳，方用升麻汤（《医宗必读》）。⑥肾咳：肾受寒邪，证见咳嗽而腰背引痛，甚则唾涎，治宜温肾助阳，散寒止咳，方用麻黄附子细辛汤（《伤寒论》）；肾阴枯涸，证见虚热干咳，咽干舌红，渴不欲饮，治宜壮水之主，以制阳气，方用人参固本丸（《医方考》）。⑦胃咳：证见咳而呕，甚则咳出蛔虫，治宜和胃降逆顺气，方用异功散（《小儿药证直诀》）加川椒、乌梅等，或苏子降气汤（《太平惠民和剂局方》）。⑧胆咳：证见久咳不止，致使咳呕胆汁，治宜利胆止咳，方用黄芩加半夏生姜汤或小柴胡汤（《伤寒论》）加减。⑨劳嗽：证见干咳声哑，寒热往来，咽干嗌痛，精神疲极，治宜温润肺气，方用补肺汤（《证治要诀》）、琼玉膏（《类证治裁》）。⑩气嗽：证见咳嗽气急，痰黏稠，咽喉作梗如有物塞咽，吞之不下，吐之不出，治宜化痰解郁，方用团参饮子（《杂病源流犀烛》）。

　　张氏谓"嗽与咳，一证也"，此六字足示谨遵《内经》之奥旨，可从。"六气乘脾"说实乃"因发知受"，由果溯因，揭示中医证治学之秘窍，亦可从。然所论病机，晦涩难解；所举治方，偏狭偏攻，不合方证对应之道，后学当悉心甄别，合理取舍为是。

九气感疾更相为治衍二十六

　　天以气而焘，地以气而持。万物盈乎天地之间，咸以气而生。及其病也，莫不以气而得。且风之气，和平而莹启①；热之气，暄而舒

---

　　①　莹启：善于变化运动。

荣；火之气，炎暑而出行；湿之气，埃溽而负盈①；燥之气，清劲而凄怆；寒之气，寒雰而归藏。此六气时化，司化之常也。

及其变，风之气，飘怒而反大凉；热之气，大暄而反寒；火之气，飘风燔燎而反霜凝；湿之气，雷霆骤注而反烈风；燥之气，散落而反湿；寒之气，寒雪霜雹而反白埃。此六气之变也。故天久寒则治之以暑；天久凉则治之以暄；天久晦则治之以明；天久晴则治之以雨。夫天地之气，常则安，变则病。而况人禀天地之气，五运迭侵于其外，七情交战于其中。是以圣人啬气，如持至宝；庸人役物，而反伤大和。此轩岐所以论诸痛，皆因于气。百病皆生于气，遂有九气不同之说。

气本一也，因所触而为九。所谓九者，怒、喜、悲、恐、寒、暑、惊、思、劳也。其言曰：怒则气逆，甚则呕血及飧泄，故气逆上矣。王太仆曰：怒则阳气逆上，而肝木乘脾，故甚则呕血及飧泄也。喜则气和志达，荣卫通利，故气缓矣。悲则心系急，肺布叶举而上焦不通，荣卫不散，热气在中，故气消矣。恐则精却，却则上焦闭，闭则气还，还则下焦胀，故气不行矣。王太仆云：恐则伤精却上而不下流，下焦阴气，亦回环而不散，故聚而胀也。然上焦固禁，下焦气还，故气不行也。《新校正》云：不行，当作下行。寒则腠理闭，气不行，故气收矣。王太仆云：身寒则卫气沉，故皮肤文②理及渗泄之处，皆闭密而气不流行，卫气收敛于中而不散也。炅③则腠理开，荣卫通，汗大出，故气泄矣。王太仆云：人在阳则舒，在阴则惨。故炅则肤腠开发，荣卫大通，津液外渗，汗大出泄。惊则心无所依，神无所归，虑无所定，故气乱矣。劳则喘息汗出，内外皆越，故气耗矣。王太仆云：疲劳役则气奔速，故喘息。气奔速，则阳外发，故汗出。内外皆逾越于常纪，故气耗损也。思则心有所存，神有所归，正气留

---

① 埃溽而负盈：埃溽，湿润；负同"员"盈，指长夏季节，万物丰茂。
② 文：原作"之"，据日正德本、千顷堂本改。
③ 炅（jiǒng 炯）：原作"暑"，据《素问·举痛论》改。

而不行，故气结矣。王太仆云：系心不散，故气亦停留。

此《素问》之论九气，其变甚详，其理甚明。然论九气所感之疾则略，惟论呕血及飧泄，余皆不言。惟《灵枢》论思虑、悲哀、喜乐、愁忧、盛怒、恐惧而言其病。其言曰：知者，知养生也。必顺四时而适寒暑，和喜怒而安居处，节阴阳而和刚柔。如是则辟邪不至，而长生久视。是故怵惕思虑则伤神，神伤则恐惧，流淫而不止①。因悲哀动中者，竭绝而失生；喜乐者，神惮散而不藏；愁虑②者，气闭塞而不行；盛怒者，神迷惑而不治；恐惧者，神惮散而不收。

怵③惕思虑而伤神，神伤则恐惧自失，破䐃脱肉，毛瘁色夭，死于冬。

脾忧愁而不解则伤意，意伤则恍乱，四肢不举，毛瘁色夭，死于春。

肝悲哀动中则伤魂，魂伤则狂忘不精不正，当人阴缩挛筋，两胁不举，毛瘁色夭，死于秋。

肺喜乐无极则伤魄，魄伤则狂，狂者意不存人④，皮革焦，毛瘁色夭，死于夏。

肾盛怒而不止则伤志，志伤则喜忘其前言，腰脊不可俯仰屈伸，毛瘁色夭，死于季夏。恐惧不解则伤精，精伤则骨痿厥，精时自下。

是故五脏主藏精者也，不可伤，伤则失守而阴虚，虚则无气，无气则死矣。

《灵枢》论神、意、魂、魄、志、精所主之病，然无寒暑惊劳四证。余以是推而广之。

怒气所至，为呕血，为飧泄，为煎厥，为薄厥，为阳厥，为胸满胁痛；食则气逆而不下，为喘渴烦心，为消瘅，为肥气，为目暴盲，

---

① 止：原作"至"，据日正德本、千顷堂本改。
② 愁虑：《灵枢·本神》作"愁忧"。
③ 怵：《灵枢·本神》"怵"前有"心"字。
④ 意不存人：意识丧失，旁若无人。

耳暴闭，筋解，发于外为疽痈。

喜气所至，为笑不休，为毛发焦，为内病，为阳气不收，甚则为狂。

悲气所至，为阴缩，为筋挛，为肌痹，为脉痿，男为数溲血，女为血崩，为酸鼻辛颎，为目昏，为少气不足以息，为泣则臂麻。

恐气所至，为破䐃脱肉，为骨酸痿厥，为暴下绿水，为面热肤急，为阴痿，为惧而脱颐。

惊气所至，为潮涎，为目睘，为口呿，为痴痫，为不省人，为僵仆，久则为痛痹。

劳气所至，为咽噎病，为喘促，为嗽血，为腰痛、骨痿，为肺鸣，为高骨坏，为阴痿，为唾血，为瞑视，为耳闭，男为少精，女为不月，衰甚则溃溃乎若坏都①，汩汩乎不可止。

思气所至，为不眠，为嗜卧，为昏瞀，为中痞，三焦闭塞，为咽嗌不利，为胆瘅呕苦，为筋痿，为白淫，为得后与气快然如衰，为不嗜食。

寒气所至，为上下所出，水液澄沏清冷，下痢清白，吐痢腥秽，食已不饥，坚痞腹满急痛，癥瘕㿉疝，屈伸不便，厥逆禁固。

炅气所至，为喘呕吐酸，暴注下迫，转筋，小便混浊，腹胀大而鼓之有声如鼓，疮疽疡疹，瘤气结核，吐下霍乱，瞀郁肿胀，鼻窒鼽衄，血溢血泄，淋闭，身热恶寒，甚则瞀瘛，目昧不明，耳鸣或聋，躁扰狂越，骂詈，惊骇禁栗，如丧神守，气逆冲上，嚏腥涌溢，食不下，胕肿疼酸，暴喑暴注，暴病暴死。

凡此九者，《内经》有治法，但以五行相胜之理治之。

夫怒伤肝，肝属木，怒则气并于肝，而脾土受邪；木太过，则肝亦自病。

喜伤心，心属火，喜则气并于心，而肺金受邪；火太过，则心亦

---

① 坏都：毁坏的小洲。都，通"渚"。

自病。

悲伤肺，肺属金，悲则气并于肺，而肝木受邪；金太过，则肺亦自病。

恐伤肾，肾属水，恐则气并于肾，而心火受邪；水太过，则肾亦自病。

思伤脾，脾属土，思则气并于脾，而肾水受邪；土太过，则脾亦自病。

寒伤形，形属阴，寒胜热，则阳受病；寒太过，则阴亦自病。

热伤气，气属阳，热胜寒，则阴受病；热太过，则阳亦自病。

凡此七者，更相为治。故悲可以治怒，以怆恻苦楚之言感之；喜可以治悲，以谑浪亵狎之言娱之；恐可以治喜，以迫遽死亡之言怖之；怒可以治思，以污辱欺罔之言触之；思可以治恐，以虑彼志此之言夺之。凡此五者，必诡诈谲怪，无所不至，然后可以动人耳目，易人视听。若胸中无材器之人，亦不能用此五法也。炅可以治寒，寒在外者，以焠针、焫熨、烙灸、汤而汗之；寒在内者，以热食温剂平之。寒可以治炅，炅在外者，以清房、凉榻、薄衣，以清剂汗之；热在内者，以寒饮、寒剂平之。惟逸可以治劳，经曰：劳者温之。温，谓温存而养之。今之医者，以温为温之药，差之久矣！岐伯曰：以平为期。亦谓休息之也，惟习可以治惊。经曰：惊者平之。平，谓平常也。夫惊以其忽然而遇之也，使习见习闻则不惊矣。此九者，《内经》自有是理，庸工废而不行。今代刘河间治五志，独得言外之意。谓五志所发，皆从心造。故凡见喜、怒、悲、恐、思之证，皆以平心火为主。至于劳者伤于动，动便属阳；惊者骇于心，心便属火，二者亦以平心为主。今之医者，不达此旨，遂有寒凉之谤。群聚而谋之，士大夫又从而惑之，公议何时而定耶？

昔余治一书生，劳苦太过，大便结燥，咳逆上气，时喝喝然有音，唾呕鲜血。余以苦剂黄连解毒汤，加木香、汉防己，煎服，时时啜之；复以木香槟榔丸，泄其逆气，不月余而痊。余又尝以巫跃妓抵，以治人之悲结者。余又尝以针下之时便杂舞，忽笛鼓应之，以治人之忧而心痛者。余尝击拍门窗，使其声不绝，以治因惊而畏响，魂气飞扬者。余又尝治一妇人，久思而不眠，余假醉而不问，妇果呵怒，是夜困睡。又尝以酸枣仁丸，治人多忧。以白虎汤，不计四时，调理人之暑。余又以无忧散，泻人冬月得水中之寒痹，次以麻黄汤，数两作一剂，煎以枣姜，热服，汗出而愈。如未愈者，以瓜蒂散涌之，以火助其汗，治寒厥亦然。余尝治大暑之病，诸药无效，余从其头，数刺其痏①，出血立愈。余治此数者，如探囊。

然惟劳而气耗，恐而气夺者，为难治。喜者少病，百脉舒和故也。昔闻山东杨先生，治府主洞泄不已。杨初未对病人，与众人谈日月星辰躔度，及风云雷雨之变，自辰至未，而病者听之，而忘其圊。杨尝曰：治洞泄不已之人，先问其所好之事。好棋者，与之棋；好乐者，与之笙笛，勿辍。又闻庄先生者，治以喜乐之极而病者。庄切其脉，为之失声，佯曰：吾取药去。数日更不来，病者悲泣，辞其亲友曰：吾不久矣。庄知其将愈，慰之。诘其故，庄引《素问》曰：惧胜喜。此二人可谓得玄关者也。然华元化以怒郡守而几见杀；文挚以怒齐王而竟杀之。千万人中，仅得一两人，而反招暴祸。若乃医，本至精至微之术，不能自保，果贱技也哉？悲夫！

【点评】中国古代哲学元气论认为"人之生，气之聚。聚者为生，散者为死……故曰：通天下一气耳"（《庄子·知北游》）。明代医家李中梓指出："人在气交之中，宛尔一小天地。当天地初开，气化浓密，则受气常强；及其久也，气化渐薄，则受气常弱。"气化学说是中医学三大理论支柱（阴阳学说、气化学说、气机学说）之一，不懂得气化学说，就无从懂得中医。

张氏将人的健病之变置于"天人本一"（中医系统论学科创始人祝世讷先生指出："人是宇宙分化而生的子系统。人与天是本

---

① 痏（wěi 伟）：疮口、伤口。此指穴位及针孔。

于一，分为二，'天人本一'，不是本于二，合于一，'天人合
一'。张载的'天人合一'本非医学概念，不是讲人的生命运动及
其健康与疾病的天人关系，却被篡改强加给了中医。")的理论框
架内展开论述，凸显一代医学宗师的大家智慧。"天以气而焘，
地以气而持。万物盈乎天地之间，咸以气而生"；"气本一也，
因所触而为九"。寥寥数语，深揭气化学说之真谛，是为张氏气
化学说研究的一大理论贡献。

遵"九气所至"，见证不一，张氏认为"《内经》有治法，但以
五行相胜之理治之"，"以巫跃妓抵，以治人之悲结者""以针下
之时便杂舞，忽笛鼓应之，以治人之忧而心痛者"。此种"以情
胜情"疗法，堪称现代心理疗法之滥觞，乃张氏将气化学说付诸
临证的一大实践。

需要指出，张氏将"怒、喜、悲、恐、惊、思、劳"等七种
心神之气，与"寒、暑"两种天地之气混为一谈，似甚不妥，值
得商榷。

三消之说当从火断二十七

八卦之中，离能烜①物；五行之中，惟火能焚物；六气之中，惟
火能消物。故火之为用，燔木则消而为炭；焚土则消而为伏龙肝；炼
金则消而为汁；煅石则消而为灰；煮水则消而为汤；煎海则消而为
盐；干汞则消而为粉；熬锡则消而为丹。故泽中之潦，涸于炎晖；鼎
中之水，干于壮火。

盖五脏，心为君火正化；肾为君火对化；三焦为相火正化；胆为
相火对化。得其平，则烹炼饮食，糟粕去焉；不得其平，则燔灼脏
腑，而津液竭焉。故入水之物，无物不长；入火之物，无物不消。

---

①　烜(xuān 宣)：晒干。

夫一身之心火，甚于上，为膈膜之消；甚于中，则为肠胃之消；甚于下，为膏液之消；甚于外，为肌肉之消。上甚不已，则消及于肺；中甚而不已，则消及于脾；下甚而不已，则消及于肝肾；外甚而不已，则消及于筋骨。四脏皆消尽，则心始自焚而死矣。

故《素问》有消瘅、消中、消渴、风消、膈消、肺消之说。消之证不同，归之火则一也。故消瘅者，众消之总名；消中者，善饥之通称；消渴者，善饮之同谓。惟风消、膈消、肺消，此三说，不可不分。

风消者，二阳之病。二阳者，阳明也。阳明者，胃与大肠也。心受之，则血不流，故女子不月；脾受之，则味不化，故男子少精，皆不能成隐曲①之事。火伏于内，久而不已，为风所鼓，消渴肠胃，其状口干，虽饮水而不咽，此风热格拒于贲门也。口者，病之上源，故病如是。又经曰：二阳结，谓之消。此消乃肠胃之消也。其善食而瘦者，名曰食㑊，此消乃肌肉之消也。

膈消者，心移热于肺，传为膈消。王太仆云：心肺两间中有斜膈膜，下际内连横膈膜。故心移热于肺，久久传化，内为膈热。消渴而多饮者，此虽肺金受心火之邪，然止是膈消，未及于肺也。故饮水至斗，亦不能已。其渴也，其状多饮而数溲，或不数溲变为水肿者，皆是也。此消乃膈膜之消也。

肺消者，心移寒于肺，肺主气，经曰：饮食入胃，游溢精气，上输于脾，脾之精气，上归于肺，通调水道，下输膀胱，水精四布，五经并行，以为常也。《灵枢》亦曰：上焦如雾，中焦如沤，下焦如渎。今心为阳火，先受阳②邪，阳火内郁，火郁内传，肺金受制，火与寒邪，皆来乘肺，肺外为寒所搏，阳气不得施，内为火所燥，亢极水

---

① 隐曲：语出《素问》凡五见。《阴阳别论》："二阳之病发心脾，有不得陷曲""三阴三阳俱搏，心腹满，发尽不得隐曲"；《风论》："肾风之状……隐曲不利"；《至真要大论》："太阳之胜……阴中乃疡，隐曲不利，互引阴股""太阴在泉，客胜则是瘘下重，便溲不时，湿客下焦，发而濡泻，及为肿隐曲之疾"。

② 阳：原作"寒"，据日正德本、千顷堂本改。

复，故皮肤索泽而辟①著，溲溺积湿而频并，上饮半升，下行十合。故曰：饮一溲二者，死。

膈消不为寒所搏，阳气得宣散于外，故可治。肺消为寒所搏，阳气自溃于中，故不可治。此消乃消及于肺脏者也。又若脾风传之肾，名曰疝瘕。少腹冤热而痛，出白液，名曰蛊。王太仆云：消灼脂肉，如虫之蚀，日渐损削，此消乃膏液之消也。故后人论三消，指以为肾消。此犹可治，久则变瘫，不救必死。此消乃消及于肾脏者也。

夫消者必渴。渴亦有三：有甘之渴，有石之渴，有火燥之渴。

肥者令人内热，甘者令人中满，其气上溢，转为消渴。经又曰：味厚者发热。《灵枢》亦曰：咸走血，多食之人渴。咸入于胃中，其气上走中焦，注于肺，则血气走之，血与咸相得，则凝干而善渴。血脉者，中焦之道也。此皆肥甘之渴。

夫石药之气悍，适足滋热，与热气相遇，必内伤脾，此药石之渴也。

阳明司天，四之气，嗌干引饮，此心火为寒水所郁故然；少阳司天，三之气，炎暑至，民病渴；太阳司天，甚则渴而欲饮，水行凌火，火气郁故然。少阴之复，渴而欲饮；少阳之复，嗌络经槁，渴饮水浆，色变黄赤。又伤寒五日，少阴受之，故口燥舌干而渴。肾热病者，苦渴数饮，此皆燥热之渴也。

故膏粱之人，多肥甘之渴、石药之渴；藜藿奔走之人，多燥热之渴。二者虽殊，其实一也。故火在上者，善渴；火在中者，消谷善饥；火在上中者，善渴多饮而数溲；火在中下②者，不渴而溲白液；火遍上中下者，饮多而数溲，此其别也。

后人断消渴为肾虚，水不胜火则是也。其药则非也，何哉？以八味丸治渴，水未能生而火反助也。此等本不知书，妄引王太仆之注：益火之源，以消阴翳；壮水之主，以制阳光。但益心之阳，寒热通

---

① 辟：原作"群"，据日正德本、千顷堂本改。
② 下：原作"上"，据日正德本、千顷堂本改。

行，强肾之阴，热之犹可。岂知王太仆之意，以寒热而行之也！肾本恶燥，又益之以火，可乎？今代刘河间自制神芎丸，以黄芩味苦入心，牵牛、大黄驱火气而下，以滑石引入肾经。此方以牵牛、滑石为君，以大黄、黄芩为臣，以芎、连、薄荷为使，将离入坎，真得黄庭之秘旨①也。而又以人参白术汤、消痞丸、大人参散、碧玉鸡苏散，数法以调之。故治消渴，最为得体。

昔有消渴者，日饮数升，先生以生姜自然汁一盆，置于密室中，具罂杓于其间，使其人入室，从而锁其门。病人渴甚，不得已而饮汁尽，渴减。《内经》辛以润之之旨。《内经》治渴，以兰除其陈气，亦辛平之剂也。先生之汤剂，虽用此一味，亦必有傍药助之。初虞世曰：凡渴疾未发疮疡，便用大黄寒药利其势，使大困大虚自胜。如发疮疡，脓血流漓而飧，此真俗言也。故巴郡太守凑三黄丸能治消渴。余尝以膈数年不愈者，减去朴硝，加黄连一斤，大作剂，以长流千里水煎五七沸，放冷，日呷之数百次，以桂苓甘露散、白虎汤、生藕节汁、淡竹沥、生地黄汁，相间服之，大作剂料，以代饮水，不日而痊。

故消渴一证，调之而不下，则小润小濡，固不能杀炎上之势；下之而不调，亦旋饮旋消，终不能沃膈膜之干；下之调之，而不减滋味，不戒嗜欲，不节喜怒，病已而复作。能从此三者，消渴亦不足忧矣！

况《灵枢》又说：心脉滑为善渴。经又曰：滑者阳气胜。又言：五脏脉，心脉微小为消瘅。又言：五脏脆为消瘅。又言：消瘅之人，薄皮肤而目②坚固以深，长冲直扬，其心刚。刚者多怒，怒则气逆上，胸中蓄积，血气逆留，臗皮充肌③，血④脉不行，转而为热，热

---

① 旨：原作"者"，据日正德本、《医学大成》本改。
② 目：原作"肉"，据《灵枢·五变》改。
③ 臗（kuān 宽）皮充肌：皮肤发胀，肌肉充塞。臗，同"髋"。
④ 血：原作"肉"，据日正德本、千顷堂本改。

则消肌肤，故为消瘅。又言：五脏皆柔弱者，善病消瘅。夫柔弱者，必有刚强，刚强者多怒，柔弱者易伤也。

余以是遂悟，气逆之人，非徒病消渴。若寒薄其外，亦为痈肿、少气、狂、膈中、肺消、涌水者。热客其脏，则亦为惊、衄、膈消、柔痓①、虚、肠澼死；客其腑，则为癃、溺血、口糜、伏瘕、为沉、食㑊、辛颎鼻渊、衄蔑瞑目。盖此二十一证，皆在气厥论中。经曰：诸逆冲上，皆属于火②。一言可了，善读书者，以是求之。

　　【点评】消渴系病证名，出《素问·奇病论》，又名瘅渴、消瘅。宋元以后又有称三消者。其临床表现大多以多饮、多食、多尿等症状为特点。多因过食肥甘，饮食失宜，或情志失调，劳逸失度，导致脏腑燥热，阴虚火旺所致。治疗一般以滋阴、润燥、降火为主。

　　张氏云："消之证不同，归之火则一也。故消瘅者，众消之总名；消中者，善饥之通称；消渴者，善饮之同谓"。以"火"断病机，以"善饥""善饮"症状释证，可谓要言不烦，切中肯綮。但所论病机，晦涩难解，所赋治方，实难应证。客观准确取而用之，当是今人对待古人学术的应有态度。

虫䘌③之生湿热为主诀二十八

巢氏之衍九虫三䘌详矣。然虫之变，不可胜穷，要之皆以湿热为主，不可纯归三气虚与食生具。巢氏之衍九虫也，曰伏、蛔、白、肉、肺、胃、弱、赤、蛲。

伏虫，长四分，群虫之主也。

---

①　痓：以项背强急、口噤、四肢抽搐、角弓反张为主要特征的疾病。又称"痉"。
②　火：原作"上"，据《素问·至真要大论》改。
③　䘌（nì 逆）：为虫蛀蚀的病证。

蛔虫，长一尺，亦有长五六寸，其发动则腹中痛，发作肿聚①，往来上下，痛有休息，亦攻心痛，口喜吐涎，及吐清水，贯伤心则死。诊其脉，腹中痛，其脉法当沉弱，今脉反洪大，是蛔虫也。

白虫，长一寸，相生子孙转多，长四五尺，亦能杀人。寸白虫色白，头扁小，因饮白酒，以桑枝贯牛肉炙食之，并生粟所成。又云：食生鱼后，即饮乳酪亦生。其发动则损人精气，腰脚疼。此虫长一尺，则令人死。

肉虫，状如烂杏，令人烦满。

肺虫，状如蚕，令人咳嗽。

胃虫，状如虾蟆，令人呕逆吐喜哕。

弱虫，状如瓜瓣，又名鬲虫，令人多唾。

赤虫，状如生肉，动则腹鸣。

蛲虫至微，形如菜虫，居胴肠中，多则为痔，极则为癞，因人疮处，以生痈、疽、癣、瘘、疥、痔、疥。

蛊虫无故不为，人亦不必尽有，有亦不必尽多，或偏无者。此诸虫依肠胃之间，若人脏腑气实，则不为害，虚则侵蚀，随其虫之动，能变成诸疾也。

三蛊者，湿蛊由脾胃虚为水湿所乘，腹内虫动，侵蚀成蛊，若上唇生疮，是虫蚀五脏，则心烦懊。若下唇生疮，是虫蚀下部，则肛门烂开。

心蛊者，因虚而动，攻食心，谓之心蛊。

疳蛊者有五，曰白、赤、蛲、蛊、黑。凡五疳，白者轻，赤者次，蛲者又次，蛊者又次，黑者最重。皆从肠里上食咽喉、齿龈，并生疮，下至谷道伤烂，下利脓血，呕逆，手足心热，腰脚痛，嗜卧。秋冬可，春夏甚。

巢氏之论虫蛊为病之状固详矣。然虫之变此数者，天地之间，气之所至，百虫争出。如厥阴所至为毛化。其应春，其虫毛，其畜犬；

---

① 发作肿聚：原作"发种聚行"，据《诸病源候论·蛔虫候》改。

其应夏，其虫羽，其畜马；其应长夏，其虫倮；其应秋，其虫介，其畜鸡；其应冬，其虫鳞，其畜彘①。其畜犬鸡，其虫毛介；其畜彘，其虫羽鳞；其畜牛犬，其虫倮毛；其畜鸡羊，其虫介羽；其畜彘牛，其虫鳞倮。其脏肝脾，其虫毛介；其脏心肺，其虫羽鳞；其脏脾肾，其虫倮毛；其脏肺肝，其虫介羽；其脏肾心，其虫鳞倮。

地气制己胜，天气制胜己。天制色，地制形。色者，青、黄、赤、白、黑；形者，毛、羽、倮、介、鳞。其生也，胎卵湿化；其成也，跂行飞走。

故五气、五味根于中，五色、五类形于外，而有一岁之中，互有胜复。故厥阴司天，毛虫静，羽虫育，介虫不成，居泉，毛虫育，倮虫耗，羽虫不育。

少阴司天，羽虫静，介虫育，毛虫不成；居泉，羽虫育，介虫耗不育。

太阴司天，倮虫静，鳞虫育，羽虫不成；居泉，倮虫育，鳞虫不成。

少阳司天，羽虫静，毛虫育，倮虫不成；居泉，羽虫育，介虫耗，毛虫不育，

阳明司天，介虫静，羽虫育，介虫不成；居泉，介虫育，毛虫耗，羽虫不成。

太阳司天，鳞虫静，倮虫育；居泉，鳞虫耗，倮虫不育。如风胜则倮虫不滋。

此之类也，皆五行之相克也。惟湿复则鳞见于陆，为湿土相克，水长则反增。水鳞虽多，然见于陆，则反当死，故不同也。

切巢氏言，脾胃虚而为水湿所乘者，非也。乃脾胃大甚热为水湿多也。以《玄珠》考之，虫得木之气乃生，得雨之气乃化，以知非厥阴风木之气不生，非太阴湿土之气不成。岂非风木主热，雨泽主湿所

---

① 彘（zhì 至）：猪。

致耶？

故五行之中皆有虫，惟金之中其虫寡。冰之中无虫。且诸木有蠹，诸果有蟥，诸菜有虫，诸菽有蚄，五谷有螟、螣、蜮、蟊。麦朽蛾翻①，粟破虫出，草腐而萤蚊，粪积而游蟒。若此者，皆木之虫也。

烈火之中有鼠，烂灰之中有蝇。若此者，皆火之虫也。

土中盘蛇，坏中走蚓，穴蚁墙蝎，田蝼崖蝎。若此者，皆土之虫也。

科斗孕于古池，蛭马跃于荒湫，鱼满江湖，蛟龙藏海。若此者，皆水中之虫也。

昔有冶者，碎一破釜，将入火炉，其铁断处，窠臼中有一虫，如米中虫，其色正赤，此釜烹饪，不啻千万，不知何以生，了不可晓，亦金火之气也。

惟冰之中，未尝见虫焉。北方虽有冰鼠，止是食冰，非生于冰也。

乃知木火属春夏，湿土属季夏，水从土化，故多虫；金从秋气，水从冬气，故无虫焉。若以生物有被，麴有麴虫，酱有酱虫，醯②有醯虫，饮食停久皆有虫。若以为动物不生虫，如户枢不蠹之类。然动劳之人亦有虫，岂有不动者耶？且文籍衣服，故不阅不衣而不蠹。然非经季夏阴注，或曝干不待冷，纳于笥中，亦不生虫蠹也。或瓮傍地湿，鼠妇来朋，墙下壤干，狗蚤居中，岂均生于湿耶？盖蚤虽不生于湿，亦有生于冬。热则虫生，寒则不生，理故然也。

夫虫之所居，必于脾胃深处。药之所过，在于中流。虫闻药气而避之，群者安得取之？予之法，先令饥甚，次以槟榔、雷丸为引，予别下虫药，大下十数行，可以搰而空。瀹上张子政用此法，下虫数百，相衔长丈余。若夫疮久而虫蛆者，以木香槟榔散，敷之神良。别有坠蛆之药，皆具方中，此不具陈也。

【点评】张氏所引巢氏之衍九虫，述其形，别其异，辨其证，

① 翻：飞。
② 醯(xī 稀)：醋。

堪称现代寄生虫学之雏形。所举"先令饥甚，次以槟榔、雷丸为引，予别下虫药"之治方，沿用至今，疗效确切，其实用价值，自不待言。至于"地气制己胜，天气制胜己""厥阴司天，毛虫静，羽出育，介虫不成；居泉，毛虫育，倮虫耗，羽虫不育"等语，带有浓厚的中国古代文化底色，与现代生物学、寄生虫学相去甚远，其科学价值甚微，可置之一旁。

补论二十九

予幼岁留心于医，而未尝见其达者。贞祐间，自沃来河之南，至顿丘，而从游张君仲杰之县舍，得遇太医张子和先生，诲仲杰以医，而及于游公君宝暨不肖。猗欤大哉，先生之学！明妙道之渊源、造化之根本，讲五运之抑郁发越、六气之胜复淫郁，定以所制之法，配以所宜之方。准绳既陈，曲直自正；规矩既设，方圆自成。先生之学，其学者之准绳规矩欤！虽为人天师可也。望而知之，以尽其神；闻而知之，以尽其圣；问而知之，以尽其工；切而知之，以尽其巧。何假饮上池之水，而照见人五脏乎？一目而无余矣！

至约之法，其治有三；所用之药，其品有六。其治三，则汗、下、吐；其品六，则辛、甘、酸、苦、咸、淡也。虽不云补，理实具焉。予恐人之惑于补而莫之解，故续补说于先生汗、下、吐三论之后。我辈所当闻，医流所当观，而人之所当共知也。

予考诸经，检诸方，试为天下好补者言之。夫人之好补，则有无病而补者，有有病而补者。无病而补者谁与？上而缙绅之流，次而豪富之子。有金玉以荣其身，刍豢①以悦其口；寒则衣裘，暑则台榭；动则车马，止则裀褥；味则五辛，饮则长夜。醉饱之余，无所用心，而因致力于床第，以欲竭其精，以耗散其真，故年半百而衰也。然则

---

① 刍豢(chú huàn 除换)：此泛指家畜。

奈何？以药为之补矣！或咨诸庸医，或问诸游客。庸医以要用相求，故所论者轻，轻之则草木而已，草木则苁蓉、牛膝、巴戟天、菟丝之类；游客以好名自高，故所论者重，重之则金石而已，金石则丹砂、起石、硫黄之类。吾不知此为补也，而补何脏乎？

以为补心耶？而心为丁火，其经则手少阴，热则疮疡之类生矣！

以为补肝耶？肝为乙木，其经则足厥阴，热则掉眩之类生矣！

脾为己土，而经则足太阴，以热补之，则病肿满。

肺为辛金，而经则手太阴，以热补之，则病愤郁。

心不可补，肝不可补，脾不可补，肺不可补，莫非为补肾乎？人皆知肾为癸水，而不知经则子午君火焉。补肾之火，火得热而益炽；补肾之水，水得热而益涸。既炽其火，又涸其水，上接于心之丁火，火独用事，肝不得以制脾土，肺金不得以制肝木。五脏之极，传而之六腑；六腑之极，遍而之三焦，则百病交起，万疾俱生。小不足言，大则可惧。不疽则中，不中则暴暗而死矣。以为无病而补之者所得也。

且如有病而补之者谁欤？上而仕宦豪富之家，微而农商市庶之辈。呕而补，吐而补，泄而补，痢而补，疟而补，咳而补，劳而补，产而补。呕吐则和胃丸、丁沉煎；泻痢，豆蔻丸、御米壳散；咳，不五味，则宁神散；劳，不桂附，则山药；产，不乌金，则黑神，吾不知此为补果何意耶？殊不知呕得热而愈酸，吐得热而愈暴，泄得热而清浊不分，痢得热而休息继至，疟得热而进不能退，咳得热而湿不能除，劳得热而火益烦，产得热而血愈崩。盖如是而死者八九，生者一二。死者枉，生者幸。幸而一生，憔悴之态，人之所不堪也。视其寒，用热以补之矣。若言其补，则前所补者，此病何如？

予请为言补之法。大抵有余者损之，不足者补之，是则补之义也。阳有余而阴不足，则当损阳而补阴；阴有余而阳不足，则当损阴而补阳。热则芒硝、大黄，损阳而补阴也；寒则干姜、附子，损阴而补阳也。岂可以热药而云补乎哉？而寒药亦有补之义也。经曰：因其盛而减之，因其衰而彰之。此之谓也。或曰：形不足者，温之以气；精不足者，补之以味。执此温补二字，便为温补之法，惟用温补之药。且温补二字，特为形精不足而设，岂为病不病而设哉？虽曰温之，止言其气；虽曰补之，止言其味。曷尝言热药哉？至于天之邪气，感则害人五脏，实而不满，可下而已；水谷之寒热，感则害人六腑，满而不实，可吐而已；地之湿气，感则害人皮肉筋脉，邪从外入，可汗而已。然发表不远热，而无补之意。

人之所禀，有强有弱。强而病，病而愈，愈而后必能复其旧矣；弱而病，病而愈，愈而后不必复其旧矣。是以有保养之说。然有是说，热药亦安所用哉？慎言语，节饮食是矣。以日用饮食言之，则黍稷禾麦之余，食粳者有几？鸡豚牛羊之余，食血者有几？桃杏李梅之余，食梨者有几？葱韭薤蒜之余，食葵者有几？其助则姜桂椒莳，其和则盐油醯酱，常而粥羹，别而焦炒，异而烧炙，甚则以五辣生鲊。而荐酒之肴，以姜醋羹羊，而按酒之病，大而富贵，比此尤甚，小而市庶，亦得以享，此吾不知何者为寒，何物为冷，而以热药为补哉？日用饮食之间，已为太过矣。

尝闻人之所欲者生，所恶者死，今反忘其寒之生，甘于热之死，则何如？由其不明《素问》造化之理，《本草》药性之源，一切委之于庸医之手。医者曰：寒凉之药，虽可去疾，奈何腑脏不可使之久冷，脾胃不可使之久寒，保养则固可温补之。是宜斯言方脱诸口，已深信于心矣。如金石之不可变，山岳之不可移，以至于杀身而心无少悔。呜呼！医者之罪，固不容诛；而用之者，亦当分受其责也。病者之不悔，不足怪也。而家家若是，何难见而难察耶？人惟不学故耳。

亦有达者之论，以《素问》为规矩准绳，以《本草》为斤斧法则矣。其药则寒凉，其剂则两，其丸则百。人之闻者，如享美馔而见蛆蝇，惟恐去之不亟也，何哉？而所见者丘垤，及见谈泰山则必骇，不取唾而远则幸矣，尚敢冀其言之能从乎？兹正之所以难立，而邪之所以易行也。吾实忧之。且天下之不知，过不在天下而已。在医流尚不知，何责于天下哉？噫！春秋之法，责贤不责愚。所谓我辈者，犹且弃道学之本源，而拘言语之末节，以文章自富，以谈辨自强，坐而昂昂，立而行行，阔其步，翼其手，自以为高人而出尘表，以天下聪明莫己若也，一旦疾之临身，瞎然无所知。茫若搏风之不可得，迷若捕影之不可获。至于不得已，则听庸医之裁判。疾之愈则以为得人，不愈则以为疾之既极，无可奈何，委之于命，而甘于泉下矣！呜呼！实与愚夫殆去相远，此吾所以言之喋喋也。然而未敢必其听之何如耳！虽然吾之说非止欲我辈共知，欲医流共知，欲天下共知也。我辈共知，医流共知，天下共知，惬吾之意，满吾所望矣！

【点评】"明《素问》造化之理，《本草》药性之源"，遵"有余者损之，不足者补之"，"因其盛而减之，因其衰而彰之"之经旨，言之喋喋，欲医流共知，欲天下共知。张氏对经典补论之阐发亮点有二：①以攻为补。"至约之法，其治有三；所用之药，其品有六。其治三，则汗、下、吐；其品六，则辛、甘、酸、苦、咸、淡也。虽不言补，理实具焉"。张氏认为，攻邪之剂，有推陈致新之功，寓流通气血，鼓舞正气之能。所主三法是对仲景医学的忠实继承与发扬。近贤吴考槃先生谓："《伤寒论》主瓜蒂散以越其胸上之邪，抵当汤以竭其腹下之蓄，承气汤以泄其中满之实，麻黄汤以发其在皮之汗……乃张氏诸法的基础所在。"②无虚不补。张氏倡言："形不足者，温之以气，精不足者，补之以味。执此温补二字，便为温补之法，惟用温补之药。且温补二字，特为形精不足而设，岂为病不病而设哉？"严格限定温补之适应证，既是对当时"天下好补者"之规劝，也是对今日滥用补法者之警告。

水解三十

余昔访灵台间太史，见铜壶之漏水焉。太史召司水者曰：此水已三环周，水滑则漏迅，漏迅则刻差，当易新水。余划然而悟曰：天下之水，用之灭火则同，濡槁则同。至于性从地变，质与物迁，未尝同①焉。故蜀江濯锦则鲜，济源烹楮则滈②。南阳之潭渐于菊，其人多寿；辽东之涧通于参，其人多发。晋之山产矾石，泉可愈痘；戎之麓伏硫黄，汤可浴疠。扬子宜荈③，淮菜宜醪。沧卤能盐，阿井能胶。澡垢以污，茂田以苦。瘿消于藻带之波，痰破于半夏之迦。冰水咽而霍乱息，流水饮而癃闭通。雪水洗目而赤退，咸水濯肌而痝干。菜之以为菹，铁之以为浆，麹之以为酒，柏之以为醋。千派万种，言不容尽。

至于井之水一也，尚数名焉，况其他者乎？及酌而倾曰倒流，出甃④未放曰无根，无时初出曰新汲，将旦首汲曰井华。夫一井之水，而功用不同，岂烹者之间，将行药势，独不择夫水哉？

昔有患小溲闭者，众工不能瘥，予易之长川之急流，取前药而沸之，一饮立溲。元⑤畴闻之曰：精乎哉，论也！近读《灵枢经》，有半夏汤治不瞑，以流水千里外者八升，扬之万遍，取其清五升，炊以苇火，正与此论合。乃知子和之于医，触一事一物，皆成治法。如张长史草书妙天下，得之公孙剑器，用心亦劳矣。后之用水者，当以子和之言为制。余于是乎作水解。

【点评】"子和之于医，触一事一物，皆成治法"。无聪慧锐敏之质，无通达万物之能，绝不能以平淡无奇之水，撰新人耳目之作。

---

① 同：原作"罔"，据文义改。
② 滈(hào 耗)：水深白貌。
③ 荈(chuǎn 喘)：泛指茶。
④ 甃(zhòu 皱)：井。
⑤ 元：《金史·麻九畴传》作"九"。

风一

夫风者，厥阴风木之主也。诸风掉眩，风痰风厥，涎潮不利，半身不遂，失音不语，留饮飧泄，痰实呕逆，旋运，口㖞抽搐，僵仆目眩，小儿惊悸狂妄，胃脘当心而痛，上支两胁，咽膈不通，偏正头痛，首风沐风，手足挛急，肝木为病，人气在头。

防风通圣散　防风天麻汤　防风汤　祛风丸　排风汤　小续命汤消风散

暑二

夫暑者，为少阴君火之主也。诸痛痒疮疡，痈疽肿毒，及胃烦热，嗌干咳喘，唾血泄血，胕肿，肩胛皆内痛，心痛，肺胀，腹胀，郁闷。风温病多发，风伤于荣，温伤于卫。血为荣，气为卫。其脉两手多沉，自汗出，身重，多睡必鼾。三日以里，且宜辛凉解之，或辛温解之。如不已，表①证未罢，大不可下。如下则胃中虚空。四日之外，表热入里，则谵语口干，发疹潮热，直视失溲者，十死八九。肺金为病，人气在胸。及小儿疮疹丹熛，但发人气在腹。

白虎汤　桂苓甘露散　化痰玉壶丸　益元散　玉露散　石膏散

---

① 表：原作"里"，据文义改。

湿三

夫湿者，为太阴湿土之主也。诸湿肿满，霍乱泄注，胕肿骨痛，及腰膝头项痛，风痹痿厥，唾有血，心悬如饥，热痛始作。三阳受之，一日太阳，二日阳明，三日少阳，可汗而已。如四日太阴，五日少阴，六日厥阴，可下而已。或七日不愈，再传，至十三日，大邪皆去，六经悉和则愈矣，肾水为病。

五苓散　葶苈木香散　白术木香汤　益元散　大橘皮汤　神助散　桂苓白术丸

火四

夫火者，少阳相火之主也。诸暴死，发热恶寒，痛病大作，传为水肿，面黄身痿，泄注脓血，赤白为利，痈肿疮毒，丹熛疡疹，小儿疳泻，腹胀，暴下如水，心胸中热，甚则鼽衄，胸胁皆痛，耳聋，口苦，舌干，与脏毒下血，米谷不化，肠鸣切痛，消渴上喘，肺金为病。

凉膈散　黄连解毒汤　泻心散　神芎丸　八正散　调胃散　调胃承气汤

燥五

夫燥者，是阳明燥金之主也。诸气膹郁，肠胃干涸，皮肤皴揭，胁痛，寒疟，喘咳，腹中鸣，注泄鹜溏，胠肋暴痛，不可反侧，嗌干面尘，肉脱色恶，及丈夫癞疝，妇人少腹痛，带下赤白，疮疡痤疖，喘咳潮热，大便涩燥，及马刀挟瘿之疮，肝木为病。

神功丸　脾约丸　麻仁丸　润体丸　四生丸

寒六

夫寒者，是太阳寒水之主也。诸寒冷湿痹，肘臂挛急。秋湿既多，寒咳为嗽。痰厥心痛，心中澹澹大动，胸胁胃脘痛，不可食，食已不饥，吐利腥秽，屈伸不便，上下所出不禁，目盲，坚痞，色炱①，渴而饮冷，积水，足浮肿，囊缩，四肢冷，爪甲青，心火为病。

姜附汤　四逆汤　二姜汤　术附汤　大已寒丸　理中汤

解利伤寒七

夫冒风、时气、温病、伤寒，三日以里，头痛身热恶寒，可用通圣散、益元散各五七钱，水一大碗，入生姜十余片，葱白连须者十余茎，豆豉一撮，同煎三五沸，去滓。稍热，先以多半投之；良久，用钗子于咽喉中探引吐了，不宜漱口；次用少半，亦稍热投之，更用葱醋酸辣汤投之，衣被盖覆，汗出则愈矣。如遇世乱，《内经》曰：岁火太过，炎暑流行，火气太盛，肺金受邪，上应荧惑，大而明现。若用辛凉之剂解之，则万举万全也。若遇治世人安，可用升麻汤、葛根汤、败毒散，辛温之剂解之。亦加葱根白、豆豉，上涌而表汗。《内经》曰：因其轻而扬之。扬者，发扬也。吐汗发扬寒热之邪。既吐汗之后，必大将息，旬日之后，其邪不复作也。

又一法，或于无药之处，可用酸菌汁一大碗，煎三五沸，去菜叶，猛服讫；少间，用钗子咽喉中探引吐了，如此三次；后煎葱酸辣汤投之，以衣被盖覆，汗出则解。《内经》曰：酸苦涌泄为阴。涌者，吐也。伤寒三日，头痛身热，是病在上也。在上者，固宜涌之。然后以淡浆粥养之，一二日则愈矣。

---

① 炱(tái 台)：火烟凝成的黑灰，此处引申为面色晦黯。

又一法，可用不卧散解之，于两鼻内嗜之，连嚏喷三二十次，以衣被盖覆。用此药时，当于暖室中。嚏罢，以酸辣浆粥投之，汗出如洗。嚏喷者，同吐法也。此法可与双解散为表里也。

又有导引一法，可于一闲处用之。先教病人盘脚而坐，次用两手交十指，攀脑后风池、风府，二穴乃是风门也；向前叩首，几至于地，如此连点一百二十数；急以葱醋粥辛辣汤投之，汗出立解。

伤寒、温疫、时气、冒风、中暑，俱四时不正之气也。人若初感之，皆头痛、恶寒、身热，及寒热往来，腰脊强，是太阳经受之也。《内经》曰：可先治外而后治内①。先用生姜、葱白、豆豉煎双解散，上涌及汗出则解。如不解者，至五六日，或不大便，喘满谵语实热，两手脉沉，可用调胃、大小承气汤下之，慎不可用银粉、巴豆霜、杏仁、芫花热药，下之则必死。此先治外，而后治内也。如大汗之后，慎不可食葵羹、藿菜、羊、猪、鸡、犬、鱼、兔等肉。惟不先明，必致重困，后必难治也。伤寒七八日，发黄有斑，潮热腹满者，或痰实作止，虽诸承气汤下过者，仲景曰：寸口脉浮滑者，可用瓜蒂散吐之。然伤寒寸口脉浮滑者可用，杂病寸口脉沉者可吐。叔和云：寸脉沉兮胸有痰。启玄子曰：上盛不已，吐而夺之是也。

风八

夫风中，失音闷乱，喎斜口眼。《内经》曰：风之为病，善行而数变。故百病皆生于风也。可用三圣散吐之。如不省人事，牙关紧闭，粥菜不能下者，煎三圣散，鼻内灌之，吐出涎，口自开也。次服通圣散、凉膈散、大人参半夏丸、桂苓甘露散等。大忌鸡、猪、鱼、兔、酒、醋、荞面动风引痰之物。吐痰之法，在方论中。

头风眩运，手足时复麻痹，胃脘发痛，心腹满闷，按之如水声，

---

① 先治外而后治内：原作"先治内而后治外"，与《内经》之义不合，据上下文义改。

可用独圣散吐之。吐讫，可服辛凉清上之药。仲景曰：此寒痰结于胸中之致然也。

痹九

夫大人小儿，风、寒、湿三气，合而为痹。及手足麻木不仁者，可用郁金散吐之。吐讫，以导水丸、通经散泄之。泄讫，以辛温之剂发散，汗出则可服当归、芍药、乳、没行经和血等药。如不愈，则便不宜服此等药。

痿十

夫男女年少，面黄、身热、肌瘦，寒热往来如疟，更加涎嗽不止，或喘满面浮，此名曰肺痿。可用独圣散吐之。吐讫，次用人参柴胡饮子、小柴胡饮子加当归、桂苓甘露散之类。《内经》曰：男女之病皆同也。男子精不足，是味不化也；女子血不流，是气不用也。又曰：形不足者，温之以气；精不足者，补之以味是也。

厥十一

夫厥之为病，手足及膝下或寒或热也。举世传为脚气寒湿之病，岂知《内经》中本无脚气。阳气衰于下，则为寒厥；阴气衰于下[1]，则为热厥。热厥为手足热，寒厥为手足寒也。阳经起于足趾之表，阴经起于足心之下。阳气胜则足下热，阴气胜则足下寒。热厥者，寒在上也；寒厥者，热在上也。寒在上者，以温剂补肺金；热在上者，以凉剂清心火则愈矣。

---

① 下：原作"上"，据《素问·厥论》改。

若尸厥、痿厥、风厥、气厥、酒厥，可以涌而醒，次服降火益水、和血通气之药，使粥食调养，无不瘥者。若其余诸厥，仿此行之，慎勿当疑似之间，便作风气，相去邈矣。

痫十二

夫痫病，不至于目瞪如愚者，用三圣散投之。更用大盆一个，于暖室中，令汗、下、吐三法俱行。次服通圣散，百余日则愈矣。至于目瞪愚者，不可治。《内经》曰：神不得守，谓神乱也。

疟十三

夫富贵膏粱之人病疟，或间日，或频日，或作热，或作寒，或多寒少热，或多热少寒，宜以大柴胡汤下之，下过三五行。次服白虎汤、玉露散、桂苓甘露散之类。如不愈者，是积热大甚，宜以神芎藏用丸、三花神祐丸、调胃承气汤等药，大作剂料下之。下讫，以长流水煎五苓散服之，或服小柴胡汤数服亦可。如不愈，复以常山散吐之；后服凉膈散、白虎汤之类，必愈矣。大忌热面及羊肉、鸡、猪、鱼、兔等物。如食之，疟疾复作，以致不救。

贫贱茹茭之人病疟，以饮食疏粝，衣服寒薄，劳力动作，不可与膏粱之人同法而治。临发日，可用野夫多效方、温脾散治之。如不愈，用辰砂丹治之则愈矣。如服药讫，宜以长流水煎白虎汤、五苓散服之，不宜食热物及燥热之药，以疟疾是伤暑伏热之故也。《内经》曰：夏伤于暑，秋必痎疟。可不信哉！忌物同前。

泄痢十四

夫大人小儿暴注，泻水不已。《内经》曰：注，下也。注下者，水利也。火运太过之病，火主暴逆之故也。急宜用水调桂苓甘露散、五苓散、益元散，或以长流水煎过，放冷服则愈。慎不可骤用罂粟壳、干姜、豆蔻、圣散子之类，纵泻止则肠胃不通，转生他疾。止可以分阴阳，利水道而已。

疳利十五

夫病疳利，米谷不化，日夜无度，腹中雷鸣，下利完谷出。可用导水丸、禹功散。泻讫一二日，可服胃风汤。不愈，则又可与桂枝麻黄汤，发汗则愈矣。《内经》曰：久风入中，为肠澼、飧泄。启玄子云：风在肠中，上熏于胃，所食不化而出。又云：飧泄者，是暮食不化也。又经云：春伤于风，夏必飧泄。故可汗而愈。《内经》曰：风随汗出，痛随利减。若服豆蔻、罂粟壳之类，久而不辍，则变为水肿，以成不救也。

脏毒下血十六

夫脏毒下血，可用调胃承气汤加当归。泻讫，次用芍药黄柏皮丸、黄连解毒汤、五苓、益元各停，调下五七钱服之。《内经》曰：肠澼便血何如？答曰：澼者，肠间积水也。身热则死，寒则生。热为血气败，故死；寒为荣气在，则生。七日而死者，死于火之成数也。

下利脓血十七

夫下利脓血，腹痛不止，可用调胃承气汤，加生姜、枣煎。更下藏用七八十丸，量虚实加减。泻讫，次用长流水，调五苓散五七钱，或加灯芯煎，调下亦得。调益元散五七钱亦可。大忌油腻、一切热物则愈矣。

水泄不止十八

夫男子、妇人，病水湿泻注不止，因服豆蔻、乌梅、姜、附峻热之剂，遂令三焦闭涩，水道不行，水满皮肤，身体痞肿，面黄腹大，小便赤涩，两足按之陷而复起。《内经》曰：诸湿肿满，皆属脾土。可用独圣散吐之。如时月寒凉，宜于暖室不透风处，用火一盆，以借火力出汗。次以导水、禹功散，量虚实泻十余行，湿去肿减则愈矣，是汗、下、吐三法齐行。既汗、下、吐讫，腑脏空虚，宜以淡浆粥养肠胃二三日。次服五苓散、益元散同煎，灯心汤调下。如势未尽，更宜服神助散，旧名葶苈散，可以流湿润燥，分阴阳，利小便。不利小便，非其法也。既平之后，宜大将息。忌鱼、盐、酒、肉、果木、房室等事，如此三年则可矣。如或不然，决死而不救也。

痔漏肿痛十九

夫痔漏肿痛，《内经》曰：因而大饱，筋脉横解，肠澼为痔。痔而不愈，变而为漏，同治湿法而治之。可先用导水丸、禹功散；泻讫，次服枳壳丸、木香槟榔丸；更加以葵羹、菠菜、猪羊血等，通利肠胃。大忌房室，鸡、鱼、酒、醋等物勿食之。

霍乱吐泻二十

夫霍乱吐泻不止者，可用五苓散、益元散各停，冰水调下五七钱。如无冰水，可用新汲水调下桂苓甘露散、玉露散、清凉饮子，调下五七钱。或香薷汤调下五七钱亦可。如无以上诸药，可服地浆三五盏亦可。地浆者，可于净地掘一井子，用新汲水一桶，并于井，搅令浑，候澄清。连饮三五盏立愈。大忌白术汤、姜、桂、乌、附种种燥热之药。若服之则必死矣。巢氏云：霍者，挥霍而成疾；乱者，阴阳乱也。皆由阴阳清浊二气相干故也。

大便涩滞二十一

夫老人久病，大便涩滞不通者，可服神功丸、麻仁丸、四生丸则愈矣。时复服葵菜、菠菜、猪羊血，自然通利也。《内经》云：以滑养窍是也。此病不愈，令人失明也。

五种淋沥二十二

夫大人小儿病沙石淋，及五种淋沥闭癃，并脐腹痛，益元散主之，以长流水调下。八正散、石韦散依方服用。此三药皆可加减服之。

酒食不消散二十三

夫一切冷食不消，宿酒不散，亦同伤寒，身热恶寒、战栗、头项痛、腰脊强及两手脉沉，不可用双解，止可用导饮丸五六十丸，量虚实加减，利五七行。所伤冷食宿酒，若推尽则头痛等病自愈也。次以五苓散、生姜、枣，长流水煎服，五六服。不可服酒癥进食丸，此药皆犯巴豆，有热毒之故也。

酒食所伤二十四

夫膏粱之人，起居闲逸，奉养过度，酒食所伤，以致中脘留饮、胀闷，痞膈醋心，可服木香导饮丸以治之。

夫艼荛之人，饮食粗粝，衣服寒薄，劳役动作，一切酒食所伤，以致心腹满闷，时呕酸水，用进食丸治之。

沉积水气二十五

夫一切沉积水气，两胁刺痛，中满不能食，头目眩者，可用茶调散，轻涌讫冷涎一二升，次服七宣丸则愈矣。木香槟榔丸、导饮丸亦妙。不可用巴豆银粉等药。

诸积不化二十六

夫诸积不化，可服无忧散，每月泻三五次。可用桂苓白术丸散、妙功丸。大忌生硬黏滑动风发热等物。

骨蒸热劳二十七

夫男子妇人，骨蒸热劳，皮肤枯干，痰唾稠黏，四肢疼痛，面赤唇干烦躁，睡卧不宁，或时喘嗽，饮食少味，困弱无力，虚汗黄瘦等疾，《内经》曰：男子因精不足而成；女子因血不流而得也。可先以茶调散轻涌讫；次以导水、禹功散，轻泻三两行；后服柴胡饮子、桂苓甘露散、搜风丸、白术调中汤、木香槟榔丸、人参犀角散之类，量虚实选而用之。如咯血、吐血、便血，此乃亡血也，并不宜吐，吐之则神昏。《内经》曰：血者，人之神也。故亡血则不宜吐。慎不可服峻热姜附之药。若服之则饮食难进，肌肉消削，转成危笃也。

五劳之病，乃今人不明发表攻里之过也。大忌暑月于手腕、足外踝上着灸。手腕者，阳池穴也，此穴皆肌肉浅薄之处，灸疮最难瘥。可及胸，次中脘、脐下、背俞、三里等穴，或有灸数十者，及以燔针，终无一效，病人反受苦，可不思之。

劳疾多馋，所思之物，但可食者，宜《食疗本草》而与之。菠菜、葵羹、冰水、凉物，慎不可禁，以图水谷入胃，脉道乃行也。若过忌慎，则胃口闭，胃口闭则形必瘦，形瘦脉空，乃死之候也。诸劳皆可仿此。

虚损二十八

夫病人多日虚损无力，补之以无比山药丸则愈矣。

上喘中满二十九

夫上喘中满，醋心腹胀，时时作声，痞气上下，不能宣畅。叔和云：气壅三焦不得昌是也。可用独圣散吐之。吐讫，次用导水、禹功，轻泻三五行。不愈，更以利膈丸泻之，使上下宣通，不能壅滞。后服平胃散、五苓散、益元散、桂苓甘露散、三和散，分阴阳、利水道之药则愈。

一切涎嗽三十

夫富贵之人，一切涎嗽，是饮食厚味，热痰之致然也。先用独圣散吐之；吐讫，可服人参散、通圣散加半夏，以此止嗽；更服大人参半夏丸，以之化痰也。大忌酸咸油腻生硬热物也。

咳嗽三十一

夫贫难①之人咳嗽，内外感风冷寒湿之致然也。《内经》曰：秋伤于湿，冬生咳嗽。可服宁神散、宁肺散，加白术之类则愈矣。忌法同前。

咳逆三十二

夫男子妇人咳逆，俗呼曰呃忒②，乃阴阳不和也。乃伤寒亦有咳

---

① 难：原作"贱"，据日正德本、《医学大成》本改。
② 呃忒：即呃逆。

逆者，并可用既济散治之。忌寒热物，宜食温淡物，以养胃气耳。

风痰三十三

夫风痰酒痰，或热在膈上，头目不清，涕唾稠黏，或咳嗽上喘，时发潮热，可用独圣散吐之。吐讫，可服搜风丸、凉膈散之类。《内经》曰：流湿润燥是也。

咯血衄血嗽血三十四

夫男子妇人，咯血、衄血、嗽血、咳脓血，可服三黄丸、黄连解毒汤、凉膈散，加桔梗、当归，大煎剂料，时时呷之。《内经》曰：治心肺之病最近，药剂不厌频而少，时时呷之者是也。

消渴三十五

夫三消渴，《内经》曰：三消渴者，肺消、膈消、风消也。右以缲丝煮茧汤，澄清，顿服之则愈；或取生藕汁，顿服之亦愈矣。

雷头①三十六

夫雷头懒子，乃俗之谬名也。此疾是胸中有寒痰，多沐之致然也。可以茶调散吐之；吐讫冷痰三二升；次用神芎丸，下三五行；然后服愈风饼子则愈矣。雷头者，是头上赤、肿核，或如生姜片、酸枣之状，可用锃针刺而出血，永除根本也。

---

① 雷头：病证名。指以头痛如雷鸣、头面有肿块为特征的疾病。语出《素问病机气宜保命集·大头论》。后世习称雷头风。

头痛不止三十七

夫头痛不止,乃三阳之受病也。三阳者,各分部分:头与项痛者,是足太阳膀胱之经也;攒竹痛,俗呼为眉棱痛者是也;额角上痛,俗呼为偏头痛者,是少阳经也;如痛久不已,则令人丧目。以三阳受病,皆胸膈有宿痰之致然也。先以茶调散吐之;后以香薷饮、白虎汤投之则愈。然头痛不止,可将葱白须豆豉汤吐之。吐讫,可服川芎、薄荷,辛凉清上,搜风丸、香芎散之类。仲景曰:葱根、豆豉,亦吐伤寒头痛。叔和云:寸脉急而头痛是也。

两目暴赤三十八

夫两目暴赤,发痛不止,可以长流水煎盐汤吐之。次服神芎丸、四物汤之类。《内经》曰:暴病皆属火也。又曰:治病有缓急,急则治其标,缓则治其本。标者,赤肿也;本者,火热也。以草茎①鼻中,出血最妙。

目肿三十九

夫目暴赤肿痛,不能开者,以清金散鼻内搐之,鼻内出血更捷。

病目经年四十

夫病赤目,经年不愈者,是头风所加之,令人头痛。可用独圣散、八正散之类。赤目肿作,是足厥阴肝经有热,利小便能去肝经风热也。

---

① 茎:此指刺入。

风冲泣下四十一

夫风冲泣下者，俗呼风冷泪者是也。《内经》曰：太阳经不禁固也。又曰：热则五液皆出。肝热，故泪出。风冲于外，火发于内，风火相搏，由此而泣下也。治之以贝母一枚，白腻者，胡椒七粒，不犯铜铁，研细，临卧点之愈。

风蛀牙疼四十二

夫风蛀牙疼久不愈者，用针插巴豆一枚，于灯焰上燎之，烟未尽急存性①，于牙窝根盘上熏之则愈。

口疮四十三

夫大人小儿口疮唇紧，用酸浆水洗去白痂，临困点绿袍散。如或不愈，贴赴筵散。又不愈，贴铅白霜散则愈矣。

喉闭四十四

夫男子妇人，喉闭肿痛不能言，刺两手大拇指去爪甲如韭叶，是少商穴。少商是肺经之井穴也，以锛针刺，血出立愈。如不愈，以温白汤口中含漱，是以热导热也。

瘿四十五

夫瘿囊肿闷，稽叔夜《养生论》云：颈如险而瘿②，水土之使然

---

① 烟未尽急存性：原作"烟尽存性"，据《医学大成》本改。
② 颈如险而瘿：颈部如岩石上长瘿瘤。险，通"岩"。

也。可用人参化瘿丹，服之则消也。又以海带、海藻、昆布三味，皆海中之物，但得二味，投之于水瓮中，常食，亦可消矣。

背疽四十六

夫背疮初发，便可用藏用丸、玉烛散，大作剂料，下脏腑一二十行。次以锋针于肿焮处乱刺血出，如此者三。后以阳起石散敷之。不可便服内托散，内犯官桂，更用酒煎。男子以背为阳，更以热投热，无乃太热乎？如疮少愈，或疮口未合，疮痂未敛，风痒时作，可服内托散，以辟风邪耳！

瘰疬四十七

夫人头目，有疮肿、瘰疬，及胸臆肤胁之间，或有疮痂肿核不消，及有脓水不止，可用沧盐一二两炒过，以长流水一大碗煎，放温，作三五次，顿服讫。候不多时，于咽喉中探引，吐涎三二升。后服和血通经之药，如玉烛散、四物汤之类是也。《内经》曰：咸味涌泄为阴。涌者，吐也；泻者，泄也。《铜人》曰：少阳起于目锐眦，行耳后，下胁肋，过期门。瘰疬结核，马刀挟瘿，是少阳胆经多气少血之病也。

便痈四十八

夫便痈者，乃男子之疝也，俗呼为便痈。言于不便处害一痈，故名便痈也。便痈者，谬名也，《难经》《素问》所不载也。然足厥阴肝之经络，是气血行流之道路也。冲、任、督脉，亦属肝经之旁络也。《难经》曰：男子有七疝是也。便痈者，血疝也。治之以导水丸、桃仁承气汤，或抵当汤投之，同瘀血不散而治，大作剂料，峻泻一二十行；次以玉烛散，和气血，通经络之类则是也。世之多用大黄、牡蛎而已。间有不愈者，是不知和血通经之道也。

恶疮四十九

夫一切恶疮久不愈者，以木香槟榔散贴之则愈。

下疳五十

夫下疳久不愈者，俗呼曰臊疳是也。先以导水、禹功，先泻肝经，外以木香散敷之，日上三两度，然后服淡粥，一二日则止。

疮疖瘤肿五十一

夫大人疮疖，小儿赤瘤，肿发之时，疼痛不止。《内经》曰：夫诸痛痒疮疡，皆生于心火。可用一咒法禁之。法者，是心法。咒曰：

龙鬼流兮诸毒肿，痈疮脓血甚被痛。

忘心称念大悲咒，三唾毒肿随手消。

上一气念咒三遍，望日月灯火取气一口，吹在疮肿丹瘤之上，右手在疮上虚收虚撮三次，左手不动，每一气念三遍，虚收虚撮三次，百无禁忌。如用之时心正为是。此法得于祖母韩氏。相传一百余年，用之救人，百发百中。若不食荤酒之人，其法更灵。病疮肿者，大忌鸡、猪、鱼、兔，发热动风之物。此法不得轻侮①，无药处可用之。

疮肿丹毒五十二

夫大人小儿，疮肿丹毒，发热疼痛不止者，又有一法：面北端，想北海雪浪滔天，冰山无际，大寒严冷之气，取此气一口，吹在疮肿处，立止。用法之人，大忌五辛之菜，五厌之肉。所病之人，切忌鸡、猪、鱼、兔、酒、醋、湿面等物。无药之处，可用此法救之。

冻疮五十三

夫冻疮者，因寒月行于冰雪中而得之。有经年不愈，用陂野中净

---

① 此法不得轻侮：意即此法不可随便用。侮，侮弄。

土曝干，以大蒜捣如泥，和土捏作饼子，如大观钱厚薄，量疮口大小而贴之；泥饼子上，以火艾灸之，不计艾壮多少，以泥干为度。去干饼，以换湿饼，贴定灸之，不问灸数多少，有灸一二日者，直至疮痂内觉痒微痛，是冻疮活也。然后口含浆水澄清，用鸡翎一二十茎，缚作刷子，于疮口上洗净，以此而洗之后，肌肤损痛也，用软帛拭干；次用木香槟榔散敷之。夏月医之大妙。

金疮五十四

夫一切刀箭所伤，有刀箭药。用风化石灰一斤，龙骨四两，二味为细末，先于端四日采下刺蓟菜，于端午日五更，合杵臼内，捣和得所，团作饼子若酒曲，中心穿眼，悬于背阴处，阴干，捣罗为细末，于疮口上掺贴。亦治里外臁并诸疮肿，大效。

又有咒法，咒曰：

今日不祥，正被物伤。一禁不疼，二禁不痛，三禁不脓不作血。急急如律令，奉敕摄。

又每念一遍，以右手收一遍，收在左手中，如此七遍，则放手吹去。却望太阳取气一口，吹在所伤处。如阴晦夜间，望北斗取气亦得。所伤之人，大忌鸡、猪、鱼、兔、酒、醋、热面，动风之物。如食之，则疮必发。

又一法，默想东方日出，始取气一口，日出一半，取气一口，日大圆满，取气一口，吹在所伤之处，如此三次则止。用法之人，并无所忌。所伤之人，禁忌同前。可于无药之处用之。

误吞铜铁五十五

夫误吞铜铁，以至羸瘦者，宜用肥猪豚，与葵菜羹同飧数顿，则铜铁自然下也，神验。如不食荤腥者，宜以调胃承气汤，大作其剂下之，亦可也。

鱼刺麦芒五十六

夫鱼刺麦芒，一切竹木签刺咽喉，及须发惹伴，在咽嗌中不能下者，《内经》曰：不因气动而病生于外。可用《道藏经》一咒法治之。咒曰：

吾请老君东流顺，老君奉敕摄摄，摄法毒水，吾托大帝尊，不到称吾者，各各现帝身，急急如律令，奉敕摄。

一气念遍，又以左手屈中指、无名指，作三山印，印上坐净水一盏。右手掐卯文作金枪印，左手在下，右手在上，左手象地，右手象天，虚挽虚卓，九次为定。左足横，右足竖，作丁字立。如作法时，望日月灯火，取气一口，吹在盏内，此法百无禁忌。用法之时，以正神气是也。如所伤物下，不可便与米汤、米饭吃。恐米粒误入疮口中，溃作脓也。姑以拌面羹养之，数日可也。

蛇虫所伤五十七

夫犬咬蛇伤，不可便贴膏药及生肌散之类，谓毒气不出也。《内经》曰：先治内而后治外可也。当先用导水丸、禹功散，或通经散，泻十余行，即时痛减肿消。然后用膏药生肌散，敷贴愈。此是先治内而后治外之法也。

杖疮五十八

夫一切虫兽所伤，及背疮肿毒，杖疮焮发，或透入里者，可服木香槟榔丸七八十丸至百丸，或百五十丸至二百丸，生姜汤下，过五七行，量虚实加减则可矣。

禁蝎五十九

夫禁蝎，有一咒法，咒曰：

玉女传仙摄，敕斩蚒蜥灭。

上如有蝎螫之人来求治者，于蝎螫处望而取气一口，默念七遍，怒着作法，吹在蝎螫处。《内经》曰：蜂虿之毒，皆属于火。可用新水一盆浸之，如浸不得处，速以手帛蘸水搭之，则痛止也。用法之人，大忌五厌肉。

落马坠井六十

夫一切男子妇人，落马坠井，因而打扑，便生心恙，是痰涎发于上也。《内经》曰：不因气动而病生于外。可用三圣散，空心吐讫。如本人虚弱疲瘁，可用独圣散吐之；吐讫，可服安魂宁魄之药，定志丸、酸枣仁、茯神之类是也。

妇人月事沉滞六十一

夫妇人月事沉滞，数月不行，肌肉不减。《内经》曰：此名为瘕为沉也。沉者，月事沉滞不行也。急宜服桃仁承气汤加当归，大作剂料服，不过三服立愈。后用四物汤补之。更可用《宣明方》槟榔丸。

血崩六十二

夫妇人年及四十以上，或悲哀太甚。《内经》曰：悲哀太甚则心系急，心系急则肺布叶举，而上焦不通，热气在中，故经血崩下。心系者，血山也。如久不愈，则面黄肌瘦，慎不可与燥热之药治之。岂不闻血得热而流散。先以黄连解毒汤，次以凉膈散、四物汤等药，治之而愈。四物者，是凉血也，乃妇人之仙药也。量虚实加减，以意消息用之。

腰胯疼痛六十三

夫妇人腰胯疼痛，两脚麻木，恶寒喜暖者。《内经》曰：乃是风、寒、湿痹。先可服除湿丹七八十丸，量虚实以意加减。次以禹功散投之，泻十余行清冷积水、青黄涎沫为验。后以长流水，同生姜、枣煎五苓散服之，风湿散而血气和也。

头风眩运六十四

夫妇人头风眩运，登车乘船亦眩运眼涩，手麻，发退，健忘，喜怒，皆胸中有宿痰之使然也。可用瓜蒂散吐之。吐讫，可用长流水煎五苓散、大人参半夏丸，兼常服愈风饼子则愈矣。

经血暴下六十五

夫妇人年及五十以上，经血暴下者。妇人经血，终于七七之数，数外暴下，《内经》曰：火主暴速。亦因暴喜暴怒，忧结惊恐之致然也。慎不可作冷病治之，如下峻热之药则死。止可用黄连解毒汤，以清于上；更用莲壳灰、棕毛以渗于下。然后用四物汤加玄胡散，凉血和经之药是也。

赤白带下六十六

夫妇人赤白带下，或出白物如脂，可服导水丸、禹功散，或单用

无忧散，量虚实加减；泻讫，次用桂苓丸、五苓散、葶苈木香散，同治湿治泻法治之。或用独圣散上涌亦可也。室女亦可。

月事不来六十七

夫妇人月事不来，室女亦同。《内经》曰：月事不来者，是胞脉闭也。胞脉者，属火而络于�中。令气上迫肺，心气不得下通，故月事不来也。可用茶调散吐之，吐讫，可用玉烛散、当归散，或三和汤、桂苓白术散、柴胡饮子，量虚实选而用之。降心火，益肾水，开胃进食，分阴阳，利水道之药是也。慎勿服峻热之药。若服之，则变成肺痿，骨蒸潮热，咳嗽咯脓，呕血而喘，小便涩滞，寝汗不已，渐至形瘦脉大，虽遇良医，亦成不救。呜呼！人之死者，岂为命耶？

妇人无子六十八

夫妇人年及二三十者，虽无病而无子，经血如常，或经血不调，乃阴不升阳不降之故也。可用独圣散，上吐讫冷痰三二升；后用导水丸、禹功散，泻讫三五行及十余行；或用无忧散，泻十余行；次后吃葱醋白粥三五日。胃气既通，肠中得实，可服玉烛散，更助以桂苓白术丸散。二药是降心火，益肾水，既济之道，不数月而必有孕也。

若妇人有癃闭、遗溺、嗌干之诸证，虽服药、针灸，亦不能孕也。盖冲、任、督三脉之病，故不治也。表证见内证及热论中。

小产六十九

夫妇人半产，俗呼曰小产也。或三月，或四、五、六月，皆为半产，已成男女故也。或因忧恐暴怒，悲哀太甚；或因劳力，打扑伤损，及触风寒；或触暴热。不可用黑神散、乌金散之类，内犯干姜之故。止可用玉烛散、和经散汤之类是也。

大产七十

夫妇人大产，十月满足降诞者是也。或脐腰痛，乃败血恶物之致然也。举世便作虚寒，以燥热治之，误人多矣。《难经》曰：诸痛为实。实者，热也。可用导水丸、禹功散，泻五七行。慎不可便服黑神散、乌金散燥之。同半产治之则可矣。

产后心风七十一

夫妇人产后心风者，则用调胃承气汤一二两，加当归半两，细剉，用水三四盏，同煎去滓，分作二服，大下三五行则愈。如不愈，三圣散吐之。

乳汁不下七十二

夫妇人有天生无乳者，不治。或因啼哭、悲怒郁结、气溢闭塞，以致乳脉不行。用精猪肉清汤，调和美食，于食后调益元散五七钱，连服三五服，更用木梳梳乳，周回百余遍，则乳汁自下也。

又一法：猪蹄汤调和美味服之，乳汁亦下。合用熟猪蹄四枚食之，亦效。

又一法：针肩井二穴，亦效。

产后潮热七十三

夫妇人产后一二日，潮热口干，可用新汲水调玉露散；或冰水调服之，亦可；或服小柴胡汤加当归，及柴胡饮子亦可。慎不可作虚寒治之。

乳痈七十四

夫乳痈发痛者，亦生于心也，俗呼曰吹乳是也。吹者，风也。风热结搏于乳房之间，血脉凝注，久而不散，溃腐为脓也。可用一法禁之。咒曰：

谨请东方护司族，吹奶是灰奶子。

上用之时，当先问病人曰：甚病。病人答曰：吹奶。取此气一口，但吹在两手坎字文上，用大拇指紧捏定，面北立，一气念七遍，吹在北方，如此者三遍。若作法时，以左右二妇人，面病人立，于病乳上痛揉一二百数，如此亦三次则愈。

双身大小便不利七十五

夫妇人双身，大小便不利者，可用八正散，大作剂料，除滑石，加葵菜籽煎服。《内经》曰：膀胱不利为癃。癃者，是小便闭而不通也。如八正散加木香，取效更捷。经曰：膀胱气化则能出。然后服五苓散，三五服则愈矣。

双身病疟七十六

夫双身妇人病疟，可煎白虎汤、小柴胡、柴胡饮子等药。如大便结硬，可用大柴胡散，微溏过，不可大吐泻，恐伤其孕也。《内经》曰：夏伤于暑，秋必病疟。

双身伤寒七十七

夫双身妇人，伤寒、时气、温疫、头痛身热，可用升麻散一两，水半碗，大煎剂料，去滓，分作二服，先一服吐了，后一服不吐。次以长流水加生姜枣，煎五苓散热啜之，汗出尽，头痛立止。

身重喑哑七十八

夫妇人身重，九月而喑哑不言者，是胞之络脉不相接也，则不能言。经曰：无治也。虽有此论，可煎玉烛散二两，水一碗，同煎至七分，去滓，放冷，入蜜少许，时时呷之，则心火下降，而肺金自清，故能作声也。

怀身入难七十九

夫妇人怀身入难月①，可用长流水调益元散，日三服，欲其易产也，产后自无一切虚热、血气不和之疾。如未八月则不宜服也，以滑石滑胎故也。

眉炼②八十

夫小儿眉炼，在面曰眉炼，在耳曰辄耳，在足曰靴癣。此三者，皆谬名也。《内经》曰：诸痛痒疮疡，皆属心火。乃心火热盛之致然也。可用铓针刺之而出血，一刺不愈，当再刺之，二刺则必愈矣。《内经》云：血实者，宜决之。决者，破其血也。眉炼者，不可用药敷之。其疮多痒则必爬，若药入眼，则眼必损矣。

牙疳八十一

夫小儿牙疳，牙疳者，齿龋也。龋者，是牙龈腐烂也。上下牙

---

① 难月：指分娩的月份。
② 眉炼：病证名。症见眉间瘙痒，搔破流水。

者，是手足阳明二经也。或积热于内，或服银粉、巴豆大毒之药，入于肠胃，乳食不能胜其毒，毒气循经而上，至于齿龈，齿龈牙缝为嫩薄之分，反为害也。可以麝香玉线子治之。乳母临卧，当服黄连解毒汤一服，疳病则愈。

夜啼八十二

夫小儿夜啼不止者，当用灯花一枚，研细，随乳汁下，并三服。则每服用灯花一枚，服罢此药，于净室中卧一两日，则止也。

丹瘤八十三

夫小儿丹瘤，浮赤走引或遍身者，乃邪热之毒在于皮肤，以磁片撤出血则愈，如不愈，则以拔毒散，扫三二十度，必愈矣。《内经》曰：丹熛赤瘤，火之色也，相火之病是也。

疳眼八十四

夫小儿疳涩眼，数日不开者，乃肝木风热之致然也。可调服凉膈散数服，眼开而愈。

身瘦肌热八十五

夫小儿身瘦肌热，面黄腹大，或吐泻，腹有青筋，两胁结硬如碗之状，名乳痫癖，俗呼曰奶脾是也。乳痫得之绵帛太厚，乳食伤多。大热则病生肌，大饱则必伤于肠胃。

生于肌表者，赤眼、丹瘤、疥癣、痛疖、眉炼、赤白口疮、牙疳宣烂及寒热往来。此乳母抱不下怀，积热熏蒸之故，两手脉浮而数也。伤于肠胃者，吐泻惊痈，哽气腹胀，肌瘦面黄，肚大筋直，喜食泥土，揉鼻窍，头发作稔，乳瓣不化，此皆大饱之致然也，久而不愈，则成乳痈，两手脉沉而紧也，此其辨也。以上诸证，皆乳母怀抱奉养过度之罪。

癖之疾，可以丁香化癖散，取过数服，牛黄通膈丸、甘露散、益黄散等药磨之。如不愈者，有揉脾一法。咒曰：

日精月华，助吾手法，敕斩减消，驱毒敕摄。

上用法之人，每念一遍，望日取气一口，吹在手心，自揉之。如小儿病在左臂[①]上，用法之人亦左手揉之，在右臂以右手揉之。亦吹在乳脾上，令母揉之。男孩儿用单日，女孩儿用双日。大忌风雨、阴晦、产妇、孝子见之。用法之时宜于日中前，晴明好日色则可矣。

大小便不利八十六

夫小儿大小便不利通者，《内经》曰：三焦约也。约者，不行也。可用长流水煎八正散，时时灌之，候大小便利即止。

久泻不止八十七

夫小儿久泻不止者，至八九月间，变为秋深冷利，泄泻清白，时复撮痛，乳瓣不化，可用养脾丸。丸如黍米大，每服二三十丸，米饮下，日三服则愈。若治苫菁之儿，万举万全，富家且宜消息。

通身浮肿八十八

夫小儿通身浮肿，是水气肿也。小便不利者，通小便则愈。《内

---

① 臂：原作"壁"，据《医学大成》本改。下同。

经》曰：三焦闭塞，水道不行。水满皮肤，身体痞肿，是风乘湿之证也。可用长流水加灯心，煎五苓散，时时灌之。更于不透风暖处频浴①，汗出则肿消，肿消则自愈，内外兼治故也。

发惊潮搐八十九

夫小儿三五岁时，或七八岁至十余岁，发惊潮搐，涎如拽锯，不省人事，目瞪喘急，将欲死者，《内经》曰：此皆得于母胎中所授。悸惕怕怖，惊骇恐惧之气，故令小儿轻者为惊吊，重者为痫病风搐，为腹中积热，为脐风。以上证候，可用吐涎及吐之药。如吐讫，宜用朱、犀、脑、麝清凉坠涎之药。若食乳之子，母亦宜服安魂定魄之剂，定志丸之类。如妇人怀孕之日，大忌惊忧悲泣，纵得子，必有诸疾。

拗哭不止九十

夫小儿拗哭不止，或一二日，或三四日，乃邪祟之气凌于心，拗哭不止也。有《藏经》一法：以绵绢带缚手足讫，用三姓妇人净驴槽，卧小儿于其中，不令旁人知而觑之，候移时则拗哭自止也。

身热吐下九十一

夫小儿身热，吐下腹满，不进乳者，可急用牛黄通膈丸，下过四五行则愈。

风热涎嗽九十二

夫小儿风热涎嗽，可用通圣加半夏，多煎，少少服之，不过三五

---

① 浴：原作"治"，据千顷堂本改。

日愈。

水泻不止九十三

夫小儿水泻不止，可服五苓与益元各停，用新水调下一二钱，不拘时服。

疮疥风癣九十四

夫小儿疮疥风癣，可用雄黄散加芒硝少许，油调敷之。如面上有疮癣，不宜擦药。恐因而入眼，则损目必矣。

甜疮九十五

夫小儿甜疮久不愈者，俗呼曰香疮是也。多于面部两耳前。有一法：令母口中嚼白米成膏子，临卧涂之，不过三五上则愈矣。小儿并乳母，皆忌鸡、猪、鱼、兔、酒、醋，动风发热之物。如治甜指亦可。

白秃疮九十六

夫小儿白秃疮者，俗呼为鸡粪秃者是也。可用甜瓜蔓龙头，不以多少，河水浸之一宿，以砂锅熬取极苦汁，滤去瓜蔓，以文武慢火熬成如稀糖状，盛于磁器中。可先剃头，去尽疮痂，死血出尽，着河水洗净。却用熬下瓜蔓膏子一水盏，加半夏末二钱，生姜自然汁一两匙，狗胆一枚同调，不过三两上立可。大忌鸡、猪、鱼、兔，动风发热之物。

疟疾不愈九十七

夫疟疾连岁不愈者，可用咒果法治之。果者，谓桃、杏、枣、梨、栗是也。咒曰：

吾从东南来，路逢一池水，水里一条龙，九头十八尾，问伊食甚的，只吃疟病鬼。

上念一遍，吹在果子上，念七遍，吹七遍在上，令病人于五更鸡犬不闻时，面东而立，食讫，于净室中安困。忌食瓜果、荤肉、热物。此法十治八九，无药处可救人。

腰痛气刺九十八

夫一切男子、妇人，或因咳嗽一声，或因悲哭啼泣，抬舁①重物，以致腰痛气刺不能转侧，及不能出气者，可用不卧散嚏之，汗出痛止。如不食，可用通经散、导水丸，泻十余行。泻讫，服乌金丸、和血丹，痛减则止。

赤瘤丹肿九十九

夫小儿有赤瘤丹肿，先用牛黄通膈丸泻之。后用阳起石扫敷，则丹毒自散。如未散，则可用镩针砭刺出血而愈。

疮疱瘾疹一百

夫小儿疮疱瘾疹，趺疮丹熛等疾，如遇火运胜时，不可便用升麻

---

① 舁(yú余)：扛。

汤解之。升麻汤者，是辛温之剂，止可用辛凉之剂解之。太平之时，可用辛温之剂发散，后便可用凉膈加当归、白虎汤、化斑汤、玉露散煎服之。甚者，解毒汤、调胃承气汤投之。古人云：疮疡者，首尾俱不可下。此言误人久矣。岂不闻扬汤止沸，釜底抽薪。《内经》曰：五寅五申岁，多发此病。此病少阳相火之岁也。少阳客气胜，丹熛疮疱瘾疹之疾生矣。又《内经》曰：诸痛痒疮疡，皆属于心火。由是言之，皆明心生，不可用辛温之剂发散，以致热势转增，渐成脏毒下血，咬牙搐搦，为大热之证明矣。如白虎汤加人参，凉膈加桔梗、当归，不论秋冬，但有疮疱之证，便可用之。亦且疮疱、瘾疹、丹熛、跌疮者，是天之一气以伤人也。且如疮疱、瘾疹，以少为吉，以稠为凶。希少者，不服药而自愈；稠密者，以寒凉药舍死而治之，十痊其一二。敝家亲眷相知，信服此药，获效多矣。

【点评】卷四和卷五专论诸病治法，故称"治病百法"。列内、外、妇、儿、五官、皮肤科诸病证治100条，包括外感六淫类病证7种，内科杂病29种，头目五官科病证9种，皮、外、疮疡疹瘤9种，跌仆、虫伤、金创7种，妇科病证19种，儿科病证20种。依次分类条列，随证详举药方，治主汗、吐、下三法，兼施砭刺泻血、导引按摩、心理暗示，佐以单方验方。攻邪于前，食疗善后，重视病患体质，尤重胃气强弱。充分体现张氏攻邪为先、为急、为重，邪尽方宜食药调补之学术主张，值得肯定与弘扬。

学习此两卷应注意如下三点：①正确理解外感六淫。风、暑、湿、火、燥、寒系自然界的六种气候，正常情况下，称之为六气，反常情况下，则称为六淫。中医运用取象比类方法，将临床所见纷纭繁杂之万千症状，按照六淫之性状，析辨为风、暑、湿、火、燥、寒六淫，并随证附以相应药方，所谓方证相应。必须明确，六证实乃六淫导致六类不同体质（正气）之病证，"证者正也"，并非"风邪入卫，寒邪入营"（孔伯华语），这是正确解读中医学、解读《伤寒论》的首要关键点。②深刻领悟方证相应。现代著名经方大师岳美中先生曾说："在一个时期里，疗效总不能很快提高，思索其原因，一方面固然是对其学术研究的功力不到，经验不够；但细察其方剂，也确有琐细沉弱的方面。苦闷彷徨之中，又重读张仲景的《伤寒论》《金匮要略》（前此虽然学过，但未入细）。见其察证候而罕言病理，出方剂而不言药性，准当前之象征，投药石以祛疾。其质朴的学术，直逼实验科学之堂奥。"先生以深切的自身感悟，以纯朴的肺腑之言，一揭中医成材之奥秘：紧随仲景，坚决与一切空论玄谈绝交，除此，别无他路可走！反观张氏所引"夫风者，厥阴风木之主也""夫暑者，为少阴居火之主也""肺金为病，人气在胸"等类似天书之语，试问：明白此语者几何？临床可验证者又几何？③封建迷信思想应予批判。张氏（有人认为系后人强加于他）在卷五"疮疖瘤肿五十一""金疮五十四""鱼刺麦芒五十六""禁蝎五十九""乳痈七十四""身瘦肌热八十五""疟疾不愈九十七"等篇目中，先后7次提到"咒法"治病，显系荒诞不经、迷信愚拙之举，我们应毫不留情地予以批判，不必"蠢若游魂"（张仲景语）般为古人讳。

风形

因惊风搐一

新寨马叟，年五十九。因秋欠税，官杖六十，得惊气，成风搐已三年矣。病大发则手足颤掉，不能持物，食则令人代哺，口目张睒，唇舌嚼烂，抖擞之状，如线引傀儡。每发，市人皆聚观。夜卧发热，衣被尽去，遍身燥痒，中热而反外寒。久欲自尽，手不能绳，倾产求医，至破其家，而病益坚。叟之子，邑中旧小吏也，以父母病讯戴人。戴人曰：此病甚易治。若隆暑时，不过一涌，再涌，夺则愈矣。今已秋寒可三之，如未，更刺腧穴必愈。先以通圣散汗之，继服涌剂，则痰一二升，至晚又下五七行，其疾小愈。待五日，再一涌，出痰三四升，如鸡黄，成块状，如汤热。叟以手颤不能自探，妻与代探，咽嗌肿伤，昏愦如醉，约一二时许稍稍省。又下数行，立觉足轻颤减，热亦不作，足亦能步，手能巾栉，自持匙箸。未至三涌，病去如濯。病后但觉极寒。戴人曰：当以食补之，久则自退。盖大疾之去，卫气未复，故宜以散风导气之药，切不可以热剂温之，恐反成他病也。

风搐反张二

吕君玉之妻，年三十余，病风搐目眩，角弓反张，数日不食。诸医皆作惊风、暗风、风痫治之，以天南星、雄黄、天麻、乌、附用之，殊无少效。戴人曰：诸风掉眩，皆属肝木。曲直动摇，风之用也。阳主动，阴主静。由火盛制金，金衰不能平木，肝木茂而自病。先涌风痰二三升，次以寒剂下十余行，又以铦针刺百会穴，出血二杯愈。

飧泄三

赵明之，米谷不消，腹作雷鸣，自五月至六月不愈。诸医以为脾受大寒，故并与圣散子、豆蔻丸，虽止一二日，药力尽而复作。诸医不知药之非，反责明之不忌口。戴人至而笑曰：春伤于风，夏必飧泄。飧泄者，米谷不化，而直过下出也。又曰：米谷不化，热气在下，久风入中。中者，脾胃也。风属甲乙，脾胃属戊己，甲乙能克戊己，肠中有风故鸣。经曰：岁木太过，风气流行，脾土受邪，民病飧泄。诊其两手脉皆浮数，为病在表也，可汗之。直断曰：风随汗出。以火二盆，暗置床之下，不令病人见火，恐增其热。绐之入室，使服涌剂，以麻黄投之，乃闭其户，从外锁之，汗出如洗。待一时许开户，减火一半，须臾汗止，泄亦止。

因风鼻塞四

常仲明，常于炎暑时风快处，披露肌肤以求爽，为风所贼，三日鼻窒，虽坐于暖处少通，终不大解。戴人使服通圣散，入生姜、葱根、豆豉，同煎三两服，大发汗，鼻立通矣。

风痰五

常仲明之子，自四岁得风痰疾，至十五岁转甚，每月发一两次。发必头痛，痛则击数百拳，出黄绿涎一两盏方已。比年发益频，目见黑花，发作昏不知人，三四日方省。诸医皆用南星、半夏化痰之药，终无一效。偶遇戴人于瀍水之南乡。戴人以双解散发汗，次以苦剂吐痰，病去八九，续以分剂平调，自春至秋，如此数次，方获全瘥。

癫六

朱葛解家病癫疾，求治于戴人。戴人辞之：待五六月间，可治之时也。今春初尚寒，未可服药，我已具行装到宛丘，待五六月制药。朱葛解家以为托辞。后戴人果以六月间到朱葛，乃具大蒜、浮萍等药，使人召解家曰：药已成矣，可来就治。解为他药①所惑，竟不至。戴人曰：向日我非托也，以春寒未可发汗，暑月易发汗。《内经》论治癫疾，自目眉毛再生，针同发汗也。但无药者，用针一汗，可抵千针。故高俅②奉采萍歌曰：不居山兮不在岸，采我之时七月半；选甚瘫风与痪风，些小微风都不算；豆淋酒内下三丸，铁幞头上也出汗。噫！文士相轻，医氏相疾。文士不过自损，医氏至于害人。其解家之谓与！

阳夏张主簿，病癫十余年，眉须皆落，皮肤皱涩如树皮。戴人断之曰：是有汗者可治之。当大发汗，其汗出当臭，其涎当腥。乃置燠室中，遍塞风隙，以三圣散吐之。汗出周身，如卧水中。其汗果黏臭不可闻，痰皆腥如鱼涎，两足心微有汗。次以舟车丸、浚川散，大下五七行，如此数次乃瘥。

手足风裂七

阳夏胡家妇，手足风裂，其两目昏漫。戴人曰：厥阴所至为

---

① 药：原作"医"，据日正德本、千顷堂本改。
② 俅：原作"供"，据日正德本、千顷堂本改。

璺①。又曰：鸣紊启坼②，皆风之用。风属木，木郁者达之。达，谓吐也。先令涌之，继以调胃承气汤加当归泻之，立效。

胃脘痛八

一将军病心痛不可忍。戴人曰：此非心痛也，乃胃脘当心痛也。《内经》曰：岁木太过，风气流行，民病胃脘当心而痛。乃与神祐丸一百余粒，病不减。或问曰：此胃脘有寒，宜温补。将军素知戴人明了，复求药于戴人。戴人复与神祐丸二百余粒，作一服，大下六七行，立愈。

搐搦九

黄如村一叟，两手搐搦，状如拽锯，冬日不能覆被。适戴人之舞阳，道经黄如，不及用药，针其两手大指后中注穴上。戴人曰：自肘以上皆无病，惟两手搐搦，左氏所谓风淫末疾者，此也。或刺后溪，手太阳穴也，屈小指握纹尽处，是穴也。

面肿风十

南乡陈君俞，将赴秋试，头项偏肿连一目，状若半壶，其脉洪大。戴人出视《内经》：面肿者风。此风乘阳明经也，阳明气血俱多。风肿宜汗，乃与通圣散，入生姜、葱根、豆豉，同煎一大盏，服之，微汗。次日以草茎鼻中，大出血，立消。

---

① 璺(wèn 问)：陶瓷、玻璃等器具上的裂痕。
② 鸣紊启坼(chè 彻)：裂开而有声。言植物破土萌芽的状态。

惊风十一

戴人常曰：小儿风热惊搐，乃常病也。当搦时，切戒把捉手足，握持太急，必半身不遂也。气血偏胜，必痹其一臂，渐成细瘦，至老难治。当其搐时，置一竹簟①，铺之凉地，使小儿寝其上，待其搐，风力行遍经络，茂极自止，不至伤人。

风温十二

阳夏贺义夫，病伤寒，当三日以里，医者下之而成结胸，求戴人治之。戴人曰：本风温证也，不可下，又下之太早，故发黄结胸。此已有瘀血在胸中，欲再下之，恐已虚，惟一涌可愈，但出血，勿惊。以茶调、瓜蒂散吐之，血数升而衄，且噎逆。乃以巾卷小针，而使枕其刃，不数日平复。

风水十三

张小一，初病疥，爬搔，变而成肿，喘不能食。戴人断为风水。水得风而暴肿，故遍身皆肿。先令浴之，乘腠理开发，就燠室中用酸苦之剂，加全蝎一枚吐之。节次用药末至三钱许，出痰约数升，汗随涌出，肿去八九分。隔一日，临卧，向一更来，又下神祐丸七十余粒，三次咽之。至夜半，动一行，又续下水。煮桃红丸六十丸，以麝香汤下，又利三四行。后二三日，再以舟车丸、通经散及白术散以调之，愈。

又，曹典吏妻，产后忧恚抱气，浑身肿，绕阴器皆肿，大小便如

---

① 簟（diàn 店）：竹席。

常，其脉浮而大，此风水肿也。先以齑水撩其痰，以火助之发汗，次以舟车丸、浚川散泻数行。后四五日，方用苦剂，涌讫，用舟车丸、通经散过十余行。又六日，舟车、浚川复下之。末后用水煮桃红丸四十余丸，不一月如故。前后涌者二，泻凡四，通约百余行。当时议者，以为倒布袋法耳。病再来，则必死。世俗只见尘市①货药者，用银粉、巴豆，堨②肿者暂去，复来必死，以为惊俗。岂知此法乃《内经》治郁之玄关③。

兼此药皆小毒。其毒之药，岂有反害者哉？但愈后忌慎房室等事。况风水不同徒水④，无复来之理。

小儿风水十四

郾之营兵秋家小儿，病风水，诸医用银粉、粉霜之药，小溲反涩，饮食不进，头肿如腹，四肢皆满，状若水晶。家人以为勉强，求治于戴人。戴人曰：此证不与壮年同。壮年病水者，或因留饮及房室。此小儿才七岁，乃风水证也，宜出汗。乃置燠室，以屏帐遍遮之，不令见火。若内火见外火，必昏愦也。使大服胃风汤而浴之。浴讫，以布单重覆之，凡三五重，其汗如水，肿乃减五分。隔一二日，乃依前法治之。汗出，肿减七分，乃二汗而全减。尚未能食，以槟榔丸调之，儿已喜笑如常日矣。

肾风十五

桑惠民病风，面黑色，畏风不敢出，爬搔不已，眉毛脱落，作癞

---

① 市：原作"中"，据文义改。尘市，犹"尘世"，市井也。
② 堨(è恶)：犹"堰"，以土障水。《医学大成》本作"虽"。
③ 玄关：泛指门户。关，原作"阙"，据文义改。
④ 徒水：《类经》卷二十一《肾主水水腧五十七穴》张介宾注："徒，但也。有水无风，故曰徒水。"徒，原作"从"，据《灵枢·四时气》改。

医三年。一日，戴人到棠溪，来求治于戴人。戴人曰：非癞也。乃出《素问·风论》曰：肾风之状，多汗恶风，脊痛不能正立，其色炲，面尨然①浮肿。今公之病，肾风也。宜先刺其面，大出血，其血当如墨色，三刺血变色矣。于是下针，自额上下钘针，直至颅②顶皆出血，果如墨色。偏肿处皆针之，惟不针目锐眦外两旁，盖少阳经，此少血多气也。隔日又针之，血色乃紫。二日外又刺，其血色变赤。初针时痒，再刺则额觉痛，三刺其痛不可任，盖邪退而然也。待二十余日，又轻刺一遍，方已。每刺必以冰水洗其面血，十日黑色退，一月面稍赤，三月乃红白。但不服除根下热之药，病再作。戴人在东方，无能治者。

劳风十六

戴人见一男子，目下肿如卧蚕状。戴人曰：目之下，阴也，水亦阴也。肾以为水之主，其肿至于目下故也。此由房室交接之时，劳汗遇风，风入皮腠，得寒则闭，风不能出，与水俱行，故病如是。不禁房则死。

中风十七

高评事中风，稍缓，张令涌之。后服铁弹丸，在《普济》加减方中。或问张曰：君常笑人中风服铁弹丸，今自用之，何也？张曰：此收后之药也。今人用之于大势方来之时，正犹蚍蜉撼大树，不识次第故也。

---

① 尨(máng 忙)然：肿大的样子。
② 颅：原作"颐"，据《医学大成》本改。

暑形

中暑十八

小郑年十五，田中中暑，头痛，困卧不起。戴人以双解散汗之，又以米醋汤投之，未解。薄晚，又以三花神祐丸大下之，遂愈。

又张叟年七十一，暑月田中，因饥困伤暑，食饮不进，时时呕吐，口中常流痰水，腹胁作痛。医者概用平胃散、理中丸、导气丸，不①效，又加针灸，皆云胃冷，乃问戴人。戴人曰：痰属胃，胃热不收，故流痰水。以公年高，不敢上涌，乃使一箸探之，不药而吐之痰涎一升。次用黄连清心散、导饮丸、玉露散以调之。饮食加进，惟大便秘，以生姜、大枣煎调胃承气汤一两夺之，遂愈。

瘖疟十九

故息城一男子病疟，求治于戴人。诊两手脉，皆沉伏而有力，内有积也，此是肥气。病者曰：左胁下有肥气，肠中作痛，积亦痛，形如覆杯，间发止，今已三年，祈禳避匿，无所不至，终不能疗。戴人曰：此瘖疟也。以三花神祐丸五七十丸，以冷水送，过五六行。次以冷水止之，冷主收敛故也。湿水既尽，一二日，煎白虎汤，作顿啜之，疟犹不愈，候五六日，吐之以常山散，去冷痰涎水六七次，若翻浆。次以柴胡汤和之，间用妙功丸磨之，疟悉除。

---

① 不：原作"神"，据日正德本、千顷堂本改。

火形

马刀二十

襄陵马国卿，病左乳下二胁间期门穴中发痈，坚而不溃，痛不可忍。医疡者皆曰乳痈，或曰红系漏，或曰觑心疮。使服内托散百日，又服五香连翘汤数月，皆无验。国卿伛偻而来，求治于戴人。遇诸市，戴人见之曰：此马刀痈也，足少阳胆经之病。出《灵枢》十二经以示之。其状如马刀，故曰马刀。坚而不溃。乃邀之于食肆中，使食水浸汤饼。国卿曰：稍觉缓。次日，先以沧盐上涌，又以凉剂涤去热势，约数十行，肿已散矣。

又朱葛黄家姜，左胁病马刀痈，憎寒发痛，已四五日矣。戴人适避暑于寺中，来乞药。戴人曰：此足少阳胆经病也。少血多气，坚而不溃，不可急攻。当以苦剂涌之，以五香连翘汤托之。既而痛止，然痈根未散。有一盗医过，见之曰：我有妙药，可溃而为脓，不如此，何时而愈？即纴①毒药，痛不可忍，外寒内热，呕吐不止，大便黑色，食饮不下，号呼闷乱，几至于死。诸姑惶惧，夜投戴人。戴人曰：当寻原医者，余不能治。其主母亦来告，至于再三。戴人曰：胁间皮薄肉浅，岂可轻用毒药！复令洗出，以凉剂下之，痛立止，肿亦消。

项疮二十一

戴人在西华，寄于夏官人宅。忽项上病一疮，状如白头疮，肿根

---

① 纴（rèn 任）：织布帛的丝缕。此指以白绵纸搓成细捻，蘸药末插入疮口内。

红硬，以其微小，不虑也。忽遇一故人见邀，以羊羔酒饮，鸡、鱼、醢①、蒜皆在焉。戴人以其故旧，不能辞，又忘其禁忌。是夜疮疼痛不可忍，项肿及头，口发狂言，因见鬼神。夏君甚惧，欲报其家。戴人笑曰：请无虑，来日当平。乃以酒调通经散六七钱，下舟车丸百余粒，次以热面羹投之。上涌下泄，一时齐作，合去半盆。明日日中，疮肿已平。一二日，肿消而愈。夏君见，大奇之。

代指②痛二十二

麻先生妻，病代指痛，不可忍。酒调通经散一钱，半夜大吐，吐毕而痛减。余因叹曰：向见陈五曾病此，医以为小虫伤，或以草上有毒物，手因触之。迁延数月，脓尽方已。以今日观之，可以大笑。

瘰疬二十三

一妇人病瘰疬，延及胸臆，皆成大疮，相连无好皮肉，求戴人疗之。戴人曰：火淫所胜，治以咸寒。命以沧盐吐之，一吐而着痂。次用凉膈散、解毒汤等剂，皮肉乃复如初。

咽喉肿塞二十四

一妇人病咽喉肿塞，浆粥不下，数日肿不退，药既难下，针亦无功。戴人以当归荆芥甘草煎，使热漱③之，以冷水拔其两手。不及五六日，痛减肿消，饮食如故。咽喉之病甚急，不可妄用针药。

---

① 醢(hǎi 海)：用肉、鱼等制成的酱。

② 代指：外科病证名，又称"代甲"，即甲沟炎等指甲内的急性化脓性感染。

③ 漱：原作"嗽"，据《医学大成》本改。

舌肿二十五

南邻朱老翁，年六十余岁，身热数日不已，舌根肿起，和舌尖亦肿，肿至满口，比原舌大二倍。一外科以燔针刺其两旁舌下廉泉穴，病势转凶，将至颠巇①。戴人曰：血实者宜决之。以铦针磨令锋极尖，轻砭之，日砭八九次，血出约一二盏，如此者三次，渐而血少痛减肿消。夫舌者，心之外候也。心主血，故血出则愈。又曰：诸痛痒疮疡，皆属心火。燔针艾火，是何义也？

腰胯痛二十六

戴人女僮，冬间自途来，面赤如火，至灉阳，病腰胯大痛，里急后重，痛则见鬼神。戴人曰：此少阳经也，在身侧为相火。使服舟车丸、通经散，泻至数盆，病犹未瘥。人皆怪之，以为有祟。戴人大怒曰：驴鬼也！复令调胃承气汤二两，加牵牛头末一两，同煎服之，大过数十行，约一二缶，方舍其杖策。但发渴。戴人恣其饮水、西瓜、梨、柿等。戴人曰：凡治火，莫如冰。水，天地之至阴也。约饮水一二桶，犹觉微痛。戴人乃刺其阳陵穴，以伸其滞，足少阳胆经之穴也。自是方宁。女僮自言：此病每一岁须泻五七次，今年不曾泻，故如是也。常仲明悟其言，以身有湿病，故一岁亦泻十余行，病始已。此可与智者言，难与愚者论也。

狂二十七

一叟年六十，值徭役烦扰，而暴发狂。口鼻觉如虫行，两手爬

---

① 将至颠巇(xī 西)：达到危险的程度。

搔，数年不已。戴人诊其两手脉，皆洪大如绠①绳。断之曰：口为飞门，胃为贲门。曰：口者，胃之上源也，鼻者，足阳明经起于鼻交频之中，旁纳太阳，下循鼻柱，交人中，环唇下，交承浆，故其病如是。夫徭役烦扰，便属火化。火乘阳明经，故发狂。故经言：阳明之病，登高而歌，弃衣而走，骂言不避亲疏。又况肝主谋，胆主决。徭役迫遽，则财不能支，则肝屡谋而胆屡不能决。屈无所伸，怒无所泄，心火磐礴，遂乘阳明经。然胃本属土，而肝属木，胆属相火，火随木气而入胃，故暴发狂。乃命置煥室中，涌而汗出，如此三次，《内经》曰：木郁则达之，火郁则发之。良谓此也。又以调胃承气汤半斤，用水五升，煎半沸，分作三服，大下二十行，血水与瘀血相杂而下数升，取之乃康。以通圣散调其后矣。

痰厥二十八

一夫病痰厥不知人，牙关紧急，诸药不能下，候死而已。戴人见之，问侍病者：口中曾有涎否？曰：有。戴人先以防风、藜芦煎汤，调瓜蒂末灌之。口中不能下，乃取长蛤甲磨去刃，以纸裹其尖，灌于右鼻窍中，咽②然下咽有声。后灌其左窍亦然。戴人曰：可治矣。良久涎不出。遂以砒石一钱，又投之鼻中。忽偃然仰面，似觉有痛，斯须吐哕，吐胶涎数升，颇腥。砒石寻常勿用，以其病大，非如此莫能动。然无瓜蒂，亦不可便用，宜消息之。大凡中风涎塞，往往止断为风，专求风药，灵宝、至宝，误人多矣。刘河间治风，舍风不论，先论二火，故令将此法实于火形中。

滑泄干呕二十九

麻先生妻，当七月间，病脏腑滑泄。以去湿降火之药治之，少

---

① 绠(gěng 更)：粗索。
② 咽(guō 锅)：吞咽食物的声音。

愈。后腹胀及乳痛，状如吹乳，头重壮热，面如渥丹①，寒热往来，嗌干呕逆，胸胁痛不能转侧，耳鸣，食不可下，又复泻。余欲泻其火，脏腑已滑数日矣；欲以温剂止利，又禁上焦已热。实不得其法。使人就诸葛寺礼请戴人。比及戴人至，因检刘河间方，惟益元散正对此证，能降火解表，止渴利小溲，定利安神。以青黛、薄荷末，调二升，置之枕右，使作数次服之。夜半遍身出冷汗如洗。原觉足冷如冰，至此足大暖，头顿轻，肌凉痛减，呕定痢止。及戴人至，余告之已解。戴人曰：益元固宜。此是少阳证也，能使人寒热遍剧，他经纵有寒热，亦不至甚，既热而有痢，不欲再下，何不以黄连解毒汤服之？乃令诊脉。戴人曰：娘子病来，心常欲痛哭为快否？妇曰：欲如此，余亦不知所谓。戴人曰：少阳相火，凌烁肺金，金受屈制，无所投告。肺主悲，但欲痛哭而为快也。麻先生曰：余家诸亲，无不敬服。脉初洪数有力，自服益元散后已平，又闻戴人之言，使以当归、芍药，以解毒汤中数味服之，大瘥矣。

笑不止三十

戴人路经古亳②，逢一妇，病喜笑不止，已半年矣。众医治者，皆无药术矣。求治于戴人。戴人曰：此易治也。以沧盐成块者二两，余用火烧令通赤，放冷研细。以河水一大碗，同煎至三五沸，放温分三次啜之。以钗探于咽中，吐去热痰五升。次服大剂黄连解毒汤是也。不数日而笑定矣。《内经》曰：神有余者，笑不休。此所谓神者，心火是也。火得风而成焰，故笑之象也。五行之中，惟火有笑矣。

---

① 渥（wò 握）丹：如涂厚丹，形容颜色赤红。
② 古亳（bó 帛）：古都邑名。今河南省睢阳区东南称南亳，北称北亳；偃师县西称西亳。

膈食中满三十一

遂平李官人妻，病咽中如物塞，食不下，中满，他医治之不效。戴人诊其脉曰：此痰膈也。《内经》曰：三阳结为膈。王启玄又曰：格阳云阳盛之极，故食格拒而不入。先以通经散越其一半，后以舟车丸下之，凡三次，食已下。又以瓜蒂散再越之，健啖如昔日矣。

目盲三十二

戴人女僮至西华，目忽暴盲不见物。戴人曰：此相火也。太阳阳明，气血俱盛。乃刺其鼻中攒竹穴与顶前五穴，大出血，目立明。

小儿悲哭不止三十三

夫小儿悲哭，弥日不休，两手脉弦而紧。戴人曰：心火盛而乘肺，肺不受其屈，故哭。肺主悲。王太仆云：心烁则痛甚。故烁甚悲亦甚。今浴以温汤，渍形以为汗也。肺主皮毛，汗出则肺热散矣。浴止而啼亦止。乃①命服凉膈散加当归、桔梗，以竹叶、生姜、朴硝同煎服，泻膈中之邪热。

小儿手足搐搦三十四

李氏一小儿，病手足搐搦，以示戴人。戴人曰：心火盛也，勿持捉其手，当从搐搦。此由乳母保抱太极所致。乃令扫净地以水洒之，干令复洒之，令极湿；俯卧儿于地上，良久，浑身转侧，泥�/ 浣皆满；

---

① 乃：原作"仍"，据千顷堂本改。

乃以水洗之，少顷而瘥。

目赤三十五

李民范，目常赤。至戊子年火运，君火司天。其年病目者，往往暴盲，运火炎烈故也。民范是年目大发，遂遇戴人，以瓜蒂散涌之，赤立消。不数日，又大发。其病之来也，先以左目内眦，赤发牵睛，状如铺麻，左之右。次锐眦发，亦左之右。赤贯瞳子，再涌之又退。凡五次，交亦五次，皆涌。又刺其手中出血及头上鼻中皆出血，上下中外皆夺，方能战退。然不敢观书及见日。张云：当候秋凉再攻则愈。火方旺而在皮肤，虽攻其里无益也。秋凉则热渐入里，方可擒也。惟宜暗处闭目，以养其神水。暗与静属水，明与动属火，所以不宜见日也。盖民范因初愈后，曾冒暑出门，故痛连发不愈。如此涌泄之后，不可常攻。使服黍粘子以退翳，方在别集中。

热形

沙石淋三十六

酒监房善良之子，年十三，病沙石淋，已九年矣。初因疮疹余毒不出，作便血。或告之，令服太白散。稍止后，又因积热未退，变成淋闭。每发则见鬼神，号则惊邻。适戴人客邓墙寺，以此病请。戴人曰：诸医作肾与小肠病者，非也。《灵枢》言：足厥阴肝之经，病遗溺闭癃。闭谓小溲不行，癃为淋沥也。此乙木之病，非小肠与肾也。木为所抑，火来乘之，故热在脬中。下焦为之约，结成沙石，如汤瓶煎炼日久，熬成汤碱。今夫羊豕之脬，吹气令满，常不能透，岂真有沙石而能漏者邪？以此知前人所说，服五石丸散而致者，恐未尽然。

《内经》曰：木郁则达之。先以瓜蒂散越之，次以八正散，加汤碱等分顿啜之，其沙石自化而下。

又屈村张氏小儿，年十四岁，病约一年半矣。得之麦秋，发则小肠大痛，至握其㕞①，跳跃旋转，号呼不已，小溲数日不能下，下则成沙石。大便秘涩，肛门脱出一二寸。诸医莫能治。闻戴人在朱葛寺避暑，乃负其子而哀请戴人。戴人曰：今日治，今日效，时日在辰巳间矣。以调胃承气仅一两，加牵牛头末三钱，汲河水煎之，令作三五度咽之。又服苦末丸，如芥子许六十粒。日加晡，上涌下泄，一时齐出，有脓有血。涌泻既觉定，令饮新汲水一大盏，小溲已利一二次矣。是夜，凡饮新水二三十遍，病去九分，止哭一次。明日困卧如醉，自晨至暮，猛然起走索食，与②母歌笑自得，顿释所苦。继与太白散、八正散等调一日，大瘥。恐暑天失所养，留五日而归。戴人曰：此下焦约也。不吐不下，则下焦何以开？不令饮水，则小溲何以利？大抵源清则流清也。

又柏亭刘十三之子，年六岁，病沙石淋。戴人以苦剂三涌之，以益肾散三下之，立愈。

膏淋三十七

鹿邑一阀阅家，有子二十三岁，病膏淋三年矣。乡中医不能治，往京师遍访，多作虚损，补以温燥，灼以针艾，无少减。闻戴人侨居瀹东，见戴人。曰：惑蛊之疾也，亦曰白淫。实由少腹冤热，非虚也。可以涌以泄。其人以时暑，惮其法峻，不决者三日。浮屠一僧曰：予以有暑病，近觉头痛。戴人曰：亦可涌。愿与君同之，毋畏也。于是涌痰三升，色如黑矾汁，内有死血并黄绿水。又泻积秽数行，寻觉病去。方其来时，面无人色，及治毕，次日面如醉。戴人虑

---

① 㕞（zuī）：同"朘"。指男子生殖器。
② 与：原作"于"，据日正德本、千顷堂本改。

其暑月路远，又处数方，使归以自备云。

二阳病三十八

常仲明病寒热往来，时咳一二声，面黄无力，懒思饮食，夜多寝汗，日渐瘦削。诸医作虚损治之。用二十四味烧肝散、鹿茸、牛膝，补养二年，口中痰出，下部转虚。戴人断之曰：上实也。先以涌剂吐痰二三升，次以柴胡饮子，降火益水，不月余复旧。此证名何？乃《内经》中曰二阳病也。二阳之病发心脾，不得隐曲。心受之，则血不流，故女子不月；脾受之，则味不化，故男子少精，此二证名异而实同。仲明之病，味不化也。

小儿面上赤肿三十九

黄氏小儿，面赤肿，两目不开。戴人以铍针刺轻砭之。除两目尖外，乱刺数十针，出血三次乃愈。此法人多不肯从，必欲治病，不可谨护。

头热痛四十

丹霞僧，病头痛，常居暗室，不敢见明。其头热痛，以布环其头上，置冰于其中，日易数次，热不能已。诸医莫识其证，求见戴人。戴人曰：此三阳蓄热故也。乃置炭火于暖室中，出汗涌吐，三法并行，七日方愈。僧顾从者曰：此神仙手也。

劳嗽四十一

驼口镇一男子，年二十余岁，病劳嗽数年，其声欲出不出。戴人问曰：曾服药否？其人曰：家贫未尝服药。戴人曰：年壮不妄服药者易治。先以苦剂涌之，次以舟车、浚川大下之，更服重剂，果瘥。

一田夫，病劳嗽，一涌一泄，已减大半。次服人参补肺汤，临卧更服槟榔丸以进食。

又东门高三郎，病嗽一年半，耳鸣三月矣。嗽脓血，面多黑点，身表俱热，喉中不能发声。戴人曰：嗽之源，心火之盛也。秋伤于湿，冬生咳嗽。冬水既旺，水湿相接，隔绝于心火，火不下降，反而炎上。肺金被烁，发而为嗽。金煅既久，声反不发。医者补肺肾，皆非也。戴人令先备西瓜、冰雪等物，其次用涌泄之法，又服去湿之药，病日已矣。

劳嗽咯血四十二

濮阳刘氏一男子，年二十余岁，病劳嗽，咯血吐唾，黏臭不可闻。秋冬少缓，春夏则甚，寒热往来，日晡发作，状如痎疟，寝汗如水。屡服麻黄根、败蒲扇止汗，汗自若也。又服宁神散、宁肺散止嗽，嗽自若也。戴人先以独圣散涌其痰，状如鸡黄，汗随涌出，昏愦三日不省。时时饮以凉水，精神稍开，饮食加进。又与人参半夏丸、桂苓甘露散服之，不经数日乃愈。

吐血四十三

岳八郎，常日嗜酒，偶大饮醉，吐血近一年，身黄如橘，昏愦发作，数日不省，浆粥不下，强直如厥，两手脉皆沉细。戴人视之曰：脉沉细者，病在里也，中有积聚。用舟车丸百余粒，浚川散五六钱，大下十余行，状若葵菜汁，中燥粪，气秽异常。忽开两目，伸挽问左右曰：我缘何至此？左右曰：你吐血后数日不省，得戴人治之乃醒。自是五六日必以泻，凡四五次，其血方止，但时咳一二声，潮热未退。以凉膈散加桔梗、当归，各秤二两，水一大盂，加老竹叶，入蜜少许，同煎去滓，时时呷之，间与人参白虎汤，不一月复故。

呕血四十四

棠溪李民范，初病嗽血。戴人以调胃汤一两，加当归使服之，不动。再以舟车丸五六十粒，过三四行，又呕血一碗。若庸工则必疑。不再宿①，又与舟车丸百余粒，通经散三四钱，大下之，过十余行，已愈过半。乃以黄连解毒汤加当归，煎服之，次以草茎鼻中出血半升。临晚，又用益肾散，利数行乃愈。

因药燥热四十五

高烁巡检之子八岁，病热。医者皆为伤冷，治之以热药攻矣。欲饮水，水禁而不与。内水涸竭，烦躁转生，前后皆闭，口鼻俱干，寒热往来，嗽咳时作，遍身无汗。又欲灸之。适遇戴人。戴人责其母曰：重裀厚被，暖炕红炉，儿已不胜其热矣，尚可灸乎？其母谢以不明。戴人令先服人参柴胡饮子，连进数服，下烂鱼肠之类，臭气异常。渴欲饮水，听其所欲，冰雪凉水，连进数杯。节次又下三四十行，大热方去。又与牛黄通膈丸，复下十余行，儿方大痊。前后约五十余行，略无所困，冰雪水饮至一斛。向灸之，当如何哉？

肺痈四十六

武阳仇天祥之子，病发寒热。诸医作骨蒸劳治之，半年病愈甚。以礼来聘戴人，戴人往视之。诊其两手脉，尺寸皆潮②于关，关脉独

---

① 不再宿：不过两天。
② 潮：汇聚。

大。戴人曰：痫象也。问其乳媪：曾有痛处否？乳媪曰：无。戴人令儿去衣，举其两手，观其两胁下，右胁稍高。戴人以手侧按之，儿移身乃避之，按其左胁则不避。戴人曰：此肺部有痈也，非肺痈也。若肺痈已吐脓矣。此不可动，止可以药托其里，以待自破。家人皆疑之，不以为然。服药三日，右胁有三点赤色。戴人连辞云：此儿之病，若早治者，谈笑可已，今已失之迟。然破之后，方验其生死矣。若脓破黄赤白者生也，脓青黑者死也。遂辞而去，私告天祥之友李简之曰：数月之后，即此儿必有一证也。其证乃死矣，肺死于巳。至期而头眩不举，不数日而死也。其父曰：群医治之，断为骨蒸证。戴人独言其肺有痈也。心终疑之。及其死，家人辈以火焚其棺。既燃，天祥以杖破其胁下，果出青黑脓一碗。天祥仰天哭曰：诸医误杀吾儿矣！

痿四十七

宛丘营军校三人，皆病痿，积年不瘥。腰以下，肿痛不举，遍身疮赤，两目昏暗，唇干舌燥，求疗于戴人。戴人欲投泻剂，二人不从，为他医温补之药所惑，皆死。其同病有宋子玉者，俄省曰：彼已热死，我其改之？敬邀戴人。戴人曰：公之疾，服热药久矣。先去其药邪，然后及病邪，可下三百行。子玉曰：敬从教。先以舟车丸、浚川散，大下一盆许。明日减三分，两足旧不仁，是日觉痛痒。累至三百行始安。戴人曰：诸痿独取阳明。阳明者，胃与大肠也。此言不止谓针也，针与药同也。

口疮四十八

一男子，病口疮数年，上至口，中至咽嗌，下至胃脘，皆痛，不敢食热物。一涌一泄一汗，十去其九。次服黄连解毒汤，不十余日皆释。

虚劳四十九

西华束茂之，病虚劳寝汗，面有青黄色，自膝以下，冷痛无汗，腹中燥热。医以姜、附补之，五晦朔不令饮水，又禁梳头，作寒治之。请于戴人。戴人曰：子之病，不难愈，难于将护，恐愈后阴道转茂①，子必不慎。束生曰：不敢。戴人先以舟车丸、浚川散，下五七行。心火下降，觉渴，与冰水饮之，又令澡浴，数日间面红而泽。后以河水煮粥，温养脾胃。河水能利小溲。又以活血当归丸、人参柴胡散、五苓散、木香白术散调之。病大瘥，寝汗皆止，两足日暖，食进。戴人常曰：此本肺痹，当以凉剂。盖水之一物，在目为泪②，在皮为汗，在下为小溲。谷多水少为常，无水可乎？若禁饮水必内竭，内竭则燥热生焉。人若不渴，与水亦不肯饮之矣。束生既愈，果忘其戒，病复作。戴人已去，乃殂。

心痛五十

酒官杨仲臣，病心气痛③。此人常好饮酒，初饮三二杯必奔走，跛懒两足，三五十次，其酒稍散，方能复席。饮至前量，一醉必五七次，至明呕青黄水，数日后变鱼腥臭，六七日始安。戴人曰：宜涌。乃吐虫一条，赤黄色，长六七寸，口目鼻皆全，两目膜瞒，状如蛇类，以盐腌干示人。

伤寒极热五十一

戴人之仆，常与邻人同病伤寒，俱至六七日，下之不通，邻人已

---

① 阴道转茂：性欲增强。
② 泪：原作"凉"，据千顷堂本改。
③ 心气痛：心窝部疼痛，实指胃脘痛。

死。仆发热极，投于井中。捞出，以汲水贮之，槛使坐其中。适戴人游他方，家人偶记戴人治法。曰：伤寒三下不通，不可再攻，便当涌之。试服瓜蒂散，良久，吐胶涎三碗许，与宿食相杂在地，状如一帚，顿快。乃知世医杀人多矣。戴人之女僮，亦尝吐。一吏伤寒，吐讫，使服太白散、甘露散以调之。

失笑五十二

戴人之次子，自出妻①之后，日瘦，语如瓮中。此病在中也。常拈第三指失笑，此心火也。约半载，日饮冰雪，更服凉剂。戴人曰：恶雪则愈矣。其母惧其大寒。戴人骂曰：汝亲也，吾用药如鼓之应桴，尚恶凉药，宜乎世俗之谤我也。至七月，厌冰不饮，病日解矣。

赤目五十三

安喜赵君玉，目暴赤肿，点洗不退。偶思戴人语曰：凡病在上者皆宜吐。乃以茶调散涌之。一涌，赤肿消散。君玉叹曰：法之妙，其迅如此。乃知法不远，人自远法也。

目瞏②五十四

清州王之一子，年十余岁，目赤多泪，众工无效。戴人见之曰：此儿病目瞏，当得之母腹中被惊。其父曰：妊娠时，在临清被围。戴人令服瓜蒂散加郁金，上涌而下泄，各去涎沫数升。人皆笑之。其母亦曰：儿腹中无病，何吐泻如此？至明日，其目耀然爽明。李仲安见而惊曰：奇哉此法！戴人其日又与头上出血及眉上、鼻中皆出血。吐

① 出妻：离弃妻子。
② 瞏（qióng 穷）：目惊视。

时，次用通经散二钱，舟车丸七十粒，自吐却少半。又以通经散一钱投之。明日，又以舟车丸三十粒投之。下十八行，病更不作矣。

疱后呕吐五十五

河门刘光济之子，才二岁，病疱后呕吐发昏，用丁香、豆蔻之类不效。适麻先生寄其家，乃谓光济曰：余有小方无毒，人皆知之，公肯从乎？光济曰：先生之言，必中于理，何敢不从。麻先生曰：刘河间常言，凉膈散可治疮疱，张戴人用之如神。况《内经》言：少阳所至为呕涌。少阳者，相火也，非寒也。光济欣而从之。此日利二行。适王德秀自外入，闻其利之也，乃曰：疮疱首尾不可下。麻自悔其多言也，业已然，姑待之。比至食时，下黄涎一合。日午问之，儿已索游于街矣。

热厥头痛五十六

彭吴张叟，年六十余岁，病热厥头痛，以其用涌药，时已一月间矣。加之以火，其人先利脏腑，年高身困，出门见日而仆，不知人。家人惊惶，欲揉扑之。戴人曰：大不可扰。续与西瓜、凉水、蜜雪，少顷而苏。盖病人年老涌泄，目脉易乱，身体内有炎火，外有太阳，是以自跌耳。若是扰之，便不救矣。惟安定神思，以凉水投之，待之以静。静便属水，自然无事。若他医必惑，足以知戴人之谙练。

产前喘五十七

武安胡产祥之妻，临难月病喘。以凉膈散二两，四物汤二两，朴硝一两，分作二服，煎令冷服之。一服病减大半，次又服之，病痊效矣。产之后第六日，血迷。又用凉膈散二两，四物汤三两，朴硝一两，都作一服，大下紫黑水，其人至今肥健。戴人常曰：孕妇有病，当十月、九月内，朴硝无碍，八月者当忌之，七月却无妨，谓阳月也，十月者已成形矣。

血崩五十八

孟官人母，年五十余岁，血崩一载，佥①用泽兰丸、黑神散、保安丸、白薇散补之，不效。戴人见之曰：天癸已尽，本不当下血。盖血得热而流散，非寒也。夫女子血崩，多因大悲哭。悲甚则肺叶布，心系为之恐，血不禁而下崩。《内经》曰：阴虚阳搏之为崩。阴脉不足，阳脉有余，数则内崩，血乃下流。举世以虚损治之，莫有知其非者。可服大剂。大剂者，黄连解毒汤是也。次以拣香附子二两炒，白芍二两焙，当归一两焙，三味同为细末，水调下，又服槟榔丸，不拘日而安。

妇人二阳病五十九

一妇月事不行，寒热往来，口干、颊赤、喜饮，旦暮闻咳一二声。诸医皆云：经血不行，宜虻虫、水蛭、干漆、硇砂、芫青、红娘子、没药、血竭之类。惟戴人不然，曰：古方中虽有此法，奈病人服之，必脐腹发痛，饮食不进。乃命止药，饮食稍进。《内经》曰：二阳之病发心脾，心受之则血不流，故女子不月。既心受积热，宜抑火升水，流湿润燥，开胃进食。乃涌出痰一二升，下泄水五六行。湿水上下皆去，血气自行周②流，月事不为水湿所隔③，自依期而至矣。亦不用虻虫、水蛭之类有毒之药。如用之，则月经纵来，小溲反闭，他

---

① 佥（qiān 迁）：都、皆。
② 周：原作"沸"，据《医学大成》本改。
③ 隔：原作"膈"，据千顷堂本改。

证生矣。凡精血不足，当补之以食，大忌有毒之药，偏胜而成夭阏①。

月闭寒热六十

一妇年三十四岁，经水不行，寒热往来，面色痿黄，唇焦颊赤，时咳三两声。向者所服之药，黑神散、乌金丸、四物汤、烧肝散、鳖甲散、建中汤、宁肺散，针艾百千，病转剧。家人意倦，不欲求治。戴人悯之，先涌痰五六升。午前涌毕，午后食进，余证悉除。后三日，复轻涌之，又去痰一二升，食进益。不数日，又下通经散，泻讫一二升。后数日，去死皮数重，小者如肤片，大者如苇膜。不一月，经水行，神气大康矣。

恶寒实热六十一

一妇身冷脉微，食沸热粥饭，六月重衣，以狐帽蒙其首，犹觉寒，泄注不止。常服姜、附、硫黄燥热之剂，仅得平和。稍用寒凉，其病转增，三年不愈。戴人诊其两手脉，皆如绠绳有力，一息六七至。《脉诀》曰：六数七极热生多。以凉布搭②心，次以新汲水淋其病处，妇乃叫杀人。不由病者③，令人持之，复以冷水淋其三四十桶，大战汗出，昏困一二日，而向之所恶皆除。此法华元化已曾用，世无知者。

遇寒手热六十二

常仲明之妻，每遇冬寒，两手热痛。戴人曰：四肢者，诸阳之本

---

① 夭阏(è 恶)：阻遏，摧折。
② 搭：原作"拂"，据日正德本、千顷堂本改。
③ 不由病者：不理会病人呼叫。

也，当夏时散越而不痛，及乎秋冬，收敛则痛。以三花神祐丸大下之，热遂去。

呕逆不食六十三

柏亭王论夫，本因丧子忧抑，不思饮食。医者不察，以为胃冷，血燥之剂尽用之。病变呕逆而瘦，求治于戴人。一视涌泄而愈。愈后忘其禁忌，病复作，大小便俱秘，脐腹撮痛，呕吐不食。一日，大小便不通十有三日，复问戴人。戴人曰：令先食葵羹、菠菱菜、猪羊血，以润燥开结；次与导饮丸二百余粒，大下结粪。又令恣意饮冰水数升，继搜风丸、桂苓白术散以调之。食后服导饮丸三十余粒。不数日，前后皆通，药止呕定食进。此人临别，又留润肠丸，以防复结。又留涤肠散，大闭则用之。凡服大黄、牵牛，四十余日方瘳。论夫自叹曰：向使又服向日热药，已非今日人矣。一僧问，戴人云：肠者，畅也。不畅何以？此一句尽多。

痤疖六十四

一省掾①，背项常有痤疖，愈而复生。戴人曰：太阳血有余也。先令涌泄之，次于委中以锇针出紫血，病更不复作也。

牙痛六十五

泽洲李继之，忽病牙痛，皱眉不语。栾景先见之曰：何不药也？曰：无牙痛药。曰：曾记张戴人云：阳明经热有余也，宜大下之。乃付舟车丸七十粒。服毕，遇数知交留饮，强饮热酒数杯，药为热酒所

---

① 掾(yuàn 愿)：古代属官的通称。

发，尽吐之，吐毕而痛止。李大笑曰：戴人神仙也！不三五日又痛，再服前药百余粒，大下数行乃愈。

淋六十六

戴人过息城，一男子病淋。戴人令顿食咸鱼。少顷大渴。戴人令恣意饮水，然后以药治淋，立通。淋者无水，故涩也。

口臭六十七

赵平尚家一男子，年二十余岁，病口中气出，臭如发厕，虽亲戚莫肯与对语。戴人曰：肺金本主腥，金为火所炼，火主焦臭，故如是也。久则成腐，腐者肾也。此极热则反兼水化也。病在上，宜涌之。先以茶调散涌，而去其七分，夜用舟车丸、浚川散下五七行，比旦①而臭断。呜呼！人有病口臭而终其老者，世讹以为肺系偏，而与胃相通，故臭。妄论也！

湿形

疝六十八

汝南司侯李审言，因劳役王事，饮水坐湿地，乃湿气下行，流入胂囊，大肿，痛不可忍。以金铃、川楝子等药不效，求治于戴人。曰：可服泄水丸。审言惑之。又数日，痛不可堪，竟从戴人。先以舟车丸、浚川散，下青绿沫十余行，痛止。次服茴香丸、五苓以调之，

---

① 比旦：到早上。

三日而肿退，至老更不作。夫疝者，乃肝经也，下青沫者，肝之色也。

水疝六十九

律科王敏之，病水疝，其法在于寒形中。

留饮七十

郭敬之，病留饮四日，浮肿不能食，脚肿连肾囊痛。先以苦剂涌之，后以舟车丸、浚川散泻之，病去如拾遗。

又棠溪张凤村，一田叟姓杨，其病呕酸水十余年。本留饮，诸医皆以燥剂燥之，中脘、脐、胻①，以火艾燔针刺之，疮未尝合。戴人以苦剂越之，其涎如胶，乃出二三升，谈笑而愈。

黄疸七十一

蔡寨成家一童子，年十五岁，病疸一年，面黄如金，遍身浮肿乏力，惟食盐与焦物。戴人以茶调散吐之，涌涎一盂。临晚，又以舟车丸七八十粒，通经散三钱，下四五行。待六七日，又以舟车丸、浚川散，下四五行。盐与焦物见而恶之，面色变红。后再以茶调散涌之，出痰二升，方能愈矣。

又一男子作赘，偶病疸，善食而瘦，四肢不举，面黄无力。其妇翁欲弃之，其女子不肯，曰：我已生二子矣，更适他乎？妇翁本农者，召婿意欲作劳，见其病甚，每日辱诟。人教之饵胆矾丸、三棱丸，了不关涉，针灸祈禳，百无一济。戴人见之，不诊而疗，使服涌

---

① 胻(héng 横)：小腿。

剂，去积痰宿水一斗；又以泄水丸、通经散，下四五十行不止。戴人命以冰水一盂，饮之立止。次服平胃散等，间服槟榔丸五七日，黄退力生。盖脾疸之证，湿热与宿谷相搏故也。俗谓之金劳黄。

又朱葛周、黄、刘三家，各有仆病黄疸。戴人曰：仆役之职，饮食寒热，风暑湿寒，寻常触冒也，恐难调摄，虚费治功。其二家留仆于戴人所，从其饮饵。其一仆，不离主人执役。三人同服苦散以涌之，又服三花神祐丸下之，五日之间，果二仆愈而一仆不愈，如其言。

黄病七十二

蔡寨一女病黄，遍身浮肿，面如金色，困乏无力，不思饮饵，惟喜食生物泥煤之属。先以苦剂蒸饼为丸，涌痰一碗；又舟车丸、通经散，下五七行如墨汁。更以导饮丸，磨食散气。不数日，肌肉如初。

病发黄七十三

安喜赵君玉为掾省日，病发遍身黄，往问医者。医云：君乃阳明证。公等与麻知几，皆受训于张戴人，是商议吃大黄者，难与论病。君玉不悦，归。自揣无别病，乃取三花神祐丸八十粒，服之不动。君玉乃悟曰：予之湿热盛矣！此药尚不动。以舟车丸、浚川散，作剂大下一斗，粪多结者，一夕黄退。君玉由此益信戴人之言。

水肿七十四

南乡张子明之母极肥，偶得水肿，四肢不举。戴人令上涌汗而下泄之，去水三四斛。初下药时，以草贮布囊，高支两足而卧。其药之行，自腰以上，水觉下行，自足以上，水觉上行，水行之状，如蛇走隧，如线牵，四肢森然凉寒，会于脐下而出。不旬日间，病大减，余邪未尽。戴人更欲用药，竟不能从其言。

涌水七十五

李七老，病涌水证，面黄而喘，两足皆肿，按之陷而复起，行则濯濯有声，常欲饮水，不能睡卧。戴人令上涌去痰而汗之，次以舟车丸、浚川散下之，以益肾散复下之，以分阴阳利水道之剂复下之，水尽皆瘥。

停饮肿满七十六

涿郡周敬之，自京师归鹿邑，道中渴，饮水过多，渐成肿满。或用三花神祐丸，惮其太峻；或用五苓散，分利水道，又太缓。淹延数旬，终无一效。盖粗工之技，止于此耳！后手足与肾皆肿，大小便皆秘涩。常仲明求治于戴人。戴人令仲明付药，比及至，已殁矣。戴人曰：病水之人，其势如长川泛溢，欲以杯勺取之，难矣！必以神禹决水之法，斯愈矣！

湿痹七十七

常仲明病湿痹五七年矣。戴人令上涌之后，可泄五七次。其药则舟车、浚川、通经、神祐、益肾，自春及秋，必十余次方能愈。公之病，不必针灸，与令嗣皆宜涌，但腊月非其时也。欲俟春时，恐予东适。今姑屏①病之大势，至春和时，人气在上，可再涌之，以去其根。卒如所论矣。

---

① 姑屏：暂且抑制。

又一衲①子，因阴雨卧湿地，一半手足皆不随，若遇阴雨，其病转加。诸医皆作中风偏枯治之，用当归、芍药、乳香、没药、自然铜之类，久反大便涩，风燥生，经岁不已。戴人以舟车丸下三十余行，去青黄沫水五升；次以淡剂渗泄之，数日，手足皆举。戴人曰：夫风湿寒之气，合而成痹。水痹得寒，而浮蓄于皮腠之间，久而不去，内舍六腑。曰：用去水之药可也。水湿者，人身中之寒物也。寒去则血行，血行则气和，气和则愈。

又息帅，病腰股沉痛，行步坐马皆不便。或作脚气寒湿治之，或作虚损治之，乌、附、乳、没，活血壮筋骨之药，无不用之。至六十余日，目赤上热，大小便涩，腰股之病如故。戴人诊其两手脉，皆沉迟。沉者为在里也。在里者泄之。以舟车丸、浚川散，各一服，去积水二十余行。至早晨，服齑白粥一二顿，与之马，已能躩铄矣。

又棠溪李十八郎，病腰脚大不伸，伛偻蹩躠而行，已数年矣。服药无效，止药却愈。因秋暮涉水，病复作。医氏使服四斤丸。其父李仲安，乃乞药于戴人。戴人曰：近日服何药？仲安曰：四斤丸。曰：目昏赤未？其父惊曰：目正暴发！戴人曰：宜速来，不来则丧明。既来则策杖而行，目肿无所见。戴人先令涌之，药忽下走，去二十行，两目顿明，策已弃矣。比再涌泄，能读官历日。调至一月，令服当归丸，健步而归家矣。

又息城边校白公，以隆暑时饮酒，觉极热，于凉水池中渍足，使其冷也。为湿所中，股膝沉痛。又因醉卧湿地，其痛转加。意欲以酒解痛，遂以连朝而饮，反成赤痛，发间止，且六十年。往往断其寒湿脚气，以辛热治之，不效。或使服神芎丸数服，痛微减。他日复饮，疾作如前。睾囊痒湿且肿硬，脐下似有物，难于行，以此免军役，令人代之，来访戴人。戴人曰：余亦断为寒湿。但寒则阳火不行，故为痛；湿则经隧有滞，故肿。先以苦剂涌之，次以舟车丸百余粒、浚川

---

① 衲(nà 那)：僧徒的自称或代称。

散四五钱，微一两行。戴人曰：如激剂尚不能攻，何况于热药补之乎？异日，又用神祐丸百二十丸、通经散三四钱，是日仅得四行。又来日，以神祐八十粒投之，续见一二行。又次日，服益肾散四钱、舟车丸百余粒，约下七八行。白公已觉膝睾寒者暖，硬者软，重者轻也。肿者赤退，饮食加进。又以涌之，其病全瘳。临别，又赠之以疏风丸，并以其方与之。此公以其不肯妄服辛热之药，故可治也。

屈膝有声七十八

岭北李文卿，病两膝膑屈伸有声剥剥然。或以为骨鸣。戴人曰：非也。骨不戛①，焉能鸣？此筋湿也。湿则筋急。有独缓者，缓者不鸣，急者鸣也。若用予之药，一涌一泄，上下去其水，水去则自无声矣。李文卿乃从其言，既而果然矣。

白带七十九

息城李左衙之妻，病白带如水，窈满中绵绵不绝，秽臭之气不可近，面黄食减，已三年矣。诸医皆云积冷，起石、硫黄、姜、附之药，重重燥补，污水转多，常以袽②，日易数次。或一药以木炭十斤，置药在坩埚中，盐泥封固，三日三夜，炭火不绝，烧令通赤，名曰火龙丹。服至数升，污水弥甚。炳③艾烧针，三年之间，不可胜数。戴人断之曰：此带浊水。本热乘太阳经，其寒水不可胜④如此也。夫水自高而趋下，宜先绝其上源。乃涌痰水二三升，次日下沃水⑤十余行，三遍，汗出周身。至明旦，病人云：污已不下矣。次用

---

① 戛（jiá 荚）：敲击。

② 袽（rú 如）：旧絮、破布。

③ 炳：原作"炳"，据《医学大成》本改。

④ 可胜：原作"禁固"，据《医学大成》本改。

⑤ 沃水：混浊的水液。

寒凉之剂，服及半载，产一子。《内经》曰：少腹冤热，溲出白液。带之为病，溶溶然若坐水中。故治带下同治湿法，泻痢，皆宜逐水利小溲。勿以赤为热，白为寒。今代刘河间书中言之详矣。

湿嗽八十

赵君玉妻病嗽，时已十月矣。戴人处方六味：陈皮、当归、甘草、白术、枳壳、桔梗。君玉疑其不类嗽药。戴人笑曰：君怪无乌梅、罂粟壳乎？夫冬嗽，乃秋之湿也。湿土逆而为嗽，此方皆散气除湿，解急和经。三服帖然效矣[①]。

泻儿八十一

一妇年三十四岁，夜梦与鬼神交，惊怕异常，及见神堂阴府，舟楫桥梁，如此一十五年，竟无娠孕。巫祈觋祷，无所不至，钻肌灸肉，孔穴万千。黄瘦发热引饮，中满足肿，委命于天。一日，苦请戴人。戴人曰：阳火盛于上，阴火盛于下。鬼神者，阴之灵；神堂者，阴之所；舟楫桥梁，水之用。两手寸脉皆沉而伏，知胸中有痰实也。凡三涌三泄三汗，不旬日而无梦，一月而有娠。戴人曰：余治妇人使有娠，此法不诬。

湿癣八十二

一女子年十五，两股间湿癣，长三四寸，下至膝。发痒，时爬搔，汤火俱不解；痒定，黄赤水流，痛不可忍。灸炳熏渫，硫黄、菌茹、白僵蚕、羊蹄根之药，皆不效。其人姿性妍巧，以此病不能出

---

① 帖然效矣：稳妥地见效了。

嫁。其父母求疗于戴人。戴人曰：能从余言则瘥。父母诺之。戴人以铍针磨令尖快，当以痒时，于癣上各刺百余针，其血出尽，煎盐汤洗之，如此四次，大病方除。此方不书，以告后人，恐为癣药所误。湿淫于血，不可不砭者矣。

又蔡寨成家童子一岁，病满腹胸湿癣，每爬搔则黄水出，已年矣。戴人先以苦末作丸上涌。涌讫，次以舟车丸、浚川散，下三五行，次服凉膈加朴硝，煎成时时呷之，不数日而愈。

湿䘌疮八十三

颍皋韩吉卿，自髀至足，生湿䘌疮，大者如钱，小者如豆，痒则搔破，水到则浸淫，状类虫行裤袜。愈而复生，瘢痕成凹，一年余不瘥。戴人哂之曰：此湿䘌疮也。由水湿而得，故多在足下。以舟车、浚川大下十余行，一去如扫。渠素不信戴人之医，至此大服。

泄泻八十四

古郾一讲僧，病泄泻数年，丁香、豆蔻、干姜、附子、官桂、乌梅等燥药，燔针、烧脐、炳腕，无有阙者。一日，发昏不省，檀那赠纸者盈门。戴人诊其两手脉，沉而有力。《脉诀》云：下利，脉微小者生；脉洪浮大者无瘥。以瓜蒂散涌之，出寒痰数升。又以无忧散泄其虚中之积及燥粪，仅盈斗。次以白术调中汤、五苓散、益元散，调理数日，僧已起矣。非术精识明，谁敢负荷如此？

洞泄八十五

一讲僧显德明，初闻家遭兵革，心气不足，又为寇贼所惊，得脏腑不调。后入京，不伏水土，又得心气，以至危笃。前后三年，八仙丸、鹿茸丸、烧肝散，皆服之，不效。乃求药于戴人。戴人曰：此洞泄也。以谋虑久不决而成。肝主谋虑，甚则乘脾，久思则脾湿下流。乃上涌痰半盆，末后有血数点，肝藏血故也。又以舟车丸、浚川散，下数行，仍使澡浴出汗。自尔日胜一日，常以胃风汤、白术散调养之，一月而强，食复故矣。

又李德卿妻，因产后病泄一年余，四肢瘦乏，诸医皆断为死证。当时戴人在朱葛寺，以舟载而乞治焉。戴人曰：两手脉皆微小，乃痫病之生脉。况洞泄属肝经，肝木克土而成。此疾亦是肠澼。澼者，肠中有积水也。先以舟车丸四五十粒，又以无忧散三四钱，下四五行。寺中人皆骇之：病羸如此，尚可过耶？众人虽疑，然亦未敢消，且更看之。复导饮丸，又过之，渴则调以五苓散。向晚使人伺之，已起而绕①床，前后约三四十行。以胃风汤调之，半月而能行，一月而安健。由此阖寺服，德卿之昆仲咸大异之。

又刘德源，病洞泄逾年，食不化，肌瘦力乏，行步欹倾，面色黧黑。举世治痢之药，皆用之，无效。适戴人过苫濊阳，往问之。戴人乃出示《内经》洞泄之说。虽已不疑，然畏其攻剂。夜焚香祷神曰：某以病久不瘥，欲求治于戴人，戴人以谓宜下之。欲不从，戴人，名医也；欲从之，形羸如此，恐不任药。母已老矣，无人侍养，来日不得已须服药，神其相之。戴人先以舟车丸、无忧散，下十余行，殊不困，已颇喜食。后以槟榔丸，磨化其滞。待数日，病已大减。戴人以为去之未尽，当以再服前药，德源亦欣然请下之。又下五行，次后数日，更以苦剂越之。往问其家，彼云：已下村中收索去也。忽一日入城，面色极佳，语言壮健，但怪其跛足而立。问何故如此。德源曰：足上患一疖。戴人曰：此里邪去而外现，病瘥之后，凡病皆如是也。

---

① 绕：日正德本作"缉"，千顷堂本作"行"。

大便少而频八十六

太康刘仓使，病大便少而频，日七八十次，常于两股间悬半枚瓠芦，如此十余年。戴人见之而笑曰：病既频而少，欲通而不得通也，何不大下之？此通因通用也。此一服药之力。乃与药，大下三十余行，顿止。

暑泄八十七

殷辅之父，年六十余，暑月病泄泻，日五六十行，自建碓镇来请戴人于陈州。其父喜饮水，家人辈争止之。戴人曰：夫暑月年老，津液衰少，岂可禁水？但劝之少饮。比及用药，先令速归，以绿豆、鸡卵十余枚，同煮，卵熟取出，令豆软，下陈粳米作稀粥，搅令寒，食鸡卵以下之，一二顿，病减大半。盖粳米、鸡卵，皆能断痢。然后制抑火流湿之药，调顺而方愈。

腹满面肿八十八

萧令，腹满，面足皆肿，痰黄而喘急，食减。三年之间，医者皆尽而不验。戴人以瓜蒂散涌之，出寒痰三五升，以舟车丸、浚川散下之，青黄涎沫缶半许①，复以桂苓白术散、五苓散调之，半月复旧矣。

---

①　缶半许：原作"几半缶"，据千顷堂本改。

燥形

臂麻不便八十九

　　郾城梁贾人，年六十余，忽晓起梳发，觉左手指麻，斯须半臂麻，又一臂麻，斯须头一半麻，比及梳毕，从胁至足皆麻，大便二三日不通。往问他医，皆云风也。或药或针，皆不解，求治于戴人。戴人曰：左手三部脉皆伏，比右手小三倍，此枯涩痹也。不可纯归之风，亦有火燥相兼。乃命一涌一泄一汗，其麻立已。后以辛凉之剂调之，润燥之剂濡之，惟小指次指尚麻。戴人曰：病根已去，此余烈也。方可针溪谷。溪谷者，骨空也，一日晴和，往针之，用《灵枢》中鸡足法①，向上卧针，三进三引讫，复卓针起②，向下卧针，送入指间皆然，手热如火，其麻全去。昔刘河间作《原病式》，常以麻与涩同归燥门中，真知病机者也。

大便燥结九十

　　戴人过曹南省亲，有姨表兄病大便燥涩，无他证。常不敢饱食，饱则大便极难，结实如针石，或三五日一如圊，目前星飞，鼻中血

---

　　①　鸡足法：一种针刺手法。即在针刺到一定的深度后，将针提起到分肉之间，向左右两侧各斜刺一针。因针刺路线为像鸡足一样的"爪"字形，故称为鸡足刺。
　　②　复卓针起：再将针向上提起。

出，肛门连广肠痛，痛极则发昏，服药则病转剧烈。巴豆、芫花、甘遂之类皆用之，过多则困，泻止则复燥，如此数年，遂畏药性暴急不服，但卧病待尽。戴人过，诊其两手脉息俱滑实有力。以大承气汤下之，继服神功丸、麻仁丸等药，使食菠菱葵菜，及猪羊血作羹，百余日充肥。亲知见骇之。呜呼！粗工不知燥分四种：燥于外则皮肤皱揭；燥于中则精血枯涸；燥于上则咽鼻焦干；燥于下则便溺结闭。夫燥之为病，是阳明化也，水液寒少，故如此然。可下之，当择之药之。巴豆可以下寒；甘遂、芫花可下湿；大黄、朴硝可以下燥。《内经》曰：辛以润之，咸以软之。《周礼》曰：以滑养窍。

孕妇便结九十一

戴人过东杞，一妇人病大便燥结，小便淋涩，半生不娠，惟常服疏导之药，则大便通利，暂废药则结滞。忽得孕，至四五月间，医者禁疏导之药，大便依常为难，临圊则力努，为之胎坠。凡如此胎坠者三。又孕，已经三四月，弦望①前后，溲溺结涩，甘分胎陨②，乃访戴人。戴人诊其两手脉俱滑大。脉虽滑大，以其且妊，不敢陡攻。遂以食疗之，用花碱煮菠菱葵菜，以车前子苗作茹，杂猪羊血作羹，食之半载，居然生子，其妇燥病方愈。戴人曰：余屡见孕妇利脓血下迫，极努损胎，但同前法治之，愈者莫知其数也。为医拘常禁，不能变通，非医也，非学也。识医者鲜，是难说也。

偏头痛九十二

一妇人年四十余，病额角上耳上痛，呜呼为偏头痛。如此五七

---

①　弦望：阴历初七、初八称上弦日，二十二、二十三称下弦日，十五称望日。弦望即指上中旬。

②　甘分胎陨：甘愿承担堕胎的危险。

年，每痛大便燥结如弹丸，两目赤色，眩运昏涩，不能远视。世之所谓头风药、饼子风药、白龙丸、芎犀丸之类，连进数服。其痛虽稍愈，则大便稍秘，两目转昏涩。其头上针灸数千百矣。连年著灸，其两目且将失明，由病而无子。一日问戴人。戴人诊其两手脉，急数而有力，风热之甚也。余识此四五十年矣，遍察病目者，不问男子妇人，患偏正头痛，必大便涩滞结硬，此无他。头痛或额角，是三焦相火之经及阳明燥金胜也。燥金胜，乘肝，则肝气郁，肝气郁则气血壅，气血壅则上下不通，故燥结于里，寻至失明。治以大承气汤，令河水煎三两，加芒硝一两，煎残顿令温，合①作三五服，连服尽。荡涤肠中垢滞结燥，积热下泄如汤，二十余行。次服七宣丸、神功丸以润之，菠菱葵菜、猪羊血为羹以滑之。后五七日、十日，但遇天道晴明，用大承气汤，夜尽一剂，是痛随利减也。三剂之外，目豁首轻，燥泽结释，得三子而终。

腰胯痛九十三

一男子六十余，病腰尻脊胯皆痛②，数载不愈，昼静夜躁，大痛往来，屡求自尽天年。且夕则痛作，必令人以手捶击，至五更鸡鸣则渐减，向曙则痛止。左右及病者皆作神鬼阴谴，白虎啮。朝祷暮祝，觋巫僧道禁师至，则其痛以减。又梦鬼神，战斗相击。山川神庙，无不祭者。淹延岁月，肉瘦皮枯，饮食减少，暴怒日增，惟候一死。有书生曰：既云鬼神虎啮，阴谴之祸，如此祷祈，何无一应？闻陈郡有张戴人，精于医，可以问其鬼神白虎与病乎？彼若术穷，可以委命。其家从之。戴人诊其两手脉皆沉滞坚劲，力如张组。谓之曰：病虽瘦，难于食，然腰尻脊胯皆痛者，必大便坚燥。其左右曰：有五七日，或八九日，见燥粪一两块，如弹丸，结硬不可言，曾令人剜取

---

① 合：原作"分"，据日正德本、千顷堂本改。
② 痛：原作"病"，据日正德本、千顷堂本改。

之，僵下一两块，浑身燥痒，皮肤皱揭，枯涩如麸片。戴人既得病之虚实，随用大承气汤，以姜枣煎之，加牵牛头末二钱，不敢言是泻剂。盖病者闻暖则悦，闻寒则惧，说补则从，说泻则逆。此弊非一日也。而况一齐人而傅之，众楚人咻之乎！及煎成，使稍热咽之，从少至多，累至三日。天且晚，脏腑下泄四五行，约半盆。以灯视之，皆燥粪燥痹块，及瘀血杂脏，秽不可近。须臾痛减九分，昏睡，鼻息调如常人。睡至明日将夕，始觉饥而索粥，温凉与之。又困睡一二日，其痛尽去。次令饮食调养，日服导饮丸、甘露散，滑利便溺之药，四十余日乃复。呜呼！再传三十六虎书，三十六黄经，及小儿三十六吊，谁为之耶？始作俑者，其无后乎？古人以医为师，故医之道行；今之人以医僻奴，故医之道废。有志之士，耻而不学，病者亦不择精粗，一概待之。常见官医迎送长吏，马前唱诺，真可羞也。由是通今博古者少，而师传遂绝。《灵枢》谓：刺与污虽久，犹可拔而雪；结与闭虽久，犹可解而决去。腰脊胯痛者，足太阳膀胱经也。胯痛，足少阳胆经之所过也。《难经》曰：诸痛为实。《内经》曰：诸痛痒疮疡，皆属心火。注曰：心寂则痛微，心燥则痛甚。人见巫觋僧道禁师至，则病稍去者，心寂也。然去其后来者，终不去其本也。古之称痛随利减，不利则痛何由去？病者既痊，乃寿八十岁。故凡燥证，皆三阳病也。

寒形

因寒腰强不能屈伸九十四

北人卫德新，因之析津，冬月饮寒则冷，病腰常直，不能屈伸，两足沉重，难于行步。途中以床舁递①，程程问医，皆云肾虚。以苁

---

① 以床舁（yú 余）递：用床抬着行路。

蓉、巴戟、附子、鹿茸皆用之，大便反秘，潮热上周，将经岁矣，乃乞拯于戴人。戴人曰：此疾十日之效耳！卫曰：一月亦非迟。戴人曰：足太阳经血多，病则腰似折，腘如结，腨如裂，太阳所至，为屈伸不利。况腰者肾之府也，身中之大关节，今既强直而不利，宜咸以软之，顿服则和柔矣。《难经》曰：强力入房则肾伤而髓枯，枯则高骨乃坏而不用，与此用同。今君之证，太阳为寒所遏，血坠下滞腰间也，必有积血，非肾也。节次以药①，可下数百行，约去血一二斗。以九曲玲珑灶蒸之，汗出三五次而愈。初蒸时至五日问曰：腹中鸣否？德新曰：未也。至六日觉鸣，七日而起，以能揖人。戴人曰：病有热者勿蒸，蒸则损人目也。

寒疝亦名水疝九十五

律科王敏之病寒疝，脐下结聚如黄瓜，每发绕腰急痛不能忍。戴人以舟车丸、猪肾散，下四五行，觉药绕病三五次而下，其泻皆水也。猪肾、甘遂皆苦寒。经言：以寒治寒，万举万全。但下后忌饮冷水及寒物，宜食干物，以寒疝本是水故也。即日病减八分，食进一倍。又数日，以舟车丸百余粒，通经散四五钱，服之利下。候三四日，又服舟车丸七八十粒，猪肾散三钱，乃健步如常矣。

一僧病疝，发作，冷气上贯齿，下贯肾，紧若绳挽两睾，时肿而冷。戴人诊两手脉细而弱。断之曰：秋脉也。此因金气在上，下伐肝木，木畏金抑而不伸，故病如是。肝气磐礴，不能下荣于睾丸，故其寒，实非寒也。木受金制，传之胃土，胃为阳明，故上贯齿，病非齿之病。肝木者，心火之母也，母既不伸，子亦屈伏，故下冷而水化乘之。经曰：木郁则达之，土郁则泄之。令涌泄四次，果觉气和，睾丸痒而暖。戴人曰：气已入睾中矣。以茴香、木茂之药，使常服之，首

---

① 节次以药：有步骤地分先后用药。

尾一月而愈。

感风寒九十六

戴人之常溪也，雪中冒寒，入浴重感风寒，遂病不起。但使煎通圣散单服之，一二日不食，惟渴饮水，亦不多饮，时时使人捶其股，按其腹，凡三四日不食，日饮水一二十度，至六日，有谵语妄见。以调胃承气汤下之，汗出而愈。戴人常谓人曰：伤寒勿妄用药，惟饮水最为妙药，但不可使之伤，常令揉散，乃大佳耳！至六七日，见有下证，方可下之，岂有变异哉？奈何医者禁人饮水，至有渴死者。病人若不渴，强与水饮，亦不肯饮耳！戴人初病时，鼻塞、声重、头痛，小便如灰淋汁，及服调胃承气一两半，觉欲呕状，探而出之，汗出漐漐然，须臾下五六行，大汗一日乃瘳。当日饮冰水时，水下则痰出，约一二碗，痰即是病也，痰去则病去也。戴人时年六十一。

冻疮九十七

戴人女僮，足有寒疡，俗云冻疮。戴人令服舟车丸、浚川散，大下之，其疮遂愈。人或疑之。戴人曰：心火降则寒消，何疑之有？

寒痰九十八

一妇人心下脐上结硬如斗，按之如石。人皆作病胎。针灸毒药，祷祈无数，如捕风然。一日，戴人见之，曰：此寒痰。诊其两手寸脉皆沉，非寒痰而何？以瓜蒂散吐之，连吐六七升，其块立消过半。俟数日后再吐之，其涎沫类鸡黄，腥臭特殊，约二三升。凡如此者三。后以人参调中汤、五苓散调之，腹已平矣。

泻利恶寒九十九

东门一男子，病泻利不止，腹鸣如雷，不敢冷坐，坐则下注如倾，诸医例断为寒证。干姜、官桂、丁香、豆蔻之属；枯矾、龙骨，皆服之矣。何针不燔！何艾不炷！迁延将二十载矣。一日，问于戴人。戴人曰：两手寸脉皆滑，余不以为寒。然其所以寒者，水也。以茶调散，涌寒水五七升，无忧散，泄积水数十行。乃通因通用之法也。次以五苓散淡剂，渗泻利之道。又以甘露散止渴，不数日而冷食寒饮皆如故。此法王启玄稔言之矣，奈无人用之哉？

内伤形

因忧结块一百

息城司侯，闻父死于贼，乃大悲哭之。罢，便觉心痛，日增不已，月余成块状若覆杯，大痛不住，药皆无功。议用燔针炷艾，病人恶之，乃求于戴人。戴人至，适巫者在其旁，乃学巫者，杂以狂言，以谑病者，至是大笑不忍，回面向壁一二日，心下结块皆散。戴人曰：《内经》言：忧则气结，喜则百脉舒和。又云：喜胜悲。《内经》自有此法治之，不知何用针灸哉？适足增其痛耳！

病怒不食一百一

项关令之妻，病食不欲食，常好叫呼怒骂，欲杀左右，恶言不辍。众医皆处药，几半载尚尔。其夫命戴人视之，戴人曰：此难以药治，乃使二娟各涂丹粉，作伶人状，其妇大笑；次日，又令作角抵，又大笑；其旁常以两个能食之妇，夸其食美，其妇亦索其食，而为一尝。不数日，怒减食增，不药而瘥，后得一子。夫医贵有才，若无才，何足应变无穷？

不寐一百二

一富家妇人，伤思虑过甚，二年不寐，无药可疗，其夫求戴人治之。戴人曰：两手脉俱缓，此脾受之也。脾主思故也。乃与其夫以怒而激之。多取其财，饮酒数日，不处一法而去。其人大怒汗出，是夜困眠，如此者，八九日不寤，自是而食进，脉得其平。

惊一百三

卫德新之妻，旅中宿于楼上，夜值盗劫人烧舍，惊坠床下，自后每闻有响，则惊倒不知人。家人辈蹑足而行，莫敢冒触有声，岁余不痊。诸医作心病治之，人参、珍珠及定志丸皆无效。戴人见而断之曰：惊者为阳，从外入也；恐者为阴，从内出也。惊者，为自不知故也；恐者，自知也。足少阳胆经属肝木，胆者，敢也。惊怕则胆伤矣。乃命二侍女执其两手，按高椅之上，当面前下置一小几。戴人曰：娘子当视此。一木猛击之，其妇人大惊。戴人曰：我以木击几，何以惊乎？伺少定击之，惊也缓。又斯须连击三五次；又以杖击门；又暗遣人画背后之窗，徐徐惊定而笑曰：是何治法？戴人曰：《内经》云：惊者平之。平者，常也。平常见之必无惊。是夜使人击其门窗，自夕达曙。夫惊者，神上越也。从下击几，使之下视，所以收神也。一二日虽闻雷而不惊。德新素不喜戴人，至是终身厌服①，如有人言戴人不知医者，执戈以逐之。

---

① 厌服：心服。

儿寐不寤一百四

陈州长吏一小儿，病寐而不寤一日，诸医作睡惊治之，或欲以艾火灸之，或以大惊丸及水银饼子治之。其父曰：此子平日无疾，何骤有惊乎？以子之病，乃问于戴人。戴人诊其两手脉皆平和。戴人曰：若惊风之脉，当洪大而强，今则平和，非惊风也。戴人窃问其乳母：尔三日前曾饮醉酒否？遽然笑曰：夫人以煮酒见饷，酒味甚美，饮一罂而睡。陈酒味甘而恋膈，酒气满，乳儿亦醉也。乃锉甘草、干葛花、缩砂仁、贯众，煎汁使饮之，立醒。

孕妇下血一百五

刘先生妻，有娠半年，因伤损下血，乞药于戴人。戴人诊之，以三和汤—名玉烛散、承气汤、四物汤对停，加朴硝煎之。下数行，痛如手拈，下血亦止。此法可与智识高明者言。膏粱之家，慎勿举似①，非徒骇之，抑又谤之。呜呼！正道难行，正法难用，古今皆然。

收产伤胎一百六

一孕妇年二十余，临产召稳媪②三人，其二媪极拽妇之臂，其一媪头抵妇之腹，更以两手扳其腰，极力为之。胎死于腹，良久乃下，儿亦如血，乃稳媪杀之也。岂知瓜熟自落，何必如此乎？其妇因兹经脉断闭，腹如刀剜，大渴不止，小溲闭绝。主病者禁水不与饮，口舌枯燥，牙齿齼黑，臭不可闻，食饮不下，昏愦欲死。戴人先以冰雪水

---

① 慎勿举似：千万不可用这种治法。
② 稳媪（ǎo 袄）：接生婆。

恣意饮之，约二升许，痛缓渴止。次以舟车丸、通经散，前后五六服，下数十行，食大进。乃①以桂苓甘露散、六一散、柴胡饮子等调之，半月获安。

又一妇人临产，召村妪数人侍焉。先产一臂出，妪不测轻重拽之，臂为之断，子死于腹。其母面青身冷，汗漐漐不绝，时微喘鸣呼。病家甘于死。忽有人曰：张戴人有奇见，试问之。戴人曰：命在须臾，针药无及。急取秤钩，续以壮绳，以膏涂其钩，令其母分两足向外偃坐，左右各一人，脚上立足。次以钩其死胎，命一壮力妇，倒身拽出死胎，下败血五七升，其母昏困不省。待少顷，以冰水灌之，渐咽二日，大醒食进。次日，四物汤调血，数日方愈。戴人常曰：产后无他事，因侍妪非其人，转为害耳。

怀恐胁痛一百七

洛阳孙伯英，因诬狱，妻子被系，逃于故人，是夜觉胃胁痛，托故人求药。故人曰：有名医张戴人适在焉，当与公同往。时戴人宿酒未醒，强呼之。故人曰：吾有一亲人病，欲求诊。戴人隔窗望见伯英曰：此公伏②大惊恐。故人曰：何以知之？戴人曰：面青脱色，胆受怖也。后会赦乃出，方告戴人。

背疽一百八

一富家女子，十余岁，好食紫樱，每食即二三斤，岁岁如此，至十余年。一日潮热如劳。戴人诊其两手脉，皆洪大而有力。谓之曰：他日必作恶疮肿毒，热上攻目，阳盛阴脱之证。其家大怒，不肯服解毒之药。不一二年，患一背疽如盘，痛不可忍。其女忽思戴人曾有是

---

① 乃：原作"仍"，据文义改。
② 伏：此指内心。

言，再三悔过，请戴人。戴人以铍针绕疽晕，刺数百针，去血一斗。如此三次，渐渐痛减肿消，微出脓而敛。将作痂时，使服十补内托散乃痊。终身忌口。然目亦昏，终身无子。

肺痈一百九

舞水一富家有二子，长者年十三岁，幼者十一岁，皆好顿食紫樱一二斤，每岁须食半月。后一二年，幼者发肺痈，长者发肺痿，相继而死。戴人常叹曰：人之死者，命耶？天耶？古人有诗：爽口物多终作疾，真格言也。天生百果，所以养人，非欲害人。然富贵之家，失教纵欲，遂至于是。

咽中刺塞一百十

戴人过濊阳，强家一小儿，约五六岁，同队小儿，以蜀黍秸相击，逆芒倒刺于咽中，数日不下粥药，肿大发。其家告戴人。戴人命取水，依《道经》中咒水法，以左手屈中指及无名指，作三山印，坐水盏于其上，右手掐印文，是金枪印。脚踏丁字立，望太阳或灯火，取气一口，吹在净水盏中。咒曰：吾取老君东流顺，老君奉敕摄去毒水，吾托大帝尊，所到称吾者，各各现帝身，急急如律令。摄念七遍，吹在盏中，虚搅卓①三次为定。其儿咽水下咽，曰：我可也。三五日肿散，乃知法亦有不可侮者。

误吞物咽中一百十一

一小儿误吞一钱，在咽中不下。诸医皆不能取，亦不能下，乃命

---

① 卓：超过。

戴人。戴人熟思之，忽得一策，以净白表纸，令卷实如箸，以刀纵横乱割其端，作髼鬠①之状。又别取一箸，缚针钩于其端，令不可脱，先下咽中，轻提轻抑，一探之，觉钩入于钱窍，然后以纸卷纳之咽中，与钩尖相抵，觉钩尖入纸卷之端，不碍肌肉，提之而出。

肠澼下血一百十二

棠溪栾彦刚，病下血。医者以药下之，默默而死。其子企，见戴人而问之曰：吾父之死竟无人知是何证。戴人曰：病刲其心也。心主行血，故被刲则血不禁，若血温身热者死。火数七，死必七日，治不当下，若下之，不满数。企曰：四日死，何谓病刲心？戴人曰：智不足而强谋，力不足而强与，心安得不刲也？栾初与邢争屋不胜，遂得此病。企由是大服，拜而学医。

水肿睾丸一百十三

霍秀才之子，年十二岁，睾丸一旁肿腄②。戴人见之曰：此因惊恐得之。惊之为病，上行则为呕血，下则肾伤而为水肿。以琥珀通经散，一泻而消散。

伏惊一百十四

上渠卜家一男子，年二十八岁，病身弱，四肢无力，面色苍黄，左胁下身侧，上下如臂状，每发则痛无时，食不减，大便如常，小便微黄，已二三载矣。诸医计穷，求戴人治之。视其部分，乃足厥阴肝经兼足少阳胆经也。张曰：甲胆乙肝故青。其黄者，脾也。诊胆脉

---

① 髼鬠(péng kuò 朋扩)：头发散乱貌。

② 腄(zhuì 坠)：脚肿。此指下坠。

小，此因惊也。惊则胆受邪，腹中当有惊涎绿水。病人曰：昔曾屯军被火，自是而疾。戴人夜以舟车百五十丸、浚川散四五钱，加生姜自然汁，平旦果下绿水四五行。或问大加生姜何也？答曰：辛能伐木也。下后觉微痛，令再下之，比前药减三之一，又下绿水三四行。痛止思食，反有力。戴人谓卜曰：汝妻亦当病。卜曰：太医未见吾妻，何以知之？曰：尔感此惊几年矣？卜省曰：当被火时，我正在草堂中熟寐，人惊唤，我睡中惊不能言，火已塞门，我父拽出我火中，今五年矣。张曰：汝胆伏火惊，甲乙乘脾土，是少阳相火乘脾，脾中有热，故能食而杀谷。热虽能化谷，其精气不完，汝必无子。盖败精反损妇人，汝妻必手足热，四肢无力，经血不时。卜曰：吾妻实如此，亦已五年矣。他日，门人因观《内经》，言先泻所不胜，次泻所胜之论，其法何如，以问张。张曰：且如胆木乘胃土，此土不胜木也。不胜之气，寻救于子，己土能生庚金。庚为大肠，味辛者为金，故大加生姜使伐木。然先不开脾，土无由行也。遂用舟车丸，先通其闭塞之路，是先泻其所不胜；后用姜汁调浚川散大下之，次泻其所胜也。大抵阳干克阳干，腑克腑，脏克脏。

外伤形

孕作病治一百十五

一妇人，年四十余得孕。自以为年衰多病，故疾复作，以告医氏。医者不察，加燔针于脐两旁，又以毒药攻磨。转转腹痛，食减形羸，已在床枕。来问戴人。戴人诊其脉曰：六脉皆平，惟右尺洪大有力，此孕脉也，兼择食，为孕无疑，左右皆笑之。不数月，生一女子，两目下各有燔针痕，几丧其明。凡治病妇，当先问娠，不可仓卒矣。

杖疮一百十六

戴人出游，道经故息城，见一男子被杖，疮痛焮发，毒气入里，惊涎堵塞，牙禁不开，粥药不下。前后月余，百治无功，甘分于死。戴人先以三圣散，吐青苍惊涎，约半大缶；次以利膈丸百余粒，下臭恶燥粪又一大缶；复煎通圣散数钱，热服之；更以酸辣葱醋汤发其汗。斯须汗吐交出，其人活矣。此法可以救冤。

落马发狂一百十七

一男子落马发狂，起则目瞪，狂言不识亲疏，弃衣而走，骂言涌出，气力加倍，三五人不能执缚。烧符作醮，问鬼跳巫，殊不知顾，丹砂、牛黄、犀、珠、脑、麝，资财散去，室中萧然。不远二百里，而求戴人一往。戴人以车轮埋之地中，约高二丈许，上安之中等车轮，其辋上凿一穴，如作盆之状，缚狂病人于其上，使之伏卧，以软裀衬之，又令一人于下，坐机一枚，以棒搅之，转千百遭。病人吐出青黄涎沫一二斗许。绕车轮数匝，其病人曰：我不能任，可解我下，从其言而解之。索凉水，与之，冰水饮数升，狂方罢矣。

太阳胫肿一百十八

麻先生兄，村行为犬所啮，舁至家，胫肿如罐，坚若铁石，毒气入里，呕不下食，头痛而重，往问戴人。女僮曰：痛随利减，以槟榔丸下之。见两行不瘥，适戴人自舞阳回，谓麻曰：胫肿如此，足之二阴三阳可行乎？麻曰：俱不可行。如是，何不大下之？乃命夜临卧服舟车丸百五十粒，通经散三四钱。比至夜半，去十四行，肿立消，作胡桃纹，反细于不伤之胫。戴人曰：慎勿贴膏纸，当令毒气出，流脓血水常行。又一日，戴人恐毒气未尽，又服舟车丸百余粒，浚川散三四钱，见六行。病人曰，十四行易当，六行反难，何也？戴人曰：病盛则胜药，病衰则不胜其药也。六日其脓水尽。戴人曰：脓水行时不畏风，尽后畏风也。乃以愈风饼子，日三服之。又二日，方与生肌散，一敷之而成痂。呜呼！用药有多寡，使差别相悬，向使不见戴人，则利减之言非也。以此知知医已难，用医尤难。

足闪胻痛一百十九

谷阳镇酒监张仲温，谒一庙，观匠者砌露台，高四尺许，因登之。下台或胻①一足，外踝肿起，热痛如火。一医欲以铍针刺肿出血。戴人急止之曰：胻已痛矣，更加针，二痛俱作，何以忍也？乃与神祐丸八九十丸，下二十余行，禁食热物。夜半肿处发痒，痛止，行步如常。戴人曰：吾之此法，十治十愈，不诳后人。

膝胻跛行一百二十

葛塚冯家一小儿，七八岁，膝被胻跛行，行则痛，数日矣。闻戴人善医，令人问之。戴人曰：小病耳，教来。是夜以舟车丸、通经散，温酒调而下之。夜半涌泄齐行，上吐一碗，下泄半缶。既上床，其小儿谓母曰：膝膑痒，不可往来。日使服乌金丸，壮其筋骨。一月疾愈而走矣。

杖疮入水一百二十一

小渠袁三，因强盗入家，伤其两胁外廉，作疮数年不已，脓血常

---

① 胻：指闪挫肿胀。

涓涓然，但饮冷则疮间冷水浸淫而出，延为湿疮，来求治于戴人。曰：尔中焦当有绿水二三升，涎数掬。袁曰：何也？戴人曰：当被盗时，感惊气入腹，惊则胆伤，足少阳经也，兼两外臁皆少阳之部，此胆之甲木受邪，甲木色青，当有绿水。少阳在中焦如沤，既伏惊涎在中焦，饮冷水，咽为惊涎所阻，水随经而旁入疮中，故饮水则疮中水出。乃上涌寒痰，汗如流水，次下绿水，果二三升，一夕而痂干，真可怪也。

卷 八　十形三疗三

内积形

伤冷酒一百二十二

戴人出游，道经阳夏，问①一旧友，其人病已危矣。戴人往视之。其人曰：我别无病。三年前，当隆暑时，出村野，有以煮酒馈予者，适村落无汤器，冷饮数升，便觉左胁下闷，渐痛结硬，至今不散。针灸磨药，殊不得效。戴人诊其两手脉俱沉实而有力。先以独圣散吐之，一涌二三升，色如煮酒，香气不变；后服和脾散、去湿药。五七日，百脉冲和。始知针灸无功，增苦楚矣。

心下沉积一百二十三

显庆寺僧应公，有沉积数年，虽不卧床枕，每于四更后心头闷硬，不能安卧，须起行寺中，习以为常，人莫知为何病，以药请于戴人。戴人令涌出胶涎一二升，如黑矾水，继出黄绿水，又下脓血数升。自尔胸中如失巨山，饮饵无算，安眠至晓。

---

① 问：通"闻"。

茶癖一百二十四

一缁①侣，好茶成癖，积在左胁。戴人曰：此与肥气颇同。然痎疟不作，便非肥气。虽病十年，不劳一日。况两手脉沉细，有积故然。吾治无针灸之苦，但小恼一饷，可享寿尽期。先以茶调散，吐出宿茶水数升；再以木如意揣②之，又涌数升，皆作茶色；次以三花神祐丸九十余粒，是夜泻二十余行，脓水相兼，燥粪瘀血杂然而下。明日以除湿之剂，服十余日，诸苦悉蠲，神清色莹。

腹胀水气一百二十五

蹙踘张承应，年几五十，腹如孕妇，面黄食减，欲作水气。或令服黄芪建中汤及温补之剂，小溲涸闭，从戴人疗焉。戴人曰：建中汤，攻表之药也。古方用之攻里，已误也，今更以此取积，两重误也。先以涌剂吐之，置火于其旁，大汗之；次与猪肾散四钱，以舟车丸引之，下六缶，殊不困，续下两次，约三十余行，腹平软健啖如昔。常仲明曰：向闻人言，泻五六缶，人岂能任？及闻张承应，渠云诚然。乃知养生与攻疴，本自不同。今人以补剂疗病，宜乎不效。

疝气一百二十六

王亭村一童子，入门状如鞠恭而行。戴人曰：疝气③也。令解衣揣之，二道如臂，其家求疗于戴人。先刺其左，如刺重纸，剥然有声

---

① 缁（zī 咨）：黑色。因僧人穿缁衣，故亦指僧。
② 揣（jiǎn 剪）：探吐。
③ 疝气：古病证名。症见腹内两侧有条索状物，状如弓弦，大小不一，或痛或不痛，多由气滞血瘀、痰瘀交结所致。

而断。令按摩之，立软。其右亦然。观者咸嗟异之。或问，曰：石关穴也。

胸膈不利一百二十七

沈丘王宰妻，病胸膈不利，口流涎沫，自言咽下胃中常雷声，心间作微痛，又复发昏，胸乳之间，灸瘢如棋。化痰利膈等药，服之三载，病亦依然。其家知戴人痰药不损，来求之。一涌而出雪白虫一条，长五六寸，有口鼻牙齿，走于涎中，病者忿而断之，中有白发一茎。此正与徐文伯所吐宫人发瘕一同，虫出立安。

冷疾①一百二十八

戴人过醮都营中饮会，邻席有一卒说出妻事。戴人问其故，答曰：吾妇为室女，心下有冷积如覆杯，按之如水声，以热手熨之，如水聚，来已十五年矣。恐断我嗣，是故弃之。戴人曰：公勿黜也。如用吾药，病可除，孕可得。卒从之。戴人诊其脉沉而迟，尺脉洪大而有力，非无子之候也，可不逾年而孕。其良人②笑曰：试之。先以三圣散吐涎一斗，心下平软；次服白术调中汤、五苓散；后以四物汤和之。不再月，气血合度，数月而娠二子。戴人常曰：用吾此法，无不子之妇，此言不诬矣。

积块一百二十九

果菌刘子平妻，腹中有块如瓢，十八年矣。经水断绝，诸法无措。戴人令一月之内涌四次，下六次，所去痰约一二桶。其中不化之

---

① 疾：原作"积"，据日正德本、千顷堂本改。
② 良人：古代妇女对丈夫的称呼。

物，有如葵菜者，烂鱼肠之状，涌时以木如意揣之，觉病积如刮，渐渐而平。及积之既尽，块痕反洼如臼①，略无少损，至是而面有童色，经水既行。若当年少，可以有子。

肥气积一百三十

阳夏张主簿之妻，病肥气，初如酒杯大，发寒热。十五余年后，因性急悲感，病益甚。惟心下三指许无病，满腹如石片，不能坐卧，针灸匝矣②，徒劳力耳。乃敬邀戴人而问之。既至，断之曰：此肥气也。得之季夏戊己日，在左胁下，如覆杯。久不愈，令人发痎疟。痎疟者，寒热也。以瓜蒂散吐之鱼腥黄涎约一二缶。至夜，继用舟车丸、通经散投之，五更黄涎脓水相半五六行，凡有积处皆觉痛。后用白术散、当归散、和血流经之药。如斯涌泄，凡三四次而方愈。

伏瘕一百三十一

汴梁曹大使女，年既笄③，病血瘕数年。太医宜企贤以破血等药治之，不愈。企贤曰：除得陈州张戴人方愈。一日，戴承语至汴京，曹大使乃邀戴人问焉。戴人曰：小肠遗热于大肠为伏瘕，故结硬如块，面黄不月。乃用涌泄之法，数年之疾，不再旬而效，女由是得聘④。企贤问谁治之？曹大使曰：张戴人。企贤立使人邀之。

停饮一百三十二

一妇从年少时，因大哭罢，痛饮冰水困卧，水停心下，渐发痛

---

① 臼：原作"旧"，据日正德本、千顷堂本改。
② 针灸匝矣：指针灸次数之多。
③ 笄(jī 机)：特指女子可以盘发插笄的年龄，即成年。
④ 得聘：成为人妻。

闷。医氏咸以为冷积，治之以温热剂，及禁食冷物。一闻茶气，病辄内作，如此数年。燎针烧艾，疮孔数千。十余年后，小便赤黄，大便秘闷，两目加昏，积水转甚，流于两胁。世谓水癖，或谓支饮，硇、漆、棱、莪①，攻磨之药，竟施之矣。食日衰，积日茂，上至鸠尾，旁至两胁及脐下，但发之时，按之如水声，心腹结硬，手不可近者。月发五七次，甚则欲死，诸药皆厌，二十余年。求戴人发药。诊其脉，寸口独沉而迟，此胸中有痰。先以瓜蒂散涌痰五七升，不数日，再越痰水及斗。又数日，上涌数升。凡三涌三下，汗如水者亦三，其积皆去。以流湿饮之药调之，月余大瘥。

积气一百三十三

寄西华县庠②山东颜先生，有积二十年。目视物不真，细字不睹，当心如顽石，每发痛不可忍，食减肉消，黑黚满面，腰不能直。因遇戴人。令涌寒痰一大盆，如片粉；夜以舟车丸、通经散，下烂鱼肠、葵菜汁七八行，病十去三四；以热浆粥投之，复去痰一盆，次日又以舟车丸、通经散，前后约百余行，略无少困。不五六日，面红去，食进目明，心中空旷，遂失顽石所在，旬日外来谢。

沉积疑胎一百三十四

修弓杜匠，其子妇年三十，有孕已岁半矣。每发痛则召侍媪待之，以为将产也。一二日复故，凡数次，乃问戴人。戴人诊其脉涩而小，断之曰：块病也，非孕也。《脉诀》所谓涩脉如刀刮竹形，主丈夫伤精，女人败血。治之之法，有病当泻之。先以舟车丸百余粒；后以调胃承气汤加当归、桃仁，用河水煎，乘热投之。三两日，又以舟

---

① 莪：即广莪，莪术别称。
② 庠(xiáng 详)：古代的学校。

车丸、桃仁承气汤，泻青黄脓血，杂然而下，每更衣以手向下推之、揉之则出。后三二日，又用舟车丸，以猪肾散佐之；一二日，又以舟车丸、通经如前，数服，病十去九，俟晴明，当未食时，以针泻三阴交穴。不再旬，块已没矣。此与隔腹视五脏者，复何异哉！

是胎非积一百三十五

胡王之妻，病脐下积块，呕食，面黄肌瘦而不月。或谓之干血气，治之无效。戴人见之曰：孕也。其人不信，再三求治于戴人。与之平药以应其意，终不肯下毒药。后月到，果胎也。人问何以别之？戴人曰：尺脉洪大也。《素问·阴阳别论》所谓阴搏阳别[①]之脉。

外积形

瘤一百三十六

戴人在西华，众人皆讪以为吐泻。一日，魏寿之与戴人入食肆中，见一夫病一瘤，正当目之上网内眦，色如灰李，下垂覆目之睛，不能视物。戴人谓寿之曰：吾不待食熟，立取此瘤。魏未之信也。戴人曰：吾与尔取此瘤何如？其人曰：人皆不敢割。戴人曰：吾非用刀割，别有一术焉。其人从之。乃引入一小室中，令俯卧一床，以绳束其膊，刺乳中大出血。先令以手揉其目，瘤上亦刺出雀粪，立平出户。寿之大惊。戴人曰：人之有技，可尽窥乎？

---

① 阴搏阳别：指尺脉（阴）搏动有力，与寸脉（阳）有显著的区别。

胶瘤一百三十七

邰城，戴人之乡也。一女子未嫁，年十八，两手背皆有瘤，一类鸡距①，一类角丸②，腕不能钏。向明望之，如桃胶然。夫家欲弃之。戴人见之曰：在手背为胶瘤，在面者为粉瘤，此胶瘤也。以镩针十字刺破，按出黄胶脓三两匙，立平。瘤核更不再作，婚事复成。非素明者，不敢用此法矣。

瘿一百三十八

新寨妇人，年四十余，有瘿三瓣。戴人令以咸吐之，三涌三汗三下，瘿已半消；次服化瘿之药，遂大消去。夫病在上者，皆宜吐，亦自有消息之法耳。

痔一百三十九

赵君玉常病痔，凤眼草、刺猬皮、槐根、狸首之类皆用之。或以干姜作末，涂猪肉炙食之，大便燥结不利，且痛。后数日，因病黄，大涌泻数次，不言痔作。麻先生偶记而书之。君玉自识戴人之后，痔更不发耳。

---

① 鸡距：雄鸡、雉（野鸡）等跖后面突出像脚趾的部分。
② 角丸：似带角的丸状物。

杂记九门

误中涌法

嗽

张板村鹿子春一小儿七八岁，夏月病嗽，羸甚。戴人欲涌之。子春以为儿幼弱，惧其不胜，少难之。一日，因饮酒，家人与之酒，伤多乃大吐，吐定而嗽止。盖酒味苦，苦属涌剂。子春乃大悟戴人之言也。

疥

货生药焦百善云：有茇夫①来买苦参，欲治疥。不识药性缓急，但闻人言可治，浓煎一碗服之。须臾大吐涎一盆，三二日疥作痂矣。

赤目

一小儿名德孙，眼发赤。其母买铜绿，欲洗儿目。煎成，家人误与儿饮之。须臾大吐，吐讫立开。

感风寒

焦百善偶感风寒，壮热头痛。其巷人点蜜茶一碗，使啜之。焦因

---

① 茇夫：打柴的人。

热服之讫，偶思戴人语曰：凡苦味皆能涌。百善兼头痛，是病在上，试以箸探之毕，其痛立解。

误中寒凉

经闭

一妇人年二十余岁，病经闭不行，寒热往来，咳嗽潮热。庸医禁切，无物可食①。一日当暑出门，忽见卖凉粉者，以冰水和饮，大为一食，顿觉神清骨健，数月经水自下。

下血

一男子脏毒下血，当六月间，热不可堪，自甘于死。忽思冰蜜水，猛舍性命，饮一大盂，痛止血住。

痢

一男子病脓血恶痢，痛不可忍。忽见水浸甜瓜，心酷喜之，连皮食数枚，脓血皆已。人言下痢无正形，是何言也？人止知痢是虚冷，温之、燥之、涩之、截之，此外无术矣。岂知风、暑、火、湿、燥、寒六者，皆为痢。此冰蜜甜瓜所以效也。

临变不惑

涌法

戴人在西华夏公宅，其仆郑驴病，法当吐。命女僮下药，药失不

---

① 庸医禁切，无物可食：庸医将什么都列入禁忌范畴，几乎没有什么东西可吃了。

制①，又用之太多，涌之不出，反闷乱不醒，乃告戴人。戴人令以薪实马槽，既平，舁郑驴卧其上，倒垂其头。须臾大吐，吐讫而快。戴人曰：先宜少进，不涌旋加。

西华一老夫病，法当吐。令门人栾景先下药。景先初学，其人不吐，反下走二行，乃告戴人。戴人令取温齑汁饮二碗，再下涌药一钱，以鸡翎探之乃吐。既药行，方大吐。吐讫又安。戴人曰：凡用吐药，先以齑汁一碗横截之。药既咽下，待少倾，其鸡翎勿令离口。酸苦咸虽能吐人，然不撩②何由出也？

李仲安宅四妇人病同，日下涌剂，置燠室中火两盆，其一妇人发昏，众人皆惊。戴人笑曰：内火见外火故然。舁之门外，使饮冰雪水，立醒。时正雪晴，戴人曰：热见寒则醒。众由是皆服。非老手识练，必不能镇众人之惊也。

涌嗽

杨寿之妻，病嗽十余年，法当吐之。一日不止，以麝香汤止之；夜半犹不定，再止之；明旦，颇觉恶心，更以人参汤止之，二日稍宁。自下药凡三，来问戴人，不顾。谓栾景先曰：病久嗽，药已擒病，自然迟解。涌后调理数日乃止。戴人常言：涌后有顿快者；有徐快者；有反困闷者，病未尽也；有反热者，不可不下也。大抵三日后无不快者。凡下不止者，以冰水解之。凡药热则行，寒则止矣。

【点评】卷6~8共3卷，所载系医案选录。以六淫之风、暑、湿、火、燥、寒为六形，加上内伤、外伤、内积、外积四形，共为十形，用以类分病证，概括病因病机；治疗主用汗、吐、下三法，即所谓"三疗"，故名"十形三疗"。其大部分医案记载张氏运用攻邪三法的临床治验，附录少量张氏友人麻知几、赵君玉及

---

① 药失不制：药物没有按法炮制。
② 撩：此指探喉令吐的方法。

门人常德、栾企依张氏治法施用的医案。每一医案可视为一个方证，共收方证 139 个，录医案 176 例。其中单用汗法 9 例，吐法 22 例，下法 30 例；汗吐合用 2 例，汗下联用 3 例，吐下并用 43 例，汗、吐、下三法联用 17 例；采用刺砭泻血疗法 15 例，针刺治疗 5 例，心理疗法或其他疗法等共 30 例。

卷九乃门人常德、栾企等人记录张氏医论医事之医话体文章汇编。据《儒门事亲》研究专家萧国钢先生校勘，此卷编次经反复翻刻，名目已混淆不清，题为九门，实有 18 条。

学习此 4 卷，应注意掌握如下几点：①形证名病，创新辨证。中医素有六经辨证、方证辨证、脏腑辨证、经络辨证、三焦辨证、卫气营血辨证、病邪辨证等辨证方法，虽视角不同，但结果均是以证名病，这是中医病证诊断模式与西医疾病诊断模式的根本区别之所在。张氏以大医之智慧，创造性提出以六淫形态和内外之伤(虚证)、积(实证)的十大形证(一级信息)作为疾病诊断的纲领，尾附以次级信息的具体方证，创造了别具一格中医病证诊断的新范式。其不同凡响处一是在于六形类外感与《内经》理论一脉相承；二是以内外伤、积别杂病，虚实凿分，足以起到提纲挈领、执简驭繁的作用。确立类证之后又进一步深入细化到具体方证，遵循从思维路线到具体路线的选择规律，亦即圆满完成从辨证到施治的一线贯通。②以案证论，交相辉映。著名中医文献学者刘更生先生指出："医案是中医诊疗活动的记录，医话是不拘体裁的医学随笔，医论主要探讨中医药学术问题。三者既有区别，又有联系，常常相互交融。如医案中常有议论，或兼记医家逸闻趣事，是案中有论、有话；医话信笔写来，亦记医案，亦发议论，是话中有案、有论；医论或由案而发，或以案证论，或叙医家医事，是论中有案、有话。"通观张著，其叙写方式有说有辨、有记有解、有诫有笺、有诠有式、有断有论、有疏有述、有衍有诀，是真正意义上的医论、医案、医话融为一体的医学巨帙，铸就了其流传千古的特质。③多法并举，攻克疑难。张氏不仅精通《内》《难》《伤寒》等经典理论，同时又善于将方治之道与针灸、刺砭、泻血、心理、外科疗法等予以"黄金"组合，用于临床，创下了永载史册的典型案例。如"惊一百三"卫德新之妻案乃张氏运用《内经》"惊者平之"理论的生动反映，当誉之为现代心理疗法之佳案。又如"误吞物咽中一百十一"一小儿误吞一钱案，哪怕是现代内窥镜技术或无创外科学，亦不禁投之以敬佩目光。④行医感悟，醒世警钟。英国作家斯末莱特在《蓝登传》一书中感言："唯独受过别人大恩大德的人，最容易忘恩负义"。张氏在卷九"病人负德愈后吝财"一节中所描写的两例病人，正是忘恩负义的真实写照。一是"卫氏病风"，"戴人以三法疗之，寻愈"，而病人"绐曰：余夜梦长髯人，针余左耳，故愈"。二是武媪"病劳三年，羸瘦不足观……戴人治之，五六日而安……曰：一道士投我一符，焚而吞之，乃瘥"。然而，张氏并未以之知恩不报而生怨恨，而是担心患者"若病再作，何以求治？至有耻前言而不敢复求治疗，而杀其身者"。在医患关系日趋紧张的今天，重温张氏的切身感悟，对于建立与完善医者自我保护措施，无疑具有借鉴作用。⑤取其精华，弃其糟粕。与前文一样，此4卷中亦夹杂若干荒诞不经之内容，阅读时应加以辨别，有所取舍。如"咽中刺塞一百十"一节中，载"强家一小儿，约五六岁，同队小儿，以蜀黍秸相击，逆芒倒刺于咽中，数日不下粥药，肿大发。戴人命取水，依《道经》中咒水法……摄念七遍，吹在盏中，虚搅卓三次为定。其儿咽水下咽……三五日肿散"。显然荒诞无证，不可信。

当禁不禁 病愈后犯禁而死

孟太亨病肿，既平，当节食及盐、血、房室等。不慎病再，适戴人归家，无救之者，乃死。

郾城董德固，病劳嗽。戴人曰：愈后当戒房事。其病愈，恃其安，触禁而死。死后妻生一子，正当病瘥之日也。董初坚讳①，至是乃彰。

一宦家小儿病痢，自郾头车载至朱葛寺，入门而死。戴人曰：有病远行，不可车载马驮。病已扰矣，又以车马动摇之，是为重扰，其即死。

阳夏韩氏，为犬所啮，大痛不可忍，偏痒燥，自庄头载至家，二十里，一夕而死。时人皆不知车之误也。戴人常言：伤寒之后，忌荤肉、房事、劳；水肿之后，禁房及油盐滋味等三年；滑泄之后，忌油腻。此三者，决不可不禁也。戴人常曰：病久瘀闭，忽得涌泄，气血冲和，心肾交媾，阳事必举。尤切戒房室，元气新至，犯之则病再作，恐罪于涌泄。

不忌反忌　不忌口得愈

一男子病泄十余年。豆蔻、阿胶、诃子、龙骨、乌梅、枯矾，皆用之矣。中脘、脐下、三里，岁岁灸之。皮肉皴槁，神昏足肿，泄如泔水，日夜无度。戴人诊其两手脉沉且微，曰：生也。病人忽曰：羊肝生可食乎？戴人应声曰：羊肝止泄，尤宜服。病人悦而食一小盏许，可以浆粥送之。病人饮粥数口，几半升，续又食羊肝生一盏许，次日泄几七分。如此月余而安。此皆忌口太过之罪也。戴人常曰：胃为水谷之海，不可虚怯，虚怯则百邪皆入矣。或思荤茹，虽与病相反，亦令少食，图引浆粥②，此权变之道也。若专以淡粥责之，则病人不悦而食减，久则病增损命，世俗误人矣。

---

① 坚讳：坚决隐瞒。
② 图引浆粥：目的是引浆粥。

不可忌口

戴人常曰：脏毒、酒毒、下血、呕血，妇人三十已下血闭，六月七月间脓血恶痢，疼痛不止，妇人初得孕择食者，以上皆不忌口。

高技常孤

戴人常曰：人言我不接众工。戴人曰：余岂不欲接人，但道不同，不相为谋。医之善，惟《素问》一经为祖。有平生不识其面者，有看其文不知其义者，此等虽曰相亲，欲何说？止不过求一二药方而已矣。大凡药方，前人所以立法，病有百变，岂可执方？设于富贵之家病者，数工同治，戴人必不能从众工，众工亦不能从戴人，以此常孤。惟书生高士，推者复来，日不离门。戴人又曰：我之术止可以教，书生不能受，医者忽授。老书生曰：我是书生，岂不知书生？书生固多，许可以易慢①？戴人问之曰：彼未尝见予治病，故有是言。若亲见予治病数十人，自反思矣。凡谤我者，皆望风取信于群医之口也。孔子曰：浸润之谮②，肤受之诉，不行焉。可谓明也已矣。

群言难正

谤吐

或言：人有病，不可吐，人身骨节皆有涎，若吐出骨节间涎，令人偏枯。戴人问之曰：我之药止是吐肠胃间久积，或膜肓间宿沫，皆是胃膈中溢出者，夫下与吐一理也。但病有上下，故用药有逆顺耳。

---

① 易慢：轻慢

② 谮(zèn)：进谗言，说别人的坏话。

谤三法

或言：戴人汗、下、吐三法，欲该天下之医者，非也。夫古人医法未备，故立此三法。后世医法皆备，自有成说，岂可废后世之法而从远古？譬犹上古结绳，今日可废书契而从结绳乎？戴人问之曰：易之法虽多，不离八卦五行；刑章虽多，不过笞杖徒流。岐伯曰：知其要者，一言而终。然则岐伯亦诳人乎？大抵举纲则简，计目则繁。

谤峻药

或言：戴人用医药皆峻激，乃《本草》中下品药也，岂可服哉？戴人曰：甚矣。人之不读书！《本草》言上药为君，中品为臣，下品为佐使者，所以辨其性刚柔也。《内经》言：所谓君臣佐使者，非本草中三品之谓也。主治之为君，次君之谓臣，应臣之为佐使。假如大黄能治此病，则大黄为君；甘遂能治此病，则甘遂为君矣。若专以人参、黄芪治人之邪气，此庸工所以常误人命也。

李嗣荣言：京中闲人云：戴人医杀二妇，遂辞太医之职而去。又有人云：昔曾医杀颍守，私遁而去。麻知几初闻亦疑之，乃载见戴人于瀔阳。观其用药，百发百中，论议该赡，应变无穷。其所治之疾，则不三二十年，即十年，或五六年，应手辄愈。群医之领袖，无以养生。及其归也，谤言满市，皆曰：戴人医杀仓使、耿四而去。时仓使以病卒，与余未尝通姓名。耿四病嗽咯血，曾问戴人。戴人曰：公病消困，不可峻攻，宜以调养。戴人已去，后而卒矣。麻先生乃肖①李嗣荣所言皆诬也，凡余所治之病，皆众坏之证，将危且死而治之，死则当怨于戴人。又戴人所论，按经切理，众误皆露，以是嫉之。又戴人治病，多用峻激之药，将愈未愈之间，适戴人去。群医毁之曰：病为戴人攻损，急补之，遂用相反之药。如病愈，则我药可久

---

① 肖：类似，相似。

服，攻疾之药可暂用。我方攻疾，岂欲常服哉？疾去则止药。若果欲养气，五谷、五肉、五菜，非上药耶？亦安在枯草死木之根核哉？

病人负德　愈后吝财

南乡刀镊工卫氏病风，半身无汗，已再中矣。戴人以三法疗之，寻①愈。恐其求报，乃绐曰：余夜梦一长髯人，针余左耳，故愈。

巫者武媪，年四十，病劳三年，羸瘦不足观，诸医技绝。适五六月间求治，愿奉白金五两。戴人治之，五六日而安。止答曰：白金三两。乃曰：一道士投我一符，焚而吞之，乃痊。如此等人，不可胜计。若病再作，何以求治？至有耻前言而不敢复求治疗，而杀其身者。此所以世之庸工，当正病时，以犀、珠、龙、麝、丁、沉、木、乳，乘其急而巧取之。然君子博爱贤愚，亦不当效若辈也。

同类妒才　群口诬戴人

有扶救之功，如死，我则有攻击之罪，明者不可不察也。麻先生常见他医言戴人能治奇病，不能治常病；能治杂病，不能治伤寒。他日见戴人，问以伤寒事，超然独出仲景言外之意。谓余曰：公慎勿殢②仲景纸上语，惑杀世人。余他日再读仲景，方省其旨。戴人云：人常见伤寒疫气动时辄避，曰：夫伤寒多变，须朝夕再视。若十人病，已不能给，况阖郡之中，皆亲故人乎？其死生常在六七日之间，稍不往视，别变矣。以此他医咸诮之，以为不能治伤寒。盖未常窥其涯涘③，浪为之訾④云。

---

① 寻：旋即，不久。
② 殢(tì 替)：困扰，纠缠。
③ 涯涘：水的边际。
④ 訾(zǐ 紫)：毁谤非议。

卷 十 撮要图

撮要图

《难》《素》撮要究治识病用药之图											
太易 未见气也		太初 气之始也		太 极		太始 形之始也		太素 质之始也			
甲 胆	乙 肝	丙 小肠	丁 心	戊 胃	己 脾	庚 大肠	辛 肺	壬 膀胱		癸 肾	
三焦	大肠	小肠	包络	心	肺	胆	胃	膀胱	肝	肾	脾
寅手相少火阳	卯手燥阳金明	辰手寒太水阳	巳手风厥木阴	午手君少火阴	未手湿太土阴	申足相少火阳	酉足燥阳金明	戌足寒太水阳	亥足风厥木阴	子足君少火阴	丑足湿太土阴
从其气则和违其气则病											
是动则病者，气之所感也	天之邪，感则害人五脏。肝、心、脾、肺、肾，实而不满①，可下之而已也		水谷之寒热，感则害人六腑。胆、胃、三焦、膀胱、大肠、小肠，满而不实②，可吐之而已也			地之湿气，感则害人皮肉、筋脉、肌肤，从外而入，可汗之而已也				所生病者，血之所成也	

---

① 实而不满：五脏之藏精，宜保持充实，但不会溢满。
② 满而不实：六腑主传化水谷，宜不断充满，但不应积滞成实。

天地六位藏象之图					
此论原无此图，添之					
属上二位天	大虚	金金火合德	燥金主清	肺上焦象天	下络大肠
属	天面	火	君火主热	心包络	下络小肠
属中二位人	风云之路	水木火合德	风木主温	肝中焦象人	下络胆经
属	万物之路	火	相火主极热	胆次	卷终
属下二位地	地面	土水水合德	湿土主凉	脾下焦象地	下络胃
属	黄泉	水	寒水主寒	肾黄泉	旁络膀胱

　　【点评】张氏制《撮要图》将《素》《难》所揭示的人类生命气（功能）、形（结构）运动的过程与天地六邪致病的特异性、人体脏腑经络受病的规律性进行创造性的归纳对位研究，并提出相应的治疗大法，堪称一大理论贡献。

外有风寒暑湿，属天之四令，无形也。
内有饥饱劳逸，属人①之四令，有形也。
　　一者，始因气动而内有所成者，谓积聚、癥瘕、瘤气、瘿起②、结核、狂瞀、癫痫。疏曰：癥，坚也，积也；瘕，气血也。
　　二者，始因气动而外有所成者，谓痈肿、疮疡、疥癣、疽痔、掉

---

① 人：原作"天"，据《医学启源·四因之病》"内有饥饱劳逸，亦人之四令"改。
② 瘤气、瘿起：又名"大脖子"。

瘘、浮肿、目赤、熛①疭、胕肿、痛痒之类是也。

三者，不因气动而病生于内者，谓留饮、癖食、饥饱、劳损、宿食、霍乱、悲、恐、喜、怒、想慕、忧结之类是也。

四者，不因气动而病生于外者，谓瘴气、贼魅、虫蛇、蛊毒、伏尸、鬼击、冲薄、坠堕、风、寒、暑、湿、斫、射、割、刺之类是也。

【点评】"外有风寒暑湿""内有饥饱劳逸"，即致病之"四因"，引自《素问·至真之要大论》王冰注。

风木郁之病

故民病胃脘当心而痛，四肢、两胁、咽膈不通，饮食不下，甚则耳鸣眩转，目不识人，善僵仆，筋骨强直而不用，卒倒而无所知也。

暑火郁之病

故民病少气，疮疡，痈肿，胁肋、胸背、首面、四肢膜膹②胪③胀，疡，痱，呕，逆，瘛疭，骨痛节疼，及有动泄注下、温疟、腹中暴痛、血溢流注、精液衰少、目赤心热，甚则瞀闷懊恼，善暴死也。

湿土郁之病

故民病心腹胀，腹鸣而为数后④，甚则心痛，胁䐜，呕逆，霍乱，饮发注下，胕肿身重，脾热之生也。

---

① 熛：即熛(瘭)疽，指发于指(趾)末节的疽。
② 膜膹(chēn fèn 琛奋)：肿胀满闷之意。
③ 胪(lù 路)：腹肉。
④ 数后：指大便次数频繁。

燥金郁之病

故民病咳逆，心腹满引少腹，善暴痛，不可反侧，嗌干，面尘色恶，金胜而木病也。

寒水郁之病

故民病寒客心痛，腰椎痛，大关节不利，屈伸不便，善厥，痞坚腹满，阴乘阳故也。

【点评】"五郁主病"系由《素问·六元正纪大论》中五郁之发归纳而来。

初之气①

自大寒至立春、春分，厥阴风木之位，阳用事而气微。故曰少阳得甲子，元头常准，以大寒交初之气，分以六周，甲子以应六气，下傲一月。正月、二月少阳，三阴三阳亦同。

二之气

春分至小满，少阴君火之位。阳气清明之间，又阳明之位。

三之气

小满至大暑，少阳相火之位。阳气发，万物俱成，故亦云太阳

---

① 初之气：一年中第一次主气，时为大寒至惊蛰末，共六十日八十七刻半。其余气可依此类推，均为六十日八十七刻半。

旺。其脉洪大而长，天气并万物，人脉盛衰，造物造化亦同。

四之气

大暑至秋分，太阴湿土之位。天气吉感，夏后阴已用事，故曰太阴旺。此三阴三阳，与天气标本阴阳异矣。脉缓大而长，燥金旺，紧细短涩。以万物干燥，明可见矣。

五之气

秋分至小雪，阳明燥金之位。气衰阴盛，故云金气旺，其脉细而微。

终之气

小雪至大寒，太阳寒水之位。阴极而尽，天气所收，故曰：厥阴旺。厥者，尽也。

风木肝酸　达针

与胆为表里，东方木也，色青，外应目，主治血。芍药味酸微寒，泽泻咸平，乌梅酸热。诸风掉眩，皆属于肝木，主动。治法曰：达者，吐也。其高者，因而越之。可刺大敦，灸亦同。

暑火心苦　发汗

与小肠为表里，南方火色，外应舌，主血运诸经。大黄苦寒，木香苦温，黄连苦凉，没药苦热。

诸痛痒疮疡，皆属于心火。治法曰：热者汗之，令其疏散也。可刺少冲，灸之亦同。

湿土脾甘　夺针

与胃为表里，中央土也，色黄应唇，主肌肉，应四时。蜜甘凉，甘草甘平。

诸湿肿满，皆属于脾土。治法曰：夺者，泻也。分阴阳，利水道。可刺隐白，灸亦同。

燥金肺辛　清针

与大肠为表里，西方金也，色白，外应皮毛、鼻，亦行气。干姜辛热，生姜辛温，薄荷辛凉。

诸气膹郁，皆属于肺金。治法曰：清者，清膈、利小便、解表。可刺少商，灸亦同。

寒水肾咸　折针

与膀胱为表里，北方水也，色黑，外应耳，主骨髓。牡蛎咸寒，水蛭咸寒。

诸寒收引，皆属于肾水。治法曰：折之，谓抑之，制其冲逆。可刺涌泉，灸亦同。

大寒子上初之气

初之气为病，多发咳嗽，风痰，风厥，涎潮①，痹塞，口㖞，半

---

① 涎潮：病证名。指口涎上涌如潮。

身不遂，失音，风癫，风中妇人，胸中留饮，两脐腹微痛，呕逆恶心，旋运，惊悸，狂惕，心风，搐搦，颤掉。初之气病，宜以瓜蒂散吐之，在下泄之。

春分卯上二之气

二之气为病，多发风温、风热。经曰：风伤于阳，湿伤于阴。微头痛身热，发作风温之候。风伤于卫气也，湿伤于脾气也。是以风温为病，阴阳俱自浮，汗出，身重，多眠，鼻息，语言难出。此以上二证，不宜下。若与巴豆大毒丸药，热证并生，重者必死。二之气病，宜以桂枝麻黄汤，发汗而已。

小满巳上三之气

三之气为病，多发热，皆传足经者多矣。太阳、阳明、少阳、太阴、少阴、厥阴。太[1]阳者，发热恶寒、头项痛、腰脊强；阳明者[2]，身热、目疼、鼻干、不得卧；少阳者，胸胁痛、耳聋、口苦、寒热往来而呕。此三阳属热。太阴者，腹满、咽干、手足自温、自利不渴，或腹满时痛；少阴者，故口燥舌干而渴；厥阴者，腹满囊缩、喘热闷乱、四肢厥冷、爪甲青色。三之气病，宜以清凉，上温下养，不宜用巴豆丸下之。

大暑未上四之气

四之气为病，多发暑气，头痛、身热、发渴。不宜作热病治，宜以白虎汤。得此病不传染，次发脾泄，胃泄，大肠泄，小肠泄，大瘕

---

① 太：原脱，据《医学大成》本补。
② 者：原脱，据《医学大成》本补。

泄，霍乱吐泻，下痢及赤白相杂，水谷不分消，肠鸣切痛，面浮足肿，目黄口干，胀满气痞，手足无力。小儿亦如此。四之气病，宜渗泄，五苓散之类也。

秋分酉上五之气

五之气为病，多发喘息、呕逆、咳嗽及妇人寒热往来、瘤疟、痹、痔、消渴、中满、小儿斑瘾疮疱。五之气病，宜以大、小柴胡汤，宜解治表里之类。

小雪亥上终之气

终之气为病，多发风痰，风寒湿痹四肢。秋收多，冬水复旺，水湿相搏，肺气又衰。冬寒甚，故发则收，则痿厥弱，无以运用。水液澄清冷，大寒之疾。积滞、瘕块、寒疝、血瘕①，凡气之疾。终之气病，宜破积发汗之类。

【点评】"六气主病"引自《医学启源》"六气主治法要"，只是将注文另立章节而已。

肝之经足厥阴风乙木

是动则病腰痛，不可以俯仰，丈夫㿉疝，妇人少腹肿，甚则嗌干、面尘脱色。是肝所生病者，胸满、呕逆、飧泄、狐疝、遗溺、闭癃。为此诸病。

---

① 血瘕：病证名。出自《素问·阴阳类论》。指妇女盆腔肿块，多因月经期间邪气与血互结，瘀血留滞经络所致。常见于卵巢、子宫等肿瘤或囊肿。

胆之经足少阳风甲木

是动则病口苦、善太息、心胁痛、不能转侧，甚则面微有尘、体无膏泽、足外反热，是为阳厥。是主骨所生病者，头痛、颔痛、目内眦痛、缺盆中肿痛、腋下肿、马刀挟瘿、汗出振寒、疟，胸、胁、肋、髀、膝外至胫绝骨外踝前及诸节皆痛，小指次指不用。为此诸病。

心之经手少阴暑丁火

是动则病嗌干、心痛、渴而欲饮，是为臂厥。是主心所生病者，目黄、胁痛、臑臂内后廉痛厥、掌中热痛，为此诸病。

小肠经手太阳暑丙火

是动则病嗌痛、颔肿、不可以顾、肩似拔、臑似折。是主液所生病者，耳聋，目黄，颊肿，颈、颔、肩、臑、肘、臂外后廉痛。为此诸病。

脾之经足太阴湿己土

是动则病舌本强、食则呕、胃脘痛、腹胀、善噫、得后与气则快然，如衰，身体皆重。是主脾所生病者，舌本痛、体不能动摇、食不下、烦心、心下急痛、溏瘕泄、水闭、黄疸、不能卧、强立、股膝内肿、厥、足大趾不用。为此诸病。

胃之经足阳明湿戊土

是动则病洒洒振寒、善呻数欠、颜黑，至则恶人与火，闻木声则惕然而惊、心欲动，独闭户塞牖而处，甚则欲上高而歌、弃衣而走、贲响腹胀，是为骭①厥。是主血所生病者，狂疟、温淫、汗出、鼽衄、口㖞、唇胗②、颈肿、喉痹、大腹水肿、膝膑肿痛，循膺乳气冲股，伏兔、骭外廉、足跗上皆痛，中指不用。气盛则身以前皆热，其有余于胃，则消谷善饥，溺色黄；气不足，则身以前皆寒栗；胃中寒，则胀满。为此诸病。

心包络手厥阴为母血

是动则病手心热、臂肘挛急、腋肿，甚则胸胁支满、心中憺憺大动、面赤目黄、喜笑不休。是主脉所生病者，烦心、心痛、掌中热。为此诸病。

三焦经手少阳为父气

是动则病耳聋、浑浑焞焞、嗌肿喉痹。是主气所生病者，汗出，目锐眦痛，耳后、肩臑、肘臂外皆痛，小指次指不用。为此诸病。

大肠经手阳明燥庚金

是动则病齿痛、颈肿。是主津液所生病者，目黄、口干、鼽衄、喉痹、肩前臑痛、大指次指痛不用。气有余，则当脉所过者热肿；虚

---

① 骭（gàn 干）：本谓小腿骨，亦即指小腿。此处指足阳明经。
② 唇胗：嘴唇溃疡。

则寒栗不复。为此诸病。

肺之经手太阴燥辛金

是动则病肺胀满，膨膨①而喘咳、缺盆中痛，甚则交两手而瞀，此为臂厥。是主肺所生病者，咳、上气喘、渴、烦心、胸满、臑臂内前廉痛厥、掌中热。气盛有余，则肩背痛、风寒汗出中风、小便数而欠；气虚则肩背痛寒、少气不足以息、溺色变。为此诸病。

肾之经足少阴寒癸水

是动则病饥不欲食、面如漆柴、咳唾则有血、喝喝②坐而欲起、目䀮䀮③如无所见、心如悬、若饥状。气不足则善恐、心惕惕如人将捕之，是为骨厥。是主肾所生病者、口热舌干、嗌肿上气、嗌干及痛、烦心、心痛、黄疸、肠澼、脊股内后廉痛、痿厥、嗜卧、足下热而痛。为此诸病。

膀胱经足太阳寒壬水

是动则病冲头痛、目似脱、项如拔、脊痛、腰似折、髀不可以曲、腘如结、踹如裂，是为踝厥。是主筋所生病者、痔、疟、狂、癫疾、头囟项痛、目黄泪出、鼽衄、项背腰尻腘踹脚皆痛，小指不用，为此诸病。

风治法 风淫于内，治以辛凉，佐以甘苦，以甘缓之，以辛散之。

防风通圣散　天麻散　防风汤　祛风汤　小续命汤　消风散　排

---

① 膨膨：肚子胀的样子。
② 喝(yē 噎)喝：声音幽咽、噎塞。
③ 䀮(huāng 慌)䀮：视物模糊不清的样子。

风汤

暑治法　热淫于内，治以咸寒，佐以甘苦，以酸收之，以苦发之。

白虎汤　桂苓汤　玉壶丸　碧玉散　玉露散　石膏汤

湿治法　湿淫于内，治以苦热，佐以咸淡，以苦燥之，以淡泄之。

白术木香散　桂苓白术丸　五苓散　葶苈木香散　益元散　神助散

火治法　火淫于内，治以咸寒，佐以甘①辛，以酸收之，以苦发之。

凉膈散　解毒丸　神功丸　八正散　调胃散　大小承气汤

燥治法　燥淫于内，治以苦温，佐以甘辛，以辛润之，以苦下之。

神功丸　麻仁丸　脾约丸　润体丸　润肠丸　四生丸　葶苈散

寒治法　寒淫于内，治以甘热，佐以苦辛，以辛散之②，以苦坚之。

姜附汤　四逆汤　二姜汤　术附汤　大戊己丸　附子理中汤

【点评】"十二经主病"系《灵枢·经脉》的辑要。

六门病证方药

风门独治于内者

防风通圣散　防风天麻丸　防风汤　小续命汤　消风散　祛风丸
承气汤　陷胸汤　神芎丸　大黄丸　备急丹

暑门独治于外者

白虎汤　桂苓甘露散　化痰玉壶丸　益元散　玉露散　石膏散

---

①　甘：《素问·至真要大论》作"苦"。

②　佐以苦辛，以辛散之：《素问·至真要大论》作"佐以苦辛，以咸泻之，以辛润之"。

拔毒散　水澄膏　鱼胆丸　金丝膏　生肌散

湿门兼治于内者

五苓散　葶苈木香散　白术木香散　益元散　大橘皮汤　桂苓白术丸　神助散　大柴胡汤　小柴胡汤　柴胡饮子　防风通圣散　防风当归饮子

火门兼治于外者

凉膈散　黄连解毒汤　泻心汤　神芎丸　八正散　调胃散　调胃承气汤　桂苓汤　麻黄汤　小建中汤　升麻汤　五积散

燥门先治于内，后治于外者

神芎丸　脾约丸　麻仁丸　润体丸　四生丸

谓寒药攻其里，大黄兼牵牛之类。

谓热药攻其表，桂枝、麻黄、升麻之类。

姜附汤　四逆汤　二姜汤　术附汤

寒门先治于外，后治于内者

大已寒丸　理中丸

谓热药攻其表，谓寒药攻其里。

【点评】六淫治法系对《素问·至真要大论》治法的引用与发挥，每一治法均附以经方与名家或张氏自己独创之方药，是《内经》经典治疗学理论与仲景法证、方证相统一的中医诊疗范式的有机结合。极具实用价值。

《内经》湿变五泄

六气属天，无形，风、暑、湿、火、燥、寒。

五形湿属戊己，湿入肺经为实。

六味属地，有质，酸、苦、甘、辛、咸、淡。

五脏湿属脾胃，湿入大肠为虚。

胃泄风湿

夫胃泄者，饮食不化，完谷出，色黄，风乘胃也。宜化剂①之类。

脾泄暑湿

夫脾泄者，腹胀满，注②，实则生呕逆。三证宜和剂、淡剂、甘剂、清剂之类。

大肠泄燥湿

夫大肠泄者，肠鸣切痛。先宜寒剂夺之，次甘剂分其阴阳也。

小肠泄热湿

夫小肠泄者，溲而便脓血，少腹痛。宜寒剂夺之，淡剂、甘剂分之。

大瘕泄寒湿

夫里急后重，数至圊而不能便。先宜清剂、寒剂夺之，后以淡剂、甘剂分之。或茎中痛，亦同。

《金匮》十全之法

飧泄　春伤于风，夏必飧泄，暮食不化，亦成飧泄。风而飧泄者，先宜发剂，次宜淡剂、甘剂、分剂之类。

洞泄　春伤于风，邪气留连，乃为洞泄，泻下褐色。治法同上。

---

① 化剂：化浊的方剂。

② 注：指水泄。

又宜灸分水①穴。湿气在下，又宜以苦剂越之。

洞泄寒中 洞泄寒中，俗呼曰休息痢。洞泄，属甲乙风木，可灸气海、水分、三里，慎勿服峻热之药。小便涩则生；足肿、腹胀满者，死于庚辛之日。如尸臭者不治。

霍乱 吐泻，水谷不化，阴阳错乱。可服淡剂，调以冰水，令顿服之则愈。

注下 火气太过，宜凉剂，又宜淡剂，调冰水，令顿服之则愈。此为暴下不止也。

肿蛊 三焦闭溢，水道不行，水满皮肤，身体痈肿。宜越剂、发剂、夺剂。

䐜胀 浊气在上不散，可服木香槟榔丸、青皮、陈皮。属大肠，为浊气逆，肺金为清气逆，气化则愈矣。

肠鸣 燥湿相搏为肠鸣；中有湿，亦为肠鸣；火湿相攻，亦为肠鸣。治法同上，治之大效。

支满鹜溏 上满而后泄，下泄而后复上满。治法同上。久则反寒，治法同寒中。如鹜溏而肠寒者，亦斯义。风湿亦有支满者。

肠澼 大、小便脓血，治法同上。又宜不二丸、地榆散、驻车丸及车前子等药，次宜淡剂、甘剂、分剂之类。

脏毒 下血，治法同上。又宜苦剂、夺剂，以苦燥之。如酒毒下血同。

大、小便血 大、小便治法同上。血温身热者死。火之成数，七日而死。如尸臭者不治。

脱肛 大肠热甚也。用酸浆水煎三五沸，稍热渫洗三五度，次以苦剂坚之则愈。

广肠痛 治法同上。又大黄牵牛丸、散，夺之法，燥涩亦同。痔漏、广肠痛、肠风下血，皆同脏毒治法。

---

① 分水：疑"水分"之误。

乳痔肠风 必肛门左右有核。《内经》曰：因而饱食，筋脉横解，肠澼为痔。属大肠经，可服枳壳之属。大癖生肠风，乳痔相连。

《金匮》十全五泄法后论

天之气一也。一之用为风、火、燥、湿、寒、暑。故湿之气，一之一也，相乘而为五变。其化在天为雨，在地为泥，在人为脾，甚则为泄。故风而湿其泄也，胃暑而湿其泄也，脾燥而湿其泄也，大肠热而湿其泄也，小肠寒而湿其泄也。

大瘕，若胃不已，变而为飧泄；飧泄不已，变而为洞泄；洞泄不已，变而为脾①泄寒中，此风乘湿之变也。若脾泄不已，变而为霍乱；霍乱不已，变而为注下；注下不已，变而为肿蛊。此暑乘湿之变也。若大肠泄不已，变而为膜胀；膜胀不已，变而为肠鸣；肠鸣不已，变而为支满鹜溏。此燥乘湿之变也。若小肠泄不已，变而为肠澼；肠澼不已，变而为脏毒；脏毒不已，变而为前后便血。此热乘湿之变也。若大瘕泄不已，变而为脱肛；脱肛不已，变而为广肠痛；广肠痛不已，变而为乳痔肠风。此寒乘湿之变也。凡此二十五变，若无湿则终不成疾。况脾胃二土，共管中州，脾好饮，脾亦恶湿，此泄之所由生也。

凡下痢之脉，微且小者生，浮大者死。水肿则反是，浮大者生，沉细者死。夫病在里脉沉，在表脉浮。里当下之，表当汗之。下痢而脉浮滑，水肿者脉沉细，表里俱受病，故不治也。凡脏血、便血，两手脉俱弦者死绝，俱滑大者生，血温身热者死。王太仆则曰：若下血而身热血温，是血去而外逸也，血属火故也。七日而死者，火之成数也。

夫飧泄得之于风，亦汗可愈。或伏惊怖，则胆木受邪，暴下绿水。盖谓戊己见伐于甲木也。婴儿泄绿水，《素问》有婴儿风，理亦如之。洞泄者，飧泄之甚，但飧泄近于洞泄，洞泄久则寒中，温之可

---

① 脾：原作"洞"，据日正德本、千顷堂本改。

也。治法曰：和之则可也，汗之则不可。盖在腑则易治，入脏则难攻。洞泄寒中，自腑而入脏，宜和解而勿争。

水肿之作者，未遽而然也。由湿遍于大肠，小溲自涩，水湿既潴，肿满日倍，面黄腹大，肢体如泥，湿气周身，难专一法。越其高而夺其下，发其表而渗其中，酸收而辛散，淡渗而苦坚，用攻剂以救其甚，缓剂以平其余。如是则孤精得气，独魄反阳，亦可保形，陈莝去而净府洁矣。

彼豆蔻、乌梅、罂粟壳勿骤用也。设病形一变，必致大误。或通而塞，或塞而通，塞塞通通，岂限一法？世俗止知塞剂之能塞，而不知通剂之能塞者，拘于方也！凡治湿，皆以利小溲为主。诸泄不已，宜灸水分穴，谓水谷之所别也。脐之上一寸半，灸五七壮。腹鸣如雷，水道行之候也。凡湿勿针。《内经》虽云缪刺其处，莫若以张长沙治伤寒法治之。盖泄者，亦四时伤寒之一也。仲景曰：上涌而下泄，表汗而里攻，半在表，半在里，则宜和解之，表里俱见，随证渗泄。此虽以治伤寒，其于治湿也同。仍察脉以视深浅，问年壮以视虚实，所投必如其意矣。

顷，商水县白堤酒监单昭信，病飧泄，逾年不愈。此邑刘继先命予药之。为桂枝麻黄汤数两，一剂而愈。因作五泄图，撷《难经》《素问》本意。书录于上，刊而行之，诚有望于后之君子。戴人张子和述以上之图，校改为篇法。

【点评】"《内经》湿变五泄"与"《金匮》十全之法"，简述五泄传变为15种泄泻及变证的病机、治法、方药。"《金匮》十全五泄法后论"进一步对五泄病机、脉证与治疗原则加以讨论，不妨视之为张氏论治消化系统病证的一篇论文。虽以论"泄"为主，实则涉及霍乱、肿蛊、肿胀等脾胃、肝胆病变，并囊括痔核、肠风、脏毒、便血、脱肛等下消化道疾病，内容丰富多彩。尤其张氏指出"湿邪"与其他五邪相合入侵方为"五泄"，若无湿邪则终不成疾，治疗上主张正确处理汗、吐、下、渗泄之"通"与和解、温中、酸涩之"塞"的辩证关系，独具见地，大有理论创意。

卷十一　治法杂论

风论

论曰：人之生也，负阴而抱阳。人居一气，道在其中矣。外有八邪之相荡，内有喜怒之交侵，真气内弱，风邪袭之。风之伤人，或为寒热，或为疼痛，或为偏枯，或为拘挛，其候不一。风者，善行而数变。此乃风者，百病之始，万病之长也。盖内不得通，外不得泄，此谓之病生于变乱也。或失音而昏冒，或口目而㖞斜，可用三圣散吐之；或不知人事者，或牙关紧急者，粥不能下、不能咽者，煎三圣散，鼻内灌之，吐出涎沫，口自开也；次服无忧散、通解丸、通圣、凉膈、人参半夏丸、桂苓甘露散，消风、散热、除湿、润燥、养液之药，排而用之。切忌鸡、猪、鱼、兔、油腻、酒醋、荞面动风之物及引痰之食。

大凡头风①眩运，手足麻痹，胃脘发痛，心酸满闷，按之有声，皆因风。风、寒、湿三气杂至，合而为痹也。在上谓之停饮，可用独圣散吐之。吐讫，后服清上辛凉之药，通圣散加半夏之辛。仲景云：此痰结胸中而致也。

大凡风痫病发，项强直视，不省人事，此乃肝经有热也。或有咬牙者，先用葶苈苦酒汤吐之。吐后，可服泻青丸下之，次服加减通圣散。显咬牙证，用导赤散治之则愈。如病发者，可用轻粉、白矾、礞石、代赭石，发过米饮调之。经云：重剂以镇之。

---

① 头风：病证名。指头痛经久不愈，时作时止者。常见于偏头痛、血管性头痛、神经性头痛、青光眼、鼻及鼻旁窦炎、脑肿瘤等多种疾病。

大凡人病雷头懒干，俗呼之谬名也。头痛昏眩，皆因浴发而得之，即为首风。此因邪风在于胸中，热甚化而为痰，风之所致也。可以茶调散吐之。吐讫，次用藏用丸下之，后可服乌荆丸。若是雷头者，上部多有赤肿结核，或面热无汗。经云：火郁发之、开导之、决之。可用錍针出血则愈。《灵枢经》云：夺血者无汗，夺汗者无血。血汗俱荡，岂不妙哉！衰老者，可用凉膈解毒，消风散热为治；年壮者，可以荡涤积热，大黄、牵牛，气血宣通，便无壅滞而愈。

凡人患目肿，经年不瘥，俗言头风所注。更加头痛者，岂非头风者欤？此乃足厥阴肝之经，手少阴心之经，兼五脏俱有大热也。可先用通解丸通利大小便，大黄越桃饮子。治肝热者，羌活、决明散服之，大有神效矣！

凡目有泪出，俗言作冷泪者，非也。《内经》曰：肝液不禁，此大热熏蒸于肝也。热极生风，风冲于外，火发于内，风热相搏，此大泪出也。内外皆治，可以愈也。治外以贝母一枚，白腻者，加胡椒七枚，不犯铜铁，细研，临卧点之；治内者，祛风散热之剂，可用当归饮子服之。阳热极甚者，目睛发痛不可忍者，可用四物汤加汉防己、龙胆草，送下神芎丸五七十丸，利三五行则愈。

凡人病痰发者，其证不一，盖有五焉。一曰风痰，二曰热痰，三曰湿痰，四曰酒痰，五曰食痰。诸痰在于膈上，使头目不能清利，涕唾稠黏，或咳唾喘满，或时发潮热，可用独圣散吐之，次服加减饮子或疏风丸，间而服之。《内经》曰：所谓流湿润燥之义也。

凡人但冒风邪温病，前三日在表，未入于里。其候头项强痛，身热恶风寒，有汗无汗，腰痛不得俯仰，可用益元散五钱、通圣散五钱，相合服之，名曰双解散。用水一大碗，生姜十余片，连须葱白五七茎，豆豉一撮，煎至三五沸，去滓，先服大半。良久，以钗子探咽喉中，吐出痰涎，不可漱口，次又服少半。投之如未汗出，更用葱醋酸辣汤再投之。衣被盖覆，汗出则愈矣。气交变大论云：岁火太过，炎暑流行，火气太剧，肺金受邪，上应荧惑，大而明现。其病热郁，可用辛凉之剂，万举万全。夫扰攘之世，药宜辛凉以解火。治世人民安静，如用升麻葛根汤、败毒散，辛温之剂，亦无加害。亦可加葱白、盐、豉，上而越之，表而解之。《内经》曰：因其轻而扬之。扬者，发扬也。吐、汗之后，宜大将息，旬日之后，不可犯之，犯之其病复作也。

凡伤寒疫疠，一法：若无药之处，可用酸齑汁一大碗，煎三五沸，去菜叶，饮讫，候少时，用钗子咽喉中探吐，如此三次，再煎葱醋汤投之，衣被盖覆，汗出而瘥。《内经》曰：酸苦涌泄为阴。伤寒三日，头痛身热，病在上，宜涌之，涌后以淡粥养之。

又一法：用凤凰台散，㗜于鼻内，连嚏二三十次。㗜药时，坐于暖室中。嚏罢，以浆水粥投之，衣被盖之，汗出而愈。嚏法同吐法用之。

一法导引，若无药处用之。令人盘两足而坐，以两手交十指，攀头后风池、风府二穴，此风之门也。向前仰首，数至于地，如此连折，点地一百二十数。急以酸醋白汤投之，汗出即解。

凡男子、妇人、小儿，手足麻痹，肌肉不仁者，风、寒、湿三气相杂至，合为痹。先用黄芩芍药汤吐之。吐讫，次用通解丸，通经而泻之。泻讫，更用辛甘之剂汗之。汗泻之后，可用当归清凉饮子，兼乌荆丸、除湿丹、和血行经之药则愈矣。

凡人病痰证发者，比前论更多，有三证，显证共成五也。一曰风痰，二曰热痰，三曰湿痰，四曰酒痰，五曰食痰。诸痰在口，上焦毒熏于头者，诸阳之会首也。故令病人头重目涩，涕唾稠黏，或咳嗽喘满，时发寒热，可用赤小豆汤吐之。吐后，各随其证而治之。可服消风去热、导湿化痰者；可服通圣加半夏导气之剂，岂不妙哉！如新暴风痰者，形寒饮冷；热痰者，火盛制金；湿痰者，停饮不散。可服加减连翘饮子、除湿丹、无忧散。亦有酒痰者，解毒三圣丸主之。五者食痰，可用汉防己丸、丹砂选而用之。若依法服之，决有神效。

【点评】风论一节，以"风者，善行而数变"立论，凡见骤然发病之头风眩晕、口眼㖞斜、风痫失神、目肿泪出、风痰诸痰、风邪温病、风寒湿痹等病证，当概从风证论治。

论火热二门

凡伤寒、中风、温疫、时气、冒暑，感四时不正之气。若邪毒之气，人或感之，始于巨阳受之，二日阳明受之，三日少阳受之。前三日在于表，阳也；后三日在于里，阴也。《内经·热论》通谓之伤寒。热病者，言一身之热气也；伤寒者，外感于寒邪也。夫伤寒之寒热者，恶寒为表热里和，故恶寒脉浮大也；发热为里热表和，故发热脉滑实也。可以吐法而解之，用拔雪汤主之。生姜、葱白、豆豉同煎莩荛苦酒汤，上而越之。若病人脉沉实者，或不大便，喘满谵语，不必拘日数，急攻于里，可用通解丸。胃中渴燥者，大承气汤下之。慎不可用银粉、巴豆粉霜、杏仁、芫花热性之药，用之必致危殆。仲景云：调理伤寒者，皆在汗、下之理。当明表里，无不愈矣！差之毫厘，失之千里，深可慎之。汗、下之后，切宜慎口，可服淡粥而养之，不然，其病复作。

又论伤寒七八日，潮热腹满，发黄有斑者，何脏使然？《内经》云：手太阴肺经、足太阴脾经、足阳明胃经、手少阴心经，此四经受病也。仲景云：两寸口脉俱浮滑，胸中有痰攻上者，可用瓜蒂散吐之。吐后，随证调治处药。发黄之证，皆因阳明中风，太阳中湿，瘀血与宿谷相搏，令人发黄。煎栀子茵陈蒿汤，调加减五苓散服之，后利小便快者，如皂角色汁，此为效矣。发斑者，心经受热，故有此证。详斑轻重用药之理，轻者斑红，可用越桃饮子。重者斑紫，毒气胃中盛也，大青四物汤、玄参升麻汤主之。潮热腹满者，谓邪热在胃中也，可以荡涤邪热，流湿润燥，宜急治之。杂病寸口脉沉实者，亦在胸中。有启玄子注云：上盈不愈者，吐而夺之，此病乃瘳矣。斑黑者，危而难治也。黄病血病，问其小便利与不利也，验。又有头痛数日不止者，此乃六阳受病也。手之三阳，从手走至于头；足之三阳，从上走至于下①。盖六阳之聚会也。久痛不愈者，令人丧目，以胸膈亦有宿痰故也。先以羌活散涌之，以川芎石膏散、白虎汤选而服之，则愈矣。

又一法，治头痛不愈者，可煎连须葱白豆豉汤，多服之，后吐为效。吐后，可服川芎薄荷汤、辛凉之剂、清上之药、疏风丸散之类。仲景云：伤寒头痛，脉寸口急而头痛是也。

凡男子有病，面黄身热，肌瘦，寒热往来如疟状，更加涩嗽不止，或喘满，面目浮肿者，或身体俱热，或有自汗。《内经》云：病名伤寒夹劳之证也。治之奈何？病在上者，其高者因而越之，可用防己散吐之。吐后，初用通解丸一服，次服人参黄芪散、当归饮子、加减小柴胡汤，择而用之。《内经》谓男女之证皆同类，用其治法也。依此调治，无不取效矣。

凡人病心胸痞闷，不欲饮食，身体壮热，口燥舌干，大小便不利。有一工治之，说下元虚冷，便投暖药十数服，其病不愈。又一医所论与前亦同，又投暖药五七日，其证转加困弱。请余治之。诊脉而说曰：审问日数、饮食、大小便何似？小便赤色，大便黑色。便言伤寒瘀血之证，初用大黄芍药汤二剂，次服犀角地黄汤二服，后用通经丸一服，换过大便黄色，以为效验。此药服十余服，方可病瘥矣。

凡男子妇人所显证候，皮肤发热，肌肉消瘦，四肢倦怠，兼有头痛颊赤，心忪，唇干舌燥，日晡潮热，夜有盗汗，涕唾稠黏，胸膈不利，或时喘嗽，五心烦热，睡卧不安，饮食减少，多思水浆，经脉不通，病名曰何病？奇病论曰：女子不月，血滞之病也；男子肾虚，精不足也。凡治此证，降心火、益肾水，此之谓也。可先用通解丸，泻三二行，次服当归饮子，又用加减五苓散、木香三棱丸、人参黄芪散、犀角散之类，详其虚实，选而用之。若咯脓咯血，大小便血，但

---

① 足之三阳，从上走至于下：原作"足之三阳，从下走至于上"据文例、文义改。

亡血者，不可宣吐，勿服酸辛热物。姜附之类药，不可不戒慎也。若犯诸亡血之证者，不可发汗，不可温补。脾胃之药若服之，虽进饮食，不生肌肉。此病转加危笃，乃成虚劳之病也。

凡医人不明发表攻里，乱投汤剂，有误性命。更大忌夏月燔灸中脘、脐下、关元、气海、背俞、三里等。燔灸千百壮者，全无一效，使病者反受其殃，岂不痛哉？虚劳之疾，私嗜肉、食、面、辛酸之物，不可食之。但可食者，谨按神农食疗而与之。菠棱葵菜、冰水清凉之物，不可禁也。且图寒凉滑利肠胃，使气血并无壅碍燥涩。经曰：谷入于胃，脉道乃行；水入于经，其血乃成。若不忌慎，致令病人胃口闭涩，则形体渐瘦，此乃死之由也。诸劳皆仿此。但诸人咯脓血、衄血、大小便血者，可服三黄丸、黄连解毒丸、凉膈散加桔梗、当归、大黄、芍药、犀角地黄汤，大作剂料，时时呷之。《内经》曰：所谓邪热伤于肝心之病，依此调治，万举万全矣。

凡人年四十以上，日久多言，以致虚损，面色黧黑，饮食无味，心胸痞闷，四肢倦怠，肌体余热，大小便不利，治之奈何？《内经》曰：不可热补之。夫男子肾虚，水不足也。凡补虚之剂，多用乌、附、天雄之类，岂知肾恶燥也！女子阴虚，血不足也。凡补虚多以阳剂，是以知阳胜而阴亏也。不可用性热之药补之，空心可服加减八物丸、当归饮子、减桂五苓散。烦渴，加益元，名曰淡渗散。更服通解丸，显仁丸亦可服之，大有神效。

凡人有脏毒下血，何谓也？生气通天论曰：邪热伤肝，因而大饱，筋脉横解，肠癖为痔。故脓血者，血随热行，参差入于肠胃之间，乃成泻血也。若身体壮热，则为难治。身凉者，可治也。可先调中消血，荡除积血，泻之三二行。泻后，服芍药柏皮丸、黄连解毒汤、五苓散、益元散各停，新汲水调下五七钱。甚者取地黄汁半盏，服之则愈矣。

凡下利脓血，腹痛不止者，何也？诸痛痒疮皆属于心火也。可用通解丸加减泻之，量其虚实用之。次用消湿散加生姜、大枣、芍药服之。泻讫，又用新水调五苓散服之。又一法，煎灯心汤，调下益元散五七钱。此病大忌油腻腥荤热物。

【点评】"论火热二门"一节从"凡伤寒、中风、温疫、时气、冒暑，感四时不正之气"之病因学，与"一身之热气""潮热腹满，发黄有斑""寒热往来如疟状""身体壮热，口燥舌干，大小便不利""日晡潮热，夜有盗汗""下利脓血，腹痛不止"等证候学角度，将所述病证概以火热论治，与仲景主辛温散寒，扶阳抑阴论点形成鲜明对比，为张氏汗、吐、下三法的理论依据。现代著名中医学家姜春华先生提出的"截断扭转"学说殆溯源于此。

湿热门

凡吐呕而泻，病名曰何也？《内经·热论》云：此乃转筋霍乱之证也。何气使然？此乃邪气在于中焦，使阴阳二气，不能升降。其证心痛而吐，吐则先腹痛而泻，心腹俱痛则吐泻并作，使致挥霍之间，自然撩乱。此证喜寒凉之物，可用冰水调五苓、益元则愈矣。大忌热物。转筋之病，治之奈何？经曰：劳者温之。温者，温存之意也。

又一法：生姜汤、益元散、白术散、禹功散，加冰沉冷，细细呷之。渴未止者，频频饮之。如无冰，新汲水亦得用之。大忌白粥米汤。桂附种种之燥药，不可服之，服之必死。如无药处，可服地浆。地浆者，掘地作坑，注新汲水于其中搅浑，旋旋取澄清者，饮三五盏，立愈。

凡大人、小儿暴注水泻不止，《内经》曰：此病暴速注泻，久而不愈者，为涌泄注下。此乃火运太过之病也，火注暴速故也。急宜用新汲水调下甘露饮子、五苓散、天水散。或用井花水煎此药，放冷服之，病即瘥矣。不可用御米壳、干姜、豆蔻、圣散子之类，纵然泻止，肠胃气滞不通，变为腹胀。此法宜分阴阳，利水道，乃为治法之妙也。

《上古天真论》云：一阴一阳之谓道。故男女有阴阳之质不同，则天癸精血之形亦异。阴静而海满血溢，阳动而应合精泄。二者通和，故能有子。《易·系辞》曰：男女媾精，万物化生，人禀天地而成形也。

【点评】"凡吐呕而泻""凡大人、小儿暴注水泻不止"等证，当从湿热论治。

风门

凡风中，失音闷乱，口眼㖞斜。《内经》曰：风之为病，善行而数变。感则害人，有仓卒之变，故百病皆生于风也。可用三圣散鼻内灌之，吐出涎，口自开也。如不省人事，牙关紧闭，粥药不能下者，用此药。如无此证，可三圣散吐之，次服通圣散、凉膈散、人参半夏丸、桂苓甘露散等。切忌鸡、猪、鱼、兔、酒、醋、荞面动风之物、引痰之食。吐痰之法，在方论中。

凡头风眩运，手足麻痹，胃脘发痛，心腹满闷，按如水声，可用独圣散吐之。吐讫，可用清上辛凉之药。仲景曰：此寒痰结在胸中而致然也。

凡痫病至于呆证者，用三圣散吐之，于暖室中勿令透风，可以汗、下、吐三法俱行。次服通圣散，百余日则愈。

凡雷头懒干，俗呼之谬名也。此疾胸中有寒痰，由多沐之所致也。可以茶调散吐讫三二升，次用神芎丸下讫三五行；然后服愈风饼子则愈矣。此雷头者，是头上有赤肿结核，或如酸枣状，可用𬭊针出血则愈矣。

凡赤目经年不愈，是谓头风所注，更加头痛，可用独圣散吐之，次服洗心散、八正散之类。赤目肿作，是足厥阴肝经有热，用利小便、泻肝经、除风热之寒药则愈矣。

凡风冲泣下，俗呼为冷泪者，谬也。《内经》曰：太阳不能禁固，因风冲于外，火焚于内，风热相搏，由此泣下。《内经》曰：热则五液皆出。热甚则泪出，治之以贝母一枚，白腻者佳，胡椒七枚，不犯铜铁，研细点之，临卧。治法曰：风宜辛散，寒宜甘发。气遇寒则凝，血得热则散。

凡诸痰在于膈上，使头目不能清利，涕唾稠黏，或咳嗽喘满，时发潮热，可用独圣散吐之。次服搜风丸之类。《内经》曰：所谓流湿润燥之义也。

凡冒风、时气、温病、伤寒，三日以里，头痛，身热，恶寒，可用通圣散、益元散各五七钱，水一大碗，入生姜十余片，连须葱白十余茎，豆豉一撮，同煎三五沸，去滓，先服多半。良久，以钗子探于咽中吐了，不得漱口，次用少半投之，更用酸辛葱醋汤投之，衣被盖覆，汗出则解。夫扰攘之世，常与《内经》岁火太过同法。岁火太过，炎暑流行，火气大剧，金肺受邪，上应荧惑，大而明显。若用辛凉之剂解之，万举万全。人民安静，则便同水化，可以升麻汤、葛根汤、败毒散辛温之剂解之。虽有潮热，亦无加害。亦可加豆豉、葱白，上涌而表汗自出。《内经》曰：因其轻而扬之。扬者，发扬也。吐、汗所以发寒热之邪也。吐、汗之后，必大将息，旬日之后，其邪不复作也。

凡大人、小儿，风、湿、寒三气合而为痹，及手足麻痹不仁。《内经》曰：荣虚卫实。皮肤不仁，痹而不知痒痛，可用郁金散吐之，次服导水丸轻寒之药泄之。泄讫，次以辛温之剂，发散汗出，后常服当归、芍药、乌、附行经活血之药则愈矣。

凡风蛀牙疼久不愈者，用针签巴豆一枚，以灯燎之，烟尽存性，于牙根盘上熏之则愈。

凡泄泻米谷不化，日夜无度，腹中雷鸣，下利完谷，可用导水丸、禹功散泄之。或病人老弱气虚，可用无忧散泄之。再观病势强弱，候一二①，可服胃风汤以治其风。如不愈者，更服桂枝麻黄汤，

___

① 候一二：停一会儿。

汗之则愈。《内经》曰：夫风之中为肠风飧泄。启玄子云：风入胃中，上熏于胃，故食不化而下泄。又云：暮食不化为飧泄。又经云：春伤于风，夏为飧泄。故风宜出汗。肠中鸣者，风以动之，动而有声。慎不可用罂粟、豆蔻、干姜太燥之药。病渐者燥之，去其湿则愈。病甚者攻之，不动反能为害。经曰：其减则渐，其加则甚[①]。可用五苓散去猪苓加人参散服之。

凡富贵膏粱之家病疟，或间日，或频日发，或热多寒少，或寒多热少，宜大柴胡汤，下过三五行，次服白虎汤，或玉露散、桂苓甘露散之类。如不愈者，是积热太甚，以神芎、三花神祐丸、调胃承气汤等，大作剂料下之；下后以长流水煎五苓散服之。或服小柴胡亦可。或先以常山散吐之，后服凉膈散、白虎之类必愈矣。大忌发热之物，猪、鸡、鱼、兔五辛之物，犯之则再发也。

凡田野贫寒之家病疟，为饮食粗粝，衣服寒薄，劳力动作，不与膏粱同法。临发日，可用野夫多效方中温脾散治之。如不愈，服辰砂丹治之，必愈矣。如吃罢此药，以长流水煎白虎汤服之，不服食热物，为疟疾是伤暑伏热故也。《内经》曰：夏伤于暑，秋必病疟。

凡男子妇人，骨蒸热发，皮肤枯干，痰唾稠黏，四肢疼痛，面赤唇焦，盗汗烦躁，睡卧不安，或时喘嗽，饮食无味，困弱无力，虚汗黄瘦等证，《内经》曰：男子因精不足，女子因血不流，而得此证。可以茶调散，轻涌讫，次以导水丸、禹功散，轻泻三五行，后服柴胡饮子、桂苓甘露散、犀角散之类。大搜风丸、白术丸、调中汤、木香槟榔丸、人参散，量虚实选而用之。或咯血、便血，诸亡血者，并不宜吐，不可不知。慎勿服峻热姜、附之药。若服之，饮食难进，肌肉消减，转加危笃。五劳之病，今人不明发表攻里，遂误至此。大忌暑月于手腕、足踝上着灸。以其手足者，诸阳之表，起于五指之外。《内经》曰：诸阳发四肢。此穴皆是浅薄之处，灸疮最难痊也。及胸

① 其减则渐，其加则甚：治疗实证，泻下（减法）可使病情减轻，补益（加法）可使病情加重。

穴、中脘、脐下、背俞、三里等穴，或有灸数百壮者，加以燔针，略无寸效，病人反受苦楚，可不思之？劳疾多馋所思之物，但可食者，宜照《食疗本草》而与。菠菜、葵羹、冰水凉物，慎不可禁。且因水谷入胃，脉道乃行也。若遇禁则胃口闭而形体渐瘦而脉大，乃死之候也。诸劳皆仿此。

凡病人虚劳，多日无力，别无热证者，宜补之，可用无比山药丸则愈矣！

凡痔漏肿痛，《内经》曰：因而大饱，筋脉横解，肠澼为痔。而不愈，变为漏。痔与漏，其治同法。《至真要大论》云：太阳之胜，凝凛且至，非时水冰，痔疟乃发①。注云：水气太胜，阳火不行，此言阳火畏水郁而为痔。又少阴之复，痱疹疮疡，痈疽痤痔。注云：火气内蒸，金气外拒，阳热内郁，故为痱疹疮疡。疹甚亦为疮也。热少则外生痱疹，热多则内结痈痤。小肠有热，则中外为痔。其热复之变，皆病于身后及外侧也。又《灵枢》云：太阳经虚则为痔、疟、癫疾。盖水虚则火所乘故也。可先用导水丸、禹功散，泻讫，次服枳壳丸、木香槟榔丸，更以葵羹、菠菜，通利肠胃，大忌房室及鸡、鱼、酒、醋辛热之物。

凡富贵之人痰嗽，多是厚味所致。《内经》云：所谓味厚则发热。可服通圣散加半夏以止嗽，更服人参半夏丸，以化痰坠涎、止嗽定喘。贫乏之人，多感风冷寒湿。《内经》曰：秋伤于湿，冬生咳嗽。可服宁神散、宁肺散加白术之类。若咳极面赤，烦冤半晌者，此火化乘肺也。宜详辨之。

凡大人、小儿，病沙石淋及五种淋涩癃闭并脐腹痛，益元散主之，以长流水调下。盖因热在膀胱，燥其津液，故俗谓冷淋者，天下之通弊也。五苓散减桂加益元散，名曰淡渗散。

凡两目暴赤痛者，肿不止，睛胀胬肉，结成翳膜，速宜用秆草，

---

① 非时水冰，痔疟乃发：太阳寒水之气不按时令而至，使得阳火不行，水郁而为痔、为疟。

左右鼻窍内弹之，出血立愈。病甚，人囟上百会穴、攒竹、眉间皆可，出血则愈矣。口噙水，紧扣衣领，不可便喷水，候血尽便吐了水。盖暴赤肿痛，肿乃龙火之疾，养成之热也。《难经》曰：目得血而能视。不得已而用之。血化泪，痛而所出。经曰：本病相传，先以治其气。急则治其标，缓则治其本。

又一法：两目赤肿，发痛不止，用长流水煎盐汤吐之，次服神芎丸、四物汤之类。经曰：暴病暴死，皆属于火也。又曰：治病有缓急，急则治其标，缓则治其本。标者，赤肿也；本者，火热也。盐汤咸寒，所以制火。两目赤肿，痛不能开者，以青金散鼻内㗜之，嚏之，真气上涌，邪气自出。

凡大人、小儿，口疮唇紧，用酸浆水洗去白痂，临卧贴赴筵散。如不愈，贴铅白霜散，必愈矣。

凡妇人、男子，喉闭肿痛不能言者，刺两手大拇指爪甲如韭叶，少商井穴也。以𬭚针浅刺去血，立愈。如不愈，以温血汤口中含漱，是以热导热之法也。

凡头肿痛、瘰疬，及胸臆胠胁之间，或有疮痂肿核不消，及脓水不止，可用沧盐一二两炒过，以长流水一大碗煎之，放温，作三五次顿服讫。良久，于咽喉中以钗股探引吐之，去冷痰三二升，次服和血通经之药。《内经》曰：咸味涌泄为阴。《铜人》记：少阳起于目锐眦，行耳后，下胁肋，过期门。瘰疬、结核、马刀挟瘿，足少阳胆经多气少血之病也。

凡瘿袋胀闷，《养生论》云：两山挟水，其人多瘿疾。土厚水深，其人多瘿。地势使然也。此可服人参化瘿丹自消。瘿药多用海藻、海带，味属咸寒。

凡背疮初发，便可用藏用丸、玉烛散，大作剂料，下脏腑一二十行。次用𬭚针于肿焮处，循红晕周匝内，密刺三层，出血尽，以温软帛拭去血。甚者，百会、委中皆出，后用阳起散敷之。不可便服十味内托散，其中犯官桂，更用酒煎。男子以背为阳，更以热投热，无乃太热乎？

凡便㿗者，谬名也，乃男子血疝也，《难》《素》所不载。然而是厥阴肝之经络，是血流行之道路也。冲脉、任脉、督脉，亦属肝经之旁络也。《难经》曰：男子七疝。血疝者，乃七疝之一也。治以导水丸、桃仁承气汤，或抵当汤，投之同瘀血法。聚而不散，可以大作剂料，大泻一二十行，次以玉烛散，和血通经之类是也。世人多用大黄、牡蛎，间有不愈者，是不知和血通经之道也。

凡下疳久不愈者，俗呼曰臊疳。可以导水丸、禹功散，先泻肝经讫，以木香散敷之，日上三两度。后服淡粥一二日止。

凡一切恶疮久不愈者，以木香槟榔散贴之则愈矣。

凡男子、妇人咳逆，俗呼曰吃忒①，乃阴阳不和之故。火欲上行，为寒所抑，寒不胜火，故作凝滞之声。伤寒亦有此证，并宜既济散治之。

【点评】风门一节中小部分内容与"风论"所述重合，大部分内容如"风蛀牙疼""下利完谷""病疟""骨蒸热发""痰唾稠黏""虚汗黄瘦""痔漏肿痛""病沙石淋""淋涩癃闭""两目暴赤痛""喉闭肿痛""头肿痛""瘰疬""胸臆肤胁之间疮痂肿核不消""瘿袋胀闷""背疮初发""男子血疝""下疳"等证，显与"风证"所指相去甚远，错将它们纳入"风门"，实属不妥。今人学习时，当以着重掌握其方证为要。

湿门

凡男子、妇人，病水湿泻注不止，因服豆蔻、乌梅、姜、附酸热之剂。经曰：阳气耗减于内，阴精损削于外，三焦闭涩，水道不行。水满皮肤，身体痝肿，面黄腹大，小便赤色，两足按之陷而不起。

---

① 吃忒：病证名。呃逆的别称。

《内经》曰：诸湿肿满，皆属脾土。可用独圣散吐之。如时月凉寒，宜于燠室不透风处，用火一盆，借火力出汗，次以导水、禹功，量病人虚实，泻十余行，湿去肿减则愈矣。是汗、下、吐三法俱行。三法行毕，脏腑空虚，先宜以淡浆粥，养肠胃三两日，次服五苓、益元同煎，或灯心汤调下亦可。如大势未尽，更服神助散，可以流湿润燥，分阴阳，利水道。既平之后，宜大将息。慎忌油、盐、酒、果、房室等事三年，则不复作矣。

凡上喘中满，酸心腹胀，时时作声，痞气上下不能宣畅，叔和云：气壅三焦不得昌是也。可用独圣散吐之，次用导水丸、禹功散，轻泻三四行，使上下无碍，气血宣通，并无壅滞，后服平胃散、五苓散、益元散、甘露散，分阴阳，利水道之药则愈矣。

凡老人久病，大便涩滞不通者，可服神功丸、麻仁丸，时时服葵羹、菠菜，自然通利也。

凡三消者，《内经》所谓肺消渴等，可取生藕汁服之则愈。

【点评】"诸湿肿满，皆属脾土"，张氏对此经文见解独特，反对以酸涩温建之剂治"水湿泻注"，而主张以汗、下、吐三法"通因通用"；对上喘中满，气壅三焦者，主张先用吐、下以宣通气血，后用祛湿利水之剂"分阴阳，利水道"；对"老人久病，大便涩滞不通者"，主以润下之剂，并辅以葵羹、菠菜等食疗，法度森严。

寒门

经曰：寒疡流水，俗呼为冻疮。因冬月行于冰雪中而得此证。或经年不愈者，用坡野中净土晒干，以大蒜研如泥土，捏作饼子，如大观钱厚薄，量疮口大小贴之，以火艾加于饼上灸之，不计壮数，以泥干为度。去干饼子，再换湿饼灸，不问多少，直至疮痂觉痛痒，是疮活也。然后口含浆水洗渍，用鸡翎一二十茎，缚作刷子，于疮上洗刷净。以此洗刷，不致肌肉损伤也。以软帛拭干。次用木香槟榔散敷之。如夏月医之更妙。

【点评】冻疮系古今之常见病证，虽疾小，但使人痛苦不堪。张氏所述之"土方土法"，简便易行，其效可信，不可小觑。

内伤

凡一切冷食不消，宿食不散，亦类伤寒，身热、恶寒战栗、头痛、腰脊强，不可用双解散，止可导饮丸、木香槟榔丸五六十丸，量虚实加减，利五七行，所伤冷物宿酒推尽，头痛病自愈矣。次以五苓散、生姜、枣煎，用长流水煎取五六钱。不可服酒癥丸、进食丸，此药皆犯巴豆，有大毒故也。

凡膏粱之人，起居闲逸，奉养过度，酒食所伤，以致中脘留饮，恶闷、痞膈、醋心，可服木香导饮丸治之。若田野莒茇之人，食疏衣薄，动作劳役，若酒食所伤，心腹满闷、醋心、时时吐酸水，可用进食丸，以其胜毒也。病甚者，每月泻三五次。

凡一切沉积，或有水不能食，使头目昏眩，不能清利，可茶调散吐之。次服七宣丸、木香槟榔丸。

凡人咳嗽一声，或作悲笑啼泣，抬舁重物，忽然腰痛气刺，不能转侧，或不能出气者，可用不卧散嚏之，汗出痛止。

【点评】张氏举冷食不消证类伤寒、膏粱之人酒食所伤、莒茇之人酒食所伤、沉积或有水不能食，"咳嗽一声，或作悲笑啼泣，抬舁重物，忽然腰痛气刺，不能转侧"等证为例，分别施以适证方药，然概不出汗、吐、下三法之范围。

外伤治法

凡一切刃器所伤，用风化石灰一斤、龙骨四两，二味为细末，先于端四日，采下刺蓟菜，于端午日五更合捣，和成团子，中间穿眼，悬于背阴处，阴干，捣罗为末，于疮上掺贴。亦得①里外臁疮，并诸杂疮皆效。

凡犬咬蛇伤，不可便贴膏药及生肌散之类。《内经》云：先治内而后治外可也。先当用导水丸、禹功散之类。可泻惊恐不散、毒气。或泻十余行，即时痛减肿消，然后可用膏药生肌散之类，敷之则愈矣。

凡一切虫兽所伤及背疮肿毒，杖疮㿎发，或透入里者，可服木香槟榔丸七八十丸，或至百余丸，生姜汤下五七行，量虚实加减用之。《内经》曰：先治内而后治外是也。

凡落马坠井，因而打扑，便生心恙，是痰涎散于上也。《内经》曰：所谓因气动而病生于外。宜三圣散空心吐之。如本人虚弱瘦瘁，可用独圣散吐之，后服安魄之药，如定志丸之类，牛黄、人参、朱砂之属。

【点评】刃器、犬蛇虫兽外伤，或落马坠井所伤，张氏遵经旨"先治内而后治外"，寓"固内攘外"以杜邪毒入侵之义，用意深邃，学者当识。

妇人风门

凡妇人头风眩运，登车乘船，眩运眼涩，手麻发脱，健忘喜怒，皆胸中宿痰所致，可用瓜蒂散吐之，次以长流水煎五苓散、大人参半夏丸。

凡妇人腰胯痛，两脚麻木，恶寒喜暖，《内经》曰：风寒湿合而为痹。先可服除湿丹七八十丸，量虚实以意加减。次以禹功散投之，泻十余行清冷积水、清黄涎沫为验。后用长流水煎生姜、枣，同五苓

---

① 得：适合，适宜。

散服之，风湿散而气血自和也。

凡妇人乳痈发痛者，亦生于心也，俗呼吹奶是也。吹者，风也。风热结于乳房之间，血脉凝泣，久而不散，溃腐为脓。宜用益元散，生姜汤调下，冷服，或新汲水，时时呷之勿辍，昼夜可三五十次，自解矣。或煎解毒汤，顿服之。

火类门

凡妇人月事沉滞，数月不行，肌肉渐减，《内经》曰：小肠热已满，移热于大肠，则伏瘕为沉。沉者，月事沉滞不行，故云伏瘕。急宜桃仁承气汤加当归，大作剂料煎服，不过三服立愈。后用四物汤补之，更宜服《宣明》中槟榔丸。

凡妇人血崩，或年及四十以上，或悲哀太甚故然。《内经》曰：悲哀太甚则心系急，心系急则肺举而上焦不通，热气在中。故经云：血崩下，心系者，血山也。如久不愈，则面黄、肌热、瘦弱，慎不可以热治之。盖血得热而散，故禁之。宜以当归散等药治之。

凡妇人年五十以上，经脉暴下。妇人经血，终于七七之数。数外暴下者，此乃《内经》所谓火主暴速，亦因暴喜暴怒，忧愁惊恐致然，慎勿作冷病治之。如下峻热药治之必死。止宜黄连解毒汤以清上，更用莲壳、棕毛灰以渗其下，然后用四物汤、玄胡索散凉血和经之药也。

凡妇人月事不来，室女亦同，《内经》曰：谓月事不来，皆是胞脉闭也。胞脉者，属心而络于胞中。令气上通肺，心下不通，故月事不来也。可用茶调散吐之；次用玉烛散、芎䓖汤、三和汤、桂苓白术散之类，降心火，益肾水，开胃进食，分阴阳、利水道之药皆是也。慎勿服峻热有毒之药。若服之，变成肺痿，骨蒸潮热，咳嗽咯脓，呕血喘满，小便不利，寝汗不止，渐至形瘦脉大，虽遇良医，亦成不救。呜呼！人之死者，岂命使之然也。

凡怀孕妇人病疟，可煎白虎汤、小柴胡、柴胡饮子等药。如大便结硬，可用大柴胡汤下之。微利过，不可大吐泻，恐伤其孕也。经曰：夏伤于暑，秋必痎疟。

凡双身妇人，伤寒、时气、温疫，头痛身热，可用升麻散一两，水半碗，大作剂料，去滓，分作二服。先一服吐了，后一服勿吐。次以长流水加生姜、枣，煎五苓散，热服之，汗尽其痛立止。

凡妇人双身，大小便不利，可用八正散，大作剂料，去滑石加葵菜子煎服。经曰：膀胱不利为癃。癃者，小便闭而不通也。如八正散加木香，取效更捷。经曰：膀胱气化则能出焉。然后服五苓散，三五服则愈矣。

凡妇人身重，九月而喑哑不言者，是胞之络脉不相续也，故不能言。经曰：无治也。然有是言，不若煎玉烛散二两，水半碗，同煎至七分，去滓，入蜜，放温，时时呷之，令火下降，肺金自清，故声复出也。肺主声音也。

凡妇人难产者，皆因燥涩紧敛，故产户不得开通。宜先于降诞之月，自月之日，用长流水调益元散，日三服，产必易。产后亦无一切虚热气血不和之疾。如未入月，则不宜服之，以滑石滑胎故也。

凡妇人大产后，或脐腹腰痛，乃败血恶物之致然也。医者便作虚冷，以燥热药治之，误已久矣！《难经》曰：诸痛为实。实者，热也。可用导水丸、禹功散，泻三五行，然后以玉烛散和血通经、降火益水之药治之。独不可便服黑神散燥热之药，当同半产治之。

凡妇人产后心风者，不可便作风治之，宜调胃承气汤二两，加当归半两，细剉，用水三四盏，同煎去滓，分作二服，大下三五行则愈矣。如未愈，以三圣散吐之。盖风狂便属阳。

凡妇人产后一二日，渐热口干，可用新汲水调玉烛散，或水调甘露散亦妙。勿作虚寒治之。

湿门

凡妇人赤白带下，或出白物如脂，可服导水丸、禹功散，或单用无忧散，量虚实加减。泄讫，服桂苓散、五苓散、葶苈木香散，同治湿法。或用独圣散上涌亦是。室女白带下，可用茶调散吐之。吐讫，可服导水丸、禹功散泻之，次服葶苈木香散、四物汤、白术散之类则愈矣。治白带者，同泻湿法则是也。妇人有浊污水不止，亦同此法也。

寒门

凡妇人年二三十，无病而无子，经血如常，或经血不调者，乃阴不升而阳不降，此上下不得交通，有所滞碍，不能为用故也。可用独圣散，涌讫寒痰二三升，后用导水丸、禹功散，泄三五行或十余行，单用无忧散泄十余行，见寒热虚实用之。次服葱白粥三五日，胃气宣通，肠中得实，可服玉烛散，更助白术散、茯苓之类。降火益水，既济之道，当不数月而有孕。《内经》曰：妇人有癃、痔、遗溺、嗌干诸证，虽服妙药、针灸亦不能孕。盖冲脉、督脉、任脉有此病不能孕故也。

半产

凡妇人半产，俗呼曰小产。或三四月，或五六个月，皆为半产，以男女成形故也。或因忧恐暴怒、悲哀太甚，或因劳力扑打损伤，及触冒暑热。慎勿用黑神散，以其犯热药，恐转生他疾。止宜用玉烛散、和经汤之类。凡妇人天生无乳者，不治。或因啼泣、暴怒、郁结，气血闭塞，以致乳脉不通，用精猪肉清汤，调和美味，于食后调益元散五七钱，连服三五服，更用木梳梳乳房周回，则乳汁自下也。

又一法：猪蹄调下益元散，连服之。

又一法：针肩井二穴，良验。

【点评】妇女"头风眩运""风寒湿痹"等证，治法方药与男性无异，不必赘述。经带胎产之证治，主以泻热降火，辅以利湿降浊，主旨明晰，大多可从。但张氏所论，明显暴露出理论思维的单向度、粗疏化、排他性之缺憾，阅读时需加以鉴别而精准取舍。

小儿风门

凡小儿三五岁，或七八岁，至十余岁，发惊涎潮，抽搦如拽锯，不省人事，目瞪喘急，将欲死者，《内经》曰：此者得之在母胎。胞之所受悸惕、惊骇、恐惧之气，故令小儿轻者为惊风天吊①，重者为痫病风搐。胎中积热者为脐风。以上诸风证，可用吐涎散吐之。吐讫，宜珠、犀、龙、麝，清凉坠痰之药，其食乳子母，皆宜服之。安魂定魄之药，定志丸之类是也。故妇人怀孕之月，大忌悲忧惊怖，纵得子，必有前疾。小儿风热涎嗽者，可以通圣加半夏，同煎温服。

凡小儿疳涩眼，数日不开，皆风热所致。可服凉膈散，泻肝经风热郁甚，郁结散而自开也。

凡小儿通身浮肿，是风水肿也。小便不通者，宜利小便则愈。《内经》曰：三焦闭塞，水道不行。水满皮肤，身体痞肿，是乘之故。可用长流水加灯心，煎五苓散，时时呷之。更于不透风处浴之，汗出则肿消。一汗减半，再汗减七八分，三汗消尽。内外俱行也。

二火类

凡小儿疮疱瘾疹，麸疮丹熛等疾，如遇火运胜时，荧惑乱行之者，不可便用升麻散解之。升麻汤味辛性温，《内经》曰：积温而成热是谓重火。止可以辛凉之剂解之。如遇平时，可以辛温。盖平时无事，便同水化。然而更宜审察病机，甚者亦不可以辛温。但发散之后，便以凉膈散加当归，及白虎汤、玉露散煎服之。更甚者，解毒

---

① 天吊：指两眼上翻，不露黑珠，只见白眼的症状。

汤、调胃散下之。古人云：瘢疹疮疱，首尾俱不可下。皆误矣。岂不闻扬汤止沸，不如抽薪。《内经》曰：五寅五申之岁，多发此病者，盖明相火之所为也。又曰：少阳客气胜，丹疹外发。又曰：诸痛痒疮疡，皆属心火。王太仆又谓：百端之起，皆自心生。岂可便用辛温发散乎？致热势增剧，渐成脏毒下血，咬牙发搐，大热明矣。如白虎汤加人参，凉膈散加当归、桔梗，勿问秋冬，但见疮疹，用之神良。

凡小儿疮疱瘾疹，麸疮丹熛斑毒之后，脏毒下血，《内经》曰：少阳客气胜，则丹熛疮疹发于外也。盖余热不解，故脏毒下血。治以黄连解毒汤、白虎汤、凉膈散，临证选而用之。所谓白虎，旧说秋冬勿用，皆误也。但有此证便用之。盖其证属相火故也。大人亦同。

凡小儿丹瘤①，浮肿毒赤，走引遍身者，乃邪热之毒者。可用磁片拨出紫血，其病立愈。如不愈者，后用凉膈散加大黄、芒硝，利三五行为妙。次用拔毒散，扫三五度必愈矣。经曰：丹熛赤瘤，火之色也，相火主之。

凡小儿有赤瘤暴肿，可先用牛黄通膈丸泻之，后用阳起石散敷之，则肿毒自消。如不消，可用铍针砭刺，血出而愈矣。

凡小儿甜疮久不愈者，俗呼为香疮是也。多在面部两耳前。一法：令母口中嚼白米成膏，子卧涂之，不过三上则愈矣。小儿并母，皆忌鸡、猪、鱼、兔、酒、醋动风发热之物。如治甜指，亦同此法。

凡小儿面上疮，谓眉炼疮②；耳上疮谓之镟耳；足上疮谓之靴癣。此三者一究其本，皆谬名也。经曰：诸痛痒疮疡，皆属心火。乃血热剧而致然也。或谓《内经》曰：大概不可使热，以为皆然。此不明造化之道也，慎勿妄信。可用铍针刺之出血。一刺不愈，当复刺之；再刺不愈，则三刺必愈矣。《内经》曰：血实者决之。眉炼不可用药敷之，以其疮多痒，痒则爬矣，药入眼则目必损矣。

凡小儿牙疳齿龋者，是龈腐烂也。下牙属手阳明大肠之经，燥金

---

① 丹瘤：病证名。一指因血热而结成的赤色疣疮，二指游风的别名。

② 疮：原脱，据日正德本、千顷堂本补。

为主；上牙属足阳明胃经湿土，上下是肠胃二经也。或积热于内，或因服银粉、巴豆大毒之药，入于肠胃，乳食不能胜其毒，毒气循经而至于齿龈、牙缝嫩薄之分，反为害也。可以麝香玉线子治之。乳母临卧，常服黄连解毒汤一服，牙疳病则愈矣。

凡小儿身热，吐泻腹满，不进饮食，可急与牛黄通膈丸，下过四五行，则自愈矣。盖乳食便属水，甚则成湿，以治湿法治之，用燥热之药非也。

凡小儿水泄不止，可用五苓散与益元散各停，用新水调下三二钱，频服，不拘时候。若暴速注下甚者，属火，凉膈、通圣等散治之。用者勿轻，非深于造化者，未易此语。

凡小儿、大人，小便不通，《内经》谓三焦约。约者，不行也。可用长流水煎八正散，时时灌之，大小便利则止。若不因热药所攻而致此者，易治。或因多服热药而燥剧至此者，非惟难治，不幸夭耳。亦可用蜜水调益元散送通膈丸。

凡小儿久泻不止，至八九月间，变为秋深冷痢者，泄泻清白，时时撮痛①，乳癖不化。可用养脾丸，如黍米大，每服二三十丸，米饮送下，日进三服则愈。益黄散亦可用之。

凡治小儿之法，不可用极寒极热之药及峻补峻泻之剂，或误用巴豆、杏仁、硫黄、腻粉之药。若用此药，反生他病。小儿易虚易实，肠胃嫩弱，不胜其毒。若治之，用分②阴阳，利水道最为急，用桂苓甘露散之类。

【点评】儿科诸疾，唯从风（惊风、风热、风水）与火（疮疱瘾疹、麸疮丹燥、丹瘤肿毒、齿龋龈腐、身热吐泻）二途入手，以别其证，符合岐黄"得其要者，一言而终，不得其要，流散无穷"之宏旨，尤显大师理论学养之宏阔高深。

---

① 时时撮痛：腹部一阵阵挛急疼痛。
② 分：原作"此"，据千顷堂本改。

吐剂

三圣散

防风_{三两，去芦}　瓜蒂_{三两，剥①净碾破，以纸②卷定，连纸剉细，去纸，用粗箩子箩过，另放末，将滓炒微黄，次入末，一处同炒黄用}　藜芦_{去苗及心，加减用之，或一两，或半两，或一分}

上各为粗末，每服约半两，以齑汁三茶盏，先用二盏煎三五沸，去齑汁，次入一盏，煎至三沸，却将原二盏，同一处熬二沸，去滓，澄清，放温，徐徐服之。不必尽剂，以吐为度。

瓜蒂散

瓜蒂_{七十五个}　赤小豆_{七十五粒}　人参_{半两，去芦}　甘草_{半两，或三钱五分}

上为细末，每服一钱，或半钱，或二钱，量虚实加减用之，空心，齑汁调下服之。

稀涎散

猪牙皂角_{不蛀者，去支弦，称一两，炙用之}　绿矾　藜芦_{各半两}

上为细末，每服半钱，或一二钱，斡③开牙关，浆水调下，灌之。

蔚金散

蔚金_{即郁金}　滑石　川芎_{各半两}

上为细末，每服一二钱，量虚实加减，以齑汁调下，空心服之。

---

① 剥：原作"搏"，据《医学大成》本改。
② 纸：原作"蒂"，据《医学大成》本改。
③ 斡：旋转。

茶调散亦一名二仙散

瓜蒂不以多少　好茶中停

上为细末，每服二钱，齑汁调下，空心用之。

独圣散

瓜蒂不以多少

上为细末，每服一钱或二钱，齑汁调下服之。胁痛加全蝎，头痛加郁金。

碧云散　治小儿惊风有涎。

胆矾半两　铜青一分　粉霜一钱　轻粉一分

上研为细末，每服一字①，薄荷汤调下用之，如中风，用浆水调服。

常山散

常山二两　甘草二两半

上为细末，水煎，空心服之。

青黛散

猪牙皂角二个　延胡索一个　青黛少许

上为细末，鼻内灌之，其涎自出。

汗剂

防风通圣散

防风　川芎　当归　芍药　大黄　薄荷　麻黄去根不去节　连翘芒硝以上各半两　石膏　黄芩　桔梗以上各二两　滑石三钱　甘草二两　荆芥　白术　山栀子以上各一两

上为粗末，每服五七钱。水一大盏，生姜三片，煎至七分，去滓热服。如涎嗽，加半夏五钱，生姜制过。

---

① 字：古代重量单位，一字等于二分半。

双解散

通圣散与益元散相合中停，水一盏，生姜、豆豉、葱白同煎。

浮萍散 治癞风。

浮萍一两 荆芥 川芎 甘草 麻黄去根，以上各一两 或加当归芍药

上为粗末，每服一两。水二盏，煎至七分，去滓温服，汗出即愈。

升麻汤

升麻去土 葛根 芍药 甘草炒，以上各一两

上为粗末，每服三钱。水一盏半，煎至七分，去滓温服，不拘时候。

麻黄汤

麻黄一两，去根 官桂七钱 甘草三钱半，炙 杏仁二十二个，去皮尖，麸炒黄色用

上为粗末，每服三钱。水一盏，煎至七分，去滓温服，汗出自解。

桂枝汤

桂枝一两 茯苓半两 芍药一两 甘草七钱

上为粗末，每服三钱。水一盏，生姜、枣一同煎，去滓，温服。

下剂

导水丸

大黄二两 黄芩二两 滑石四两 黑牵牛四两，另取头末①用

加甘遂一两，去湿热腰痛，泄水湿肿满。久病则加。

加白芥子一两，去遍身走注疼痛。

加朴硝一两，退热，散肿毒，止痛。久毒宜加。

加郁李仁一两，散结滞，通关节，润肠胃，行滞气，通血脉。

---

① 头末：研碎后第一次箩下的细末。

加①樟柳根一两，去腰腿沉重。

上为细末，滴水丸梧桐子大。每服五十丸，或加至百丸，临卧温水下。

禹功散

黑牵牛头末_{四两}　茴香_{一两，炒}　或加木香_{一两}

上为细末，以生姜自然汁调一二钱，临卧服。

通经散

陈皮_{去白}　当归_{各一两}　甘遂_{以面包，不令透水，煮百余沸，取出，用冷水浸过，去面焙干}

上为细末，每服三钱。温汤调下，临卧服。

神祐丸

甘遂_{依前制用}　大戟_{醋浸煮，焙干用②}　芫花_{醋浸煮，各半两}　黑牵牛_{一两}
大黄_{一两}

上为细末，滴水丸小豆大，每服五七十丸，临卧温水下。

琥珀丸

上为前神祐丸加琥珀一两是也。

益胃散

甘遂_{依前制过用}

上为细末，每服三钱，以獖猪腰子，细批破，以盐椒等物腌透烂，切，掺药在内，以荷叶裹，烧熟，温淡酒调服。

大承气汤

大黄_{半两}　厚朴_{一两}　枳实_{一枚，麸炒}　芒硝_{半两}

上为粗末，每服三五钱。水一盏，煎至七分，去滓服，以意加减。

小承气汤

大黄　厚朴_{以上各一两}　枳实_{一枚}

上为粗末，同前煎服。

---

① 加：原脱，据日正德本、千顷堂本补。
② 醋浸煮，焙干用：原作"焙浸煮，醋干用"，据《医学大成》本改。

调胃承气汤

大黄　甘草_炙　朴硝_{以上各半两}

上为粗末，每服五七钱，水一盏，煎三五沸，去滓温服，食后。

桃仁承气汤

桃仁_{十二个，去皮尖}　官桂　甘草　芒硝_{以上各半两}

上剉如麻豆大，每服三五钱。水一大盏，煎至七分，去滓，温服。

玉井散

瓜蒌根_{二两}　甘遂_{一两，制用}

上为细末，以麝香汤调下三钱，临卧服。

水煮桃红丸

黑牵牛头末_{半两}　瓜蒂末_{二钱}　雄黄_{一钱，水飞过用之}　干胭脂_{少许}

上以黄酒调面为丸，以水煮，令浮熟取出①，冷水拔过②。麝香汤水下。

无忧散

黄芪　木通　桑白皮　陈皮_{以上各一两}　胡椒　白术　木香_{各半两}牵牛头末_{四两}

上为细末，每服三五钱。以生姜自然汁调下，食后。

泄水丸_{又方：藏用丸一料，加芒硝半两，商陆半两。为末，水丸，依前服。}

大戟　芫花　甘遂　海带　海藻　郁李仁　续随子_{以上各半两}　樟柳根_{一两}

上为细末，水煮枣肉为丸，如小豆大。每服五七十丸，水下。

牛黄通膈丸

黑牵牛　大黄　木通_{以上各半两，各另取末}

上为细末，水丸，如黍粒大。量儿大小，三五十丸，或百丸，水下。

四生丸_{一名润肠丸}

黑牵牛　大黄　朴硝　皂角_{去皮弦，蜜炙，以上各等分}

---

① 令浮熟取出：在水中煮沸，熟后浮出水面，然后取出。

② 冷水拔过：在沸水中捞出后，再在冷水中过一遍。

上为细末，水丸，如梧桐子大。每服七八十丸，食后温水下。

内托散

大黄　牡蛎_{以上各半两}　甘草_{三钱}　瓜蒌_{二个}

上为末，水一大盏，煎三五沸，去滓，露冷服。

藏用丸

大黄　黄芩_{以上各二两}　滑石　黑牵牛_{各四两}

上为末，水丸，桐子大。每服五七十丸，食后温水下。

神芎丸

藏用丸一料，内加黄连、薄荷、川芎各半两，水丸，桐子大。水下。

进食丸

牵牛_{一两}　巴豆_{三粒，去油、心、膜}

上为末，水丸。每服二三十丸，食后，随所伤物送下。

牛黄白术丸　治腰脚湿。

黑牵牛末　大黄_{以上各二两}　白术_{一两}

上为末，滴水丸桐子大。每服三十丸，食前生姜汤下。要利，加至百丸。

玉烛散

以四物汤、承气汤、朴硝各等分。

水煎，去滓，食前服之。

三和汤

以四物汤、凉膈散、当归各中停，水煎服。

丁香化癖散　治小儿脾。

白丁香　密陀僧　舶上硫黄_{以上各一钱}　硇砂_{半钱}　轻粉_{少许}

上研细末，每儿一岁服半钱。男病女乳调，女病男乳调①，后用通膈泄。

———————

① 男病女乳调，女病男乳调：男婴患病，用女婴母亲的乳汁调药；女婴患病，用男婴母亲的乳汁调药。

抵当汤

水蛭十个　虻虫十个，去翅、足，熬　大黄一两　桃仁七枚，去皮尖，捶

上剉如麻豆，作一服。水二盏，煎至七分，去滓温服。

抵当丸

虻虫五个　桃仁六枚　大黄三分　水蛭五个

上为细末，只作一丸。水一大盏，煮一丸，至七分，顿服之。

十枣汤

紫芫花醋浸煮　大戟　甘遂制，以上各等分

上为末，每服半钱。水一盏，枣十枚，同煎，取半盏服。

除湿丹

槟榔　甘遂　威灵仙　赤芍药　泽泻　葶苈以上各二两　乳香另①研
没药另研，以上各一两　黑牵牛末半两　大戟三两，炒　陈皮四两，去白

上为细末，面糊和丸，如桐子大。每服三五十丸，水送下。

利膈丸

牵牛四两，生　槐角子一两，炒　木香一两　青皮一两　皂角去皮，酥炙
半夏洗，各二两

上为细末，生姜、面糊为丸，桐子大。每服四五十丸，水下。

三一承气汤

大黄　芒硝　厚朴去皮　枳实以上各五②两　甘草一两

上剉如麻豆大，每服半两。水一大盏，生姜三片，煎至六分，入
硝，去滓，热服。

大陷胸汤

大黄一两半　芒硝一两八钱半　甘遂末一字

上以水一盏，煮大黄至八分，去滓，入硝，一沸，下甘遂末，温服。

小陷胸汤

半夏汤洗，一钱五分　黄连一分　瓜蒌实一枚，用四分之一

---

① 另：原作"别"，据日正德本、千顷堂本改，下同。
② 五：原作"半"，据日正德本、千顷堂本改。

上判麻豆大，水二盏，先煮瓜蒌，至一盏半，下诸药，取八分，去滓，温服。未利再服。

握宣丸

槟榔　肉桂　干姜　附子　甘遂　良姜　韭子　巴豆以上各等分
入硫黄一钱

上为细末，软米和丸，桐子大。早晨先椒汤①洗手，放温揩干，用生油少许泥手心，男左女右，磨令热，握一丸，宣一二行。

风门

防风通圣散方在汗门中附

防风天麻散

防风　天麻　川芎　羌活　白芷　草乌头　荆芥　当归　甘草
滑石　白附子以上各半两

上为末，热酒化蜜少许，调药半钱，加至一钱，少时，觉药行微麻为度。如作丸，炼蜜和，弹子大，热酒化下一丸，或半丸。

防风汤

防风　麻黄　独活　秦艽去芦　黄芩　石膏　当归　白术以上各半两

上为粗末，入半夏片子，令搅匀，每服四钱。水二中盏，入生姜七片，煎至一盏，去滓，取清汁六分，入麝香少许，带热食后服。

祛风丸

川乌炮，去皮脐　草乌炮　天南星　半夏姜制　蒸豆粉　甘草　川芎
僵蚕　藿香　零陵香　地龙去土　蝎梢炒，以上各一两　川姜半两

上为细末，药末一两，用蒸豆粉一两，以白面二两，滴水和丸，如桐子，阴干。细嚼，茶清下三五丸至五七丸，食后。初服三丸，以渐加之。

---

① 椒汤：蜀椒煎汤。

排风汤

当归_{去芦} 杏仁_{去皮尖，麸炒} 防风_{去芦} 白鲜皮 白术 芍药 官桂_{去粗皮} 川芎 甘草_{炒，各三两} 独活 麻黄_{去节} 茯苓_{去皮，各三两}

上为粗末，每用三钱。水一盏半，入生姜四片，同煎至八分，去滓温服，不拘时候。

小续命汤

麻黄_{去节} 人参_{去芦} 黄芩 芍药 川芎 甘草_炙 杏仁_{汤泡，去皮尖，炒} 防己 官桂_{去皮} 防风_{去芦，各一两} 附子_{半两，去皮脐}

上除附子、杏仁外，合捣为粗末，后入二味搅匀，每服三钱。水一盏半，生姜五片，煎至一盏，去滓，少热服，食后。

消风散

川芎 羌活_{去芦} 人参_{去芦} 白茯苓_{去皮} 白僵蚕_炒 蝉壳_{去土，以上各一两} 陈皮_{去白} 厚朴_{去粗皮，姜制，以上各一}①_两

上为细末，每服二钱，茶清调下。

川芎散

川芎 荆芥 甘菊 薄荷 蝉壳 蔓荆子_{以上各二两} 甘草_{一两，炙}

上为细末，茶酒任下三二钱，食后服。

搜风丸_{一名人参半夏丸}

人参 茯苓 南星_{以上各半两} 半夏 干生姜 白矾_生 凝水石_{以上各一两} 蛤粉_{二两} 薄荷_{半两} 藿香_{半两}②。

上为细末，与藏用丸末各中停，水丸如豌豆大。每服三十丸，生姜汤送下。

当归川芎散

当归 川芎_{以上各半两} 甘草_{二两} 黄芩_{四两} 薄荷_{一两} 缩砂仁_{一分}

上为细末，温水调下一二钱。

---

① 一：原作"半"，据日正德本、千顷堂本改。
② 半两：原脱，据《医学大成》本补。

愈风饼子

川乌半两,炮制　川芎　甘菊　白芷　防风　细辛　天麻　羌活　荆芥　薄荷　甘草炙,以上各一两

上为细末,水浸,蒸饼为剂,捏作饼子。每服三五饼子,细嚼,茶酒送下,不拘时候。

疏风丸

通圣散一料,加天麻、羌活、独活、细辛、甘菊、首乌各半两。

上为细末,炼蜜和丸,弹子大,朱砂为衣。每服一丸,细嚼,茶酒下。

通顶散

石膏　川芎　瓜蒂以上各等分　藜芦少许

上为细末,鼻内嗜之。

胃风汤

人参去芦　茯苓去皮　川芎　官桂　当归　芍药　白术

上件各等分,为末,每服三钱。水一盏,入陈粟米煎,空心服之。

香芎散

香附子炒　川芎　石膏水飞　白芷　甘草　薄荷各一两　川乌半两,炒,去皮脐

上为细末,每服二钱,温酒茶清调下,无时。

铁弹丸

地龙去土　防风　白胶香　没药　木鳖去皮　草乌头水浸,炮　白芷　五灵脂　当归以上各一两　细墨三钱　麝香另研　乳香另研　升麻各二钱

上为末,糯粥丸,弹子大。每服一丸,生姜酒下。

暑门疟附

白虎汤

知母一两半,去皮　甘草一两　糯米一合　石膏四两,乱纹者,另研为末

上剉如麻豆大,粳米拌匀,另水一盏,煎至六分,去滓,温服,

无时，日三四服。或眩呕者，加半夏半两，姜汁制过用之。

桂苓甘露散

官桂半两　人参　藿香以上各半两　茯苓　白术　甘草　葛根　泽泻
石膏　寒水石以上各一两　滑石二两　木香一分

上为细末，每服三钱。白汤点下，新水或生姜汤亦可用。

化痰玉壶丸

南星　半夏并生用　天麻各半两　白面三两

上为细末，滴水丸，如桐子大。每服三十丸，用水一大盏，先
煎令沸，下药，煮，候浮即熟①，漉出放温，别用生姜汤下，不拘
时服。

益元散

滑石六两　甘草一两

上为细末，每服三钱，蜜调，新水送下。

玉露散　治暑。

寒水石　滑石　石膏　瓜蒌根以上各四两　甘草二两

上为细末，每服五钱，新水调下。

石膏散

石膏一两　人参去芦　甘草炙，各半两

上为细末，新水、蜜水调三钱，生姜汤亦可。

辰砂丹　治疟。

信②一钱　雄黑豆六十个或二两重

上为细末，朱砂为衣，端午日合，不令鸡、犬、妇人见。每服一
丸，无根水下。

温脾丸

信一钱　甘草二钱　紫河车三钱　豆粉四两

上为末，滴水丸，每服半钱，作十丸，临卧，无根水下。

---

① 熟：原作"热"，据《医学大成》本改。
② 信：即信石，砒霜的别名。

温脾散

紫河车　绿豆_{以上各一两}　甘草_{半两}　砒_{一钱，另研}

上为细末，后入砒，研匀。每服半钱，新水一盏调下。如是隔日发，直待临睡服药；如频日发，只夜深服。忌荤、酒、鱼、兔等。

湿门_{嗽附}

五苓散

官桂　泽泻　猪苓_{去黑皮}　茯苓_{去皮}　白术_{各半两}

上为细末，每服二钱，热汤或新水调下。

葶苈木香散

苦葶苈　茯苓_{去皮}　猪苓_{去皮，以上各一分}　木香_{半钱}　泽泻　木通
甘草_{各半两}　官桂_{一分}　滑石_{三钱}

上为细末，每服三钱，生姜汤调下，食前服。

白术木香散

白术　猪苓　泽泻　赤茯苓_{各半两}　木香　槟榔_{各三钱}　陈皮_{二两，}
_{去白}　官桂_{一钱}　滑石_{三两}

上为细末，每服五钱。水一盏，生姜三片，同煎至六分，温服，
食后。

大橘皮汤

橘皮_{一两半}　木香_{一分}　滑石_{六两}　槟榔_{三钱}　茯苓_{一两}　猪苓_{去黑皮}
泽泻　白术　官桂_{以上各半两}　甘草_{二钱}

上为末，每服五钱，水一盏，生姜五片，煎至六分，去滓温服，
食后。

神助散

苦葶苈_{二①两，炒}　黑牵牛_{三两半，微炒，取头末用之}　泽泻_{二两}　猪苓_二

---

① 二：原作"三"，据日正德本、千顷堂本改。

两，去皮　椒目_{半两}

上为细末，每服葱白三茎，浆水一盏，煎至半盏，入酒半盏，调药三钱，绝早面东服之。

桂苓白术丸

官桂　茯苓　半夏_{以上各一两}　白术　干生姜_{一分}　橘皮_{去白}　泽泻　黄连_{各半两}　黄柏_{二两}

上为末，面糊为丸，如小豆大。每服三五十丸，姜汤食后服之。

桂苓白术散

官桂　茯苓　白术_{以上各半两}　甘草　泽泻　石膏　寒水石_{以上各一两}　滑石_{二两}

上为细末，热汤调三钱，新水生姜汤亦可，食后服。

白术调中汤

白术　茯苓　橘皮_{去白}　泽泻_{以上各半两}　甘草_{一两}　干姜_炒　官桂　缩砂仁　藿香_{以上各一分}

上为末，白汤化蜜少许，调下二钱，无时。炼蜜每两作十丸，名曰白术调中丸。

宁神散　治嗽。

御米壳_{二两，蜜炒}　人参　苦葶苈_{以上各一两}

上为末，入乌梅同煎三五沸，去滓，稍热服，食后。

宁肺散

御米_{蜜炒，去瓤}　甘草　干姜　当归　白矾　陈皮_{以上各一两}

上为末，煎蔷汁调三钱。

人参补肺散

人参　麻黄_{去节}　白术　防己　防风_{各等分}　桑白皮_{倍加}

上剉，㕮咀，以浆水一碗，煎至半，去滓，温服，每用半两，各称过。

白术汤

白术　甘草　当归　陈皮　桔梗　枳壳_{各等分}

上为粗末，水煎，去滓，温服三五钱。

薏苡仁汤

桔梗_{一两}　甘草_{二两}　薏苡仁_{三两}

上剉如麻豆大，每服五钱。水煎，入糯米为引，米软为度，食后服。

益黄散　治小儿痢。

陈皮_{一两}　青皮　诃子肉　甘草_{以上各半两}　丁香_{二钱}

上为细末，每服二钱，水煎，食前服。

香连丸

木香　诃子肉_{面炒}　黄连_{炒，以上各半两}　龙骨_{二钱}

上为细末，饭丸如黍米大。每服二十丸，米饮汤下。

火门

凉膈散

大黄_{一两}　连翘_{四两}　甘草　黄芩　薄荷　朴硝　山栀_{以上各一两}

上为粗末，每服三五钱。水一盏，入蜜、竹叶，煎三五沸，去滓，温服，无时。

黄连解毒汤

黄连　黄柏　黄芩　大栀子_{各等分}

上剉为麻豆大，每服五钱，水二盏，煎至八分，去滓，温服之。

泻心汤

大黄　甘草_炙　当归　芍药　麻黄　荆芥_{以上各一两半}　白术_{二钱半}

上为细末，每服二钱。水一盏，生姜、薄荷少许，同煎至七分，去滓，温服。

八正散

大黄　瞿麦　木通　萹蓄　车前子　甘草　山栀子_{以上各一两}　滑石_{二两}　加木香一两尤佳

上为粗末，每服三五钱，水一盏，入灯心，煎至七分，去滓，温服。

调胃散 治伤寒吐逆，四肢厥冷。

水银　舶上硫黄各半两

上二味，先研硫黄极细，次入水银，同研至深黑。每服一钱，病重者二钱，温米饮调服，不拘时。

三黄丸

大黄　黄芩　黄柏以上各等分

上为末，水丸。每服三十丸，水下。

又方　去黄芩，用黄连。

芍药柏皮丸

芍药白者　黄柏去皮，各一两　当归　黄连各半两

上为末，水丸，桐子大。每服三十丸，水送下，食前。

大金花丸

黄连　黄柏　黄芩　大黄各等分

上为末，水丸，新水下三十丸。加栀子减大黄，名栀子金花丸。

清凉饮子

大黄蒸　赤芍药　当归　甘草炒，以上各等分

上为末，每服一二钱，水一盏煎至七分，去滓，温服，食后，以意加减。

黄连清心汤

凉膈散加黄连半两是也。

犀角散

黄连　大黄　芍药　犀角　甘草各等分

上为粗末，每服五钱，水一盏煎至七分，去滓，无时温服之。

黄连木通丸 治心经蓄热，夏至则甚。

黄连二两　木通半两

上为末，生姜汁打面糊和丸。每服三十丸，食后，灯心汤下，日

三服。

燥门

神功丸

大黄_{面裹，蒸}　诃子皮　麻子仁_{另捣}　人参_{去芦，以上各一两}

上为细末，入麻子仁捣，研匀，炼蜜丸如桐子大。每服二十丸，温水下，或酒米饮下，食后。临卧，如大便不通，加服。

脾约丸

麻仁_{一两二钱半}　枳实_{麸炒}　厚朴_{去粗皮}　芍药_{以上各二两}　大黄_{四两，蒸}　杏仁_{去皮尖，炒黄，一两二钱}

上为细末，炼蜜为丸，桐子大。每服二十丸，临卧温水送下。

麻仁丸

郁李仁_{去皮，另捣}　火麻子仁_{另捣，二味各二两}　大黄_{二两，半生半蒸}　槟榔_{半两}　干山药　防风_{去芦}　枳壳_{炒，去瓤，七钱半}　羌活　木香_{各五钱半}

上为细末，入另捣者，三味搅匀，炼蜜丸如桐子大。每服二十丸至三十丸，温水下，食后。牵牛，滑石。

润体丸

郁李仁　大黄　桂心　黑牵牛　当归　黄柏_{并生用，各半两}　轻粉_{少许}

上为细末，滴水丸如桐子大。每服三十丸至四十丸，温水或生姜汤下。

寒门

姜附汤

干姜_{二两，另为粗末}　附子_{一两，生用，去皮脐，细切}

上二味，搅匀。每服三钱，水一盏半，煎至一盏，去滓，食前温服。

四逆汤

甘草三两　干姜半两　附子半两，生用，去皮脐，切作片子

上为粗末，每服三五钱，水一盏半，煎至一盏，去滓，温服，无时。

二姜汤

良姜　干姜炮，二味各三两

上为细末，酒煮糊为丸，桐子大。每服三十丸，空心米饮汤下。

术附汤

黑附子重一两　白术一两半　甘草七钱半，炙

上为细末，每服三五钱，水一盏半，生姜五片，枣二枚，劈破，同煎至一盏，去滓温服，食后。

大已寒丸

附子炮，去皮脐　川乌头炮，去皮脐，剉，作豆大，再炒黄　干姜炮制　良姜炒　官桂去粗皮　吴茱萸各一两

上为细末，醋糊为丸，桐子大。每服五七十丸，米饮下，食前。

理中丸

人参去芦　白术　干姜　甘草炙　附子炮，去皮脐，以上各一两

上为细末，炼蜜为丸，每两作十丸，弹子大。每服一丸，以水一盏化破，煎至七分，稍热，空心服。

平胃散

厚朴姜制　陈皮二味各三两　苍术五两，泔浸　甘草三两，炒

上为末，每服二钱，水一盏，生姜三片，枣二枚，煎至七分，去滓，食前温服。

养脾丸

干姜炮　缩砂各二两　茯苓去皮　人参去芦　麦蘖炒，各一两　白术半两　甘草炒，一两半

上为细末，炼蜜为丸，每两作八丸。每服一丸，细嚼，生姜汤下。

兼治于内者

大柴胡汤

柴胡_{四两}　黄芩　赤芍药_{各一两半}　半夏_{一两二钱半}　枳实_{二钱半}　大黄_{一两}

上为粗末，入半夏片子。每服三钱，水一盏半，入生姜五片，枣一枚，煎至一中盏，滤去滓，温服，食后。

小柴胡汤

柴胡_{四两，去芦}　黄芩　人参　半夏_{汤洗七次，切片}　甘草_{以上各一两半}

上为粗末，每服三钱。水一盏半，生姜五片，枣一枚，劈破，同煎至七分，去滓，温服，不拘时候。

柴胡饮子

柴胡　人参　黄芩　甘草　大黄　当归　芍药_{以上各半两}

上为粗末，每服三钱，水一盏，生姜三片，煎至七分，去滓温服。

防风当归饮子

柴胡　人参　黄芩　防风　甘草　芍药　大黄　当归　滑石_{以上各一两}

上为粗末，每服三五钱，生姜三片，水一盏，煎至七分，去滓，温服，不拘时候。

白术汤　治孕妇痢、呕、吐血。

白术　黄芩　当归_{各等分}

上为末，每服二三钱，水煎，食前服。

兼治于外者

桂苓汤　麻黄汤　升麻汤_{以上三方，在前汗法中附}

五积散

苍术_{二两四钱}　桔梗_{一两四钱}　枳壳_{麸炒}　陈皮_{二味各六钱}　白芷　川芎　当归　甘草_炙　官桂_{去粗皮}　半夏_{汤浸}　茯苓_{各三钱}　麻黄_{一钱，去节}

厚朴　干姜_{各四钱}

上除官桂、枳壳别为末外，以慢火炒令黄色，为末，与官桂、枳壳等搅匀，每服三钱。水一盏半，入生姜五片，葱白三寸，盐豉七粒，同煎至七分。去滓温服，无时。

青衿散　治咽喉。

益元散加薄荷、青黛，生蜜丸如弹子大，嚼化。

独治于内者

陷胸汤

大黄_{二两半}　芒硝_{一两八钱半}　甘遂_{一字，另为末}

上以水三盏，先煮大黄至一盏，去滓，下芒硝，令沸，次下甘遂末，放温服之。

大黄丸

大黄　黑牵牛　枳壳　木通_{以上各一两}

上为末，滴水丸，如桐子大。每服三十丸，食后，以生姜汤下。

备急丸

巴豆_{去皮油}　大黄　干姜_{炮，以上各一两}

上为细末，炼蜜丸，桐子大。每服三丸，温水下，不拘时服之。

枳壳丸

商枳壳_{一两，麸炒}　牵牛头末_{四两}

上为细末，水丸，如桐子大。每服三十丸，食前，温酒或生姜汤下。

莲壳散　治血崩。

棕皮_{烧灰}　莲壳_{烧灰存性，二味各半两}　香附子_{三两，炒}

上为末，米饮调下三四钱，食前服。

木香槟榔丸

木香　槟榔　青皮　陈皮　莪术_烧　黄连_{麸炒，以上各一两}　黄柏　大黄_{各三两}　香附子_炒　牵牛_{各四两}

上为细末，水丸如小豆大。每服三十丸，食后，生姜汤下。

导饮丸

青皮　陈皮　京三棱_炮　莪术_炮　黄连　枳壳_{麸炒，以上各一两}　大黄　黄柏_{以上各三两}　香附子_炒　黑牵牛_{以上各四两}

上为细末，桐子大，用水丸。每服三五十丸，食后，生姜汤下。

五香连翘散

丁香　青木香　沉香　熏陆香　麝香　木通　连翘　桑寄生　独活　升麻　大黄_{以上各等分}

上为粗末，以竹沥煎五七钱。未利，加大黄。去滓，稍热，以利为度。

四物汤

川芎　当归　熟地黄　芍药_{以上各等分}

上为粗末，每服三四钱，水一盏，煎三五沸，去滓，温服，空心。加草龙胆、防己，名一醉散，治目暴发；加蒲黄，治娠妇漏血。

当归散　治血崩。

当归_{一两}　龙骨_{二两，炒赤}　香附子_{三钱，炒}　棕毛灰_{五钱}

上为末，米饮调三四钱，空心服。

又一方　当归　白芍药　香附子_{炒，各等分}

为末，米饮汤调下，食前。

又当归散　行经。

当归　杜蒺藜_{各等分}

上为末，饮汤调服，食前。

葛根散　解酒毒。

甘草　干葛花　葛根　缩砂仁　贯众_{各等分}

上为粗末，水煎三五钱，去滓服。

定志丸

柏子仁　人参　茯苓　远志_{去心}　茯神　酸枣仁

上为末，酒糊丸，小豆大。每服五七十丸，生姜汤下。

槟榔丸

槟榔一钱半　陈皮一两　木香二钱半　牵牛半两

上为末，醋糊丸，桐子大。每服三十丸，生姜汤下。

小槟榔丸

枳壳　陈皮　牵牛以上各等分

上为细末，水丸。生姜汤下三四十丸，食后。

瞿麦散　治酒积。

甘遂半两，制　瞿麦　葛根　麦蘖以上各一两

上为末，每服二钱，酒调服。

治气积方　香附子为末，生姜汤调下三二钱。

独治于外者

青金散

芒硝半钱　青黛半钱　乳香　没药各少许

上为细末，鼻内嗘之。

拔毒散

寒水石不以多少，烧令赤

上研为末，以新水调，鸡翎扫痛处。

水澄膏

雄黄水飞，三钱　黄连半两　郁金二钱　黄柏半两　大黄半两　黄丹半两，水飞

上为细末，量所肿处用药多少。新汲水半盏，炒药在内，须臾药沉，慢去其澄者①，水尽。然后用槐柳枝搅药数百余转，如面糊相似匀，以小纸花子摊药涂肿处，更以鸡翎撩凉水不住扫之。

鱼胆丸

草龙胆　青盐　脑子以上各半两　黄连一两，去须　硇砂　南硼砂

---

① 慢去其澄者：慢慢去掉上面的清水。

麝香　鲤鱼胆以上各二钱

上除草龙胆、鲤鱼胆外，同为细末。先将草龙胆同微研破，以河水三升浸，春秋二宿，夏一宿，冬三宿。将浸者摩揉极烂，用绢袋滤去滓，于磁器内慢火熬成膏子。点于水内不散，用指头捏开有丝，乃膏子成。然后入鱼胆拌匀，将膏和上件药末作剂，丸如粟米，徐徐点可视之。

金丝膏

黄丹　代赭石　玄精石以上各半两　炉甘石一两，烧　脑子半钱　黄连　蕤仁去皮、油，以上各三钱　白丁香　南硼砂以上各一钱

上除硼砂、脑子外，同为细末。以河水一升，白砂蜜三两，同熬三五沸，然后入药末，再熬至半茶盏。以上用绵子滤过，去滓，次入硼砂、脑末，搅匀定，磁器内放。徐徐点眼，大有神效。

生肌散

黄连三钱　密陀僧半两　干胭脂二钱　雄黄一钱　绿豆粉二钱　轻粉一钱

上为细末，以温浆水洗过，用无垢软帛揾①净，药贴之，大有效矣。

赴筵散

五倍子　密陀僧以上各等分

上为细末，先入浆水漱过，干贴。

麝香玉线子

豆粉半两　信一钱　枯白矾一钱半

上三件同研，入麝香半钱，再研为细末，滴水和于手背上，捻作线。如用时，先以浆水漱了口，用毛翎撩缝中净，临卧干贴。或为线子，住于缝中。

化瘿丹　治赘。

海带　海藻　海蛤　昆布以上四味皆焙　泽泻炒　连翘以上并各等分

---

① 揾(wèn 问)：揩拭。

猪靥　羊靥各十枚

上为细末，蜜丸如鸡头大，临卧嚼化一二丸。

通气丸　同上所治。

海藻　海带　昆布　木通　甘草以上各一两　诃子　薄荷以上各半两
杏仁少许，煮浸，去皮尖用之

上为细末，炼蜜和丸。每夜嚼化一丸。忌油腻物。

又方

海藻　海带　昆布　泽泻　木通　海蛤　连翘①　猪靥　羊靥各
五枚

上为细末，研靥为丸，如鸡头大。每服一丸，临卧，嚼化。

消毒散　治喉肿。

当归　荆芥　甘草各等分

上为末，水煎三五钱，去滓，热漱。

煮肝散　治雀目。

青蛤粉　夜明砂　谷精草各等分

上为细末，每服五七钱。猪肝内煮熟，细嚼，茶清下。

枯瘤方

硇砂　粉霜　雄黄以上各二钱　轻粉　没药　乳香以上各一钱　土黄
三钱　麝香少许

上为细末，以津调，涂瘤顶，外边歇②一韭叶，先花纸贴之，上
以小黄膏贴之。

小黄膏

黄柏　黄芩　大黄以上各等分

上为细末，以水调为糊，比前药大一遭③，三日一易，至八九上
不取④，直候可取。

---

① 连翘：此方中以上药物剂量缺如。
② 歇：剩下。
③ 比前药大一遭：用小黄膏涂瘤顶时，要比枯瘤方涂的范围大一圈。
④ 至八九上不取：用此药后，即使病愈八九成以上，仍不取掉。

剪刀①药

石灰一斤，陈年者　龙骨四两　刺蓟一小束

上为末，杵作泥，为饼子或为散，贴。端午日合。

木香槟榔散

木香　槟榔　黄连　乳香　轻粉　密陀僧以上各等分

上为细末，干掺之，先以口噙浆水洗之。

又方

加黄柏、麝香。

阳起石散

阳起石烧

上研末，新水调涂肿痛处。

铅白霜散

铅白霜　干胭脂　寒水石以上各等分　脑子　轻粉各少许

上为末，掺之。

雄黄散

雄黄　乳香　没药　麝香少许

上为末，量疮大小干贴。

化斑汤

紫草　升麻　甘草炙，各半两

上剉麻豆大，水一盏，糯米二十粒，煎至一盏，去滓，温服。

调治

无比山药丸

干山药二两　肉苁蓉四两，剉，酒浸，焙　五味子六两，拣净　菟丝子三两，酒浸　杜仲三两，去粗皮，炒　牛膝一两，酒浸　泽泻一两　熟地黄一两，

---

① 剪刀：余本均作"刀箭"。

干　山茱萸一两　茯苓一两，去皮　巴戟一两，去心　赤石脂一两

上为细末，炼蜜和丸，桐子大。每服二三十丸，食前，温酒下，米饮亦可。

当归丸

当归　香附子炒　杜蒺藜　芍药各等分

上为末，酒糊为丸，如小豆大。每服三五十丸，米饮送下。

香薷汤

香薷五钱，去土　厚朴五钱，姜制　白扁豆二钱半，生炒

上为末，每服三钱，水一盏，入酒煎，去滓，温服。

石韦散

石韦去毛　木通各①二两　当归　甘草　王不留行以上各一两　滑石　白术　瞿麦　葵子　芍药以上各三两

上为细末，每服二钱，煎小麦汤调下。

妙功丸

京三棱一两，炮　川乌四钱，生，去皮　大黄一两

以上同为细末，好醋半升熬膏，可破

积水丸

神曲　麦糵以上各一两　干姜二钱，炒裂用　巴豆两个，去皮、油、心　半夏半两　茴香一两，炒香　官桂　牵牛各三两，拣净

上为细末，用膏丸小豆大，生姜汤下十丸十五丸。温凉水亦可。以意加减，以利为度。

人参散

石膏　甘草以上各一两　滑石四两　寒水石二两　人参半两

上为末，每服二钱，温水调下，食后。

茴香丸

茴香八两，炒　川楝子炒　川乌炮，去皮　威灵仙洗，去土　防风去芦

---

① 各：此后原衍"分"字，据《医学大成》本删。

陈皮_{以上各三两}　地龙_{一两，去土，微炒}　乌药_{五两}　赤小豆_{八两}

上为末，酒糊为丸。每服三五丸，茶酒下。

七宣丸

大黄_{湿纸裹煨}　枳实_{麸炒}　木香　柴胡_{去芦}　诃子皮_{各五两}　桃仁_{六两，}炒，去皮尖　甘草_{四两，炒}

上为末，炼蜜和丸，如桐子大。每服三十丸，酒下。

人参调中汤

沉香_{二两}　木香　白豆蔻_{一两，用仁}　甘草_{一分}　脑子_{一钱}　麝香_{半钱}人参_{半两}

上为细末，每服半钱，用沸汤点服。或入生姜、盐少许，食后服。

乌金散

当归_{一两}　自然铜_{金色者，煅为末，醋淬，一两}　乌金石_{三两，铁炭是也}①大黄_{一两，童子小便浸用}

上为末，每服二钱，红花酒半盏，童子小便半盏，同调下，食前，日二服。

沉香降气丸②

沉香　木香　缩砂仁　白豆蔻仁　青皮_{去白}　陈皮_{去白}　莪术_煨枳实_{麸炒，以上各一两}　萝卜子_{一两，另末}　黑牵牛_{二两，末}　大黄_{二两，炒}

上为末，生姜汁浸，蒸饼为丸，如桐子大。每服三十丸，橘皮汤下。

枳术丸　治气不下降，胸膈满闷。

枳实_{麸炒}　白术_{各半两}

上为细末，烧饭为丸，如桐子大。每服五十丸，诸饮送下。

【点评】现代经方大师胡希恕先生指出："中医辨证施治是于

---

① 也：原脱，据日正德本、千顷堂本补。
② 丸：原作"汤"，据《医学大成》本改。

患病机体一般的规律反应的基础上，而适应整体，讲求疾病的通治方法。"意即中医所治之病是非特异性、非线性的一种复杂多维的综合体——证。因此，治证之方必然具有非特异性、非线性的通治不同疾病而专治同一类型病证的特点。只有符合中医治疗学通治原理的方药组合才能称得上方剂。

本卷录方 171 首，从方剂功效学角度，分为吐、汗、下三方，即三法；从证治学角度，分为风、寒、暑、湿、燥、火六门，即六大类方，故称之为"三法六门"。其方来源大体分为 9 个方面：①《伤寒论》(17 方)；②《备急千金要方》(6 方)；③《外台秘要》(3 方)；④《小儿药证直诀》《阎氏小儿方论》(3 方)；⑤《普济本事方》(4 方)；⑥《太平惠民和剂局方》(21 方)；⑦刘河间《宣明论方》《素问病机气宜保命集》(25 方)；⑧已佚不可考，但为张氏所引之书，如《孙尚方》三圣散、《万全方》郁金散、《传信适用方》香芎散等；⑨张氏自创方。临证若需施以吐、汗、下法，可从三法中予以挑选，若遇六证需施治，则可从六大类方中择取。从这个角度考量，"三法六门"足以起到方书应有之作用。

美中不足的是，所载 171 首方，仅玉露散(治暑)、辰砂丹(治疟)、宁神散(治嗽)、当归散(治血崩)等 14 首方剂略有功效说明，其余 157 首方剂之功效主治，一概缺如，让人无从知晓该方功效、主治为何。临证当以方测证，辨证用方。

卷十三 三消论

刘河间先生三消论

因在前此书未传于世，恐为沉没，故刊而行之

《易》言天地，自太虚至黄泉，有六位。《内经》言人之身，自头至足，亦有六位。今余又言人胸腹之间，自肺至肾，又有六位。人与天地造化五行，同一炉韛①，知彼则知此矣。故立天之气，曰金与火；立地之气，曰土与水；立人之气，曰风与火。故金与火合，则热而清，水土合则湿而寒，风火合则温而炎。人胸腹之间，亦犹是也。肺最在上，为金主燥；心次之，为君火主热；肝又次之，为风木主温；胆又次之，为相火主极热；脾又次之，为湿土主凉；肾又次之，黄泉为寒水主寒。故心肺象天，脾肾象地，肝胆象人。不知此者，不可与论人之病矣。夫土为万物之本，水为万物之元。水土合德，以阴居阴，同处乎下，以立地为气，万物根于地，是故水土湿寒。若燥热阳实，则地之气不立，万物之根索泽，而枝叶枯矣。

《五常政大论》曰：根于中者，命曰神机。是为动物，根本在于中也。根本者，脾、胃、肾也。食入胃，则脾为布化气味，荣养五脏百骸。故酸入肝而养筋膜；苦入心而养血脉；甘入脾而养肌肉；辛入肺而养皮毛；咸入肾而养骨髓。五气亦然。故清养肺，热养心，温养肝，湿养脾，寒养肾也。凡此五味五气，太过则病，不及亦病，惟平则常安矣。故《六节藏象论》曰：五味入口，藏于肠胃。味有所藏，以养五气，气和而生，津液相成，神乃自生。是其理也。

---

① 韛(bài 败)：火炉风箱，可以吹火令炽。

又《太阴阳明论》云：脾病而四肢不用者，何也？岐伯曰：四肢皆禀气于胃，而不得至经，必因于脾，胃乃禀也。今脾病不能为胃行其津液，不得禀水谷气，气日以衰，脉道不利，筋骨肌肉，皆无气以生，故不用焉。帝曰：脾不主时，何也？岐伯曰：脾者，土也，治中央，常以四时长四脏，各十八日寄治，不得独主于时也。脾脏者，常着胃土之精也。土者，生万物而法天地。故上下至头足，不得独主于时也。

帝曰：脾与胃以膜相连尔，而能行其津液，何也？岐伯曰：足太阴者，三阴也，其脉贯胃属脾络嗌。故太阴为之行气于三阴。足阳明者，表也，五脏六腑之海也，亦为之行气于三阳。脏腑各因其经而受气，以益阳明，故为胃行其津液。四肢不得禀水谷，气日以衰，脉道不利，筋骨肌肉，皆无气以生，故不用焉。不用者，谓不能为之运用也。由是观之，则五脏六腑，四肢百骸，皆禀受于脾胃，行其津液，相与濡润滋养矣。后之医者，欲以燥热之剂以养脾胃，滋土之气，不亦外乎？况消渴之病者，本湿寒之阴气极衰，燥热之阳气太盛，更服燥热之药，则脾胃之气竭矣。叔世①不分五运六气之虚实，而一概言热为实，而虚为寒，彼但知心火阳热一气之虚实，而非脏腑六气之虚实也。盖肺本清，虚则温；心本热，虚则寒；肝本温，虚则清；脾本湿，虚则燥；肾本寒，虚则热。假若胃冷为虚者，乃胃中阴水寒气实盛，而阳火热气衰虚也，非胃土湿气之本衰，故当温补胃中阳火之衰，退其阴水寒气之甚。又如胃热为实者，乃胃中阳火实而阴水虚也，故当以寒药，泻胃中之实火，而养其虚水。然此皆补泻胃中虚热，水火所乘之邪，非胃为湿者之本。其余例同法②。夫补泻脾胃湿土之水气者，润其湿者是补湿，燥其湿者是泻湿，土本湿故也。

凡脏腑诸气，不必肾水独当寒，心火独当热，要知每脏每腑，诸气和同，宣而平之可也。故余尝谓：五常之道，阴中有阳，阳中有

---

① 叔世：末世。
② 其余例同法：其他的道理也和这个相同。

阴。孤阴不长，独阳不成。但有一物皆备。五行递相济养，是谓和平。交互克伐，是谓衰兴。变乱失常，患害由行。故水少火多，为阳实阴虚而病热也；水多火少，为阴实阳虚而病寒也。其为治者，泻实补虚，以平为期而已矣。故治消渴者，补肾水阴寒之虚，而泻心火阳热之实，除肠胃燥热之甚，济身津液之衰，使道路散而不结，津液生而不枯，气血利而不涩，则病日已矣。况消渴者，本因饮食服饵失宜，肠胃干涸，而气液不得宣平；或耗乱精神，过违其度；或因大病，阴气损而血液衰虚，阳气悍而燥热郁甚之所成也。故《济众》云：三消渴者，皆由久嗜咸物，恣食炙煿，饮酒过度；亦有年少服金石丸散，积久石热，结于胸中，下焦虚热，血气不能制石热，燥甚于胃，故渴而引饮。若饮水多而小便多者，名曰消渴；若饮食多而不甚渴，小便数而渐瘦者，名曰消中；若渴而饮水不绝，腿消瘦而小便有脂液者，名曰肾消。如此三消者，其燥热一也，但有微甚耳。

余闻世之方，多一方而通治三消渴者，以其善消水谷而喜渴也。然叔世论消渴者，多不知本。其言消渴者，上实热而下虚冷。上热故烦渴多饮，下寒故小便多出。本因下部肾水虚，而不能制其上焦心火，故上实热而下虚冷。又曰：水数一，为物之本，五行之先。故肾水者，人之本，命之元，不可使之衰弱。根本不坚，则枝叶不茂；元气不固，则形体不荣。消渴病者，下部肾水极冷，若更服寒药，则元气转虚，而下部肾水转衰，则上焦心火亢盛而难治也。但以暖药补养元气，若下部肾水得实而胜退上焦火，则自然渴止，小便如常而病愈也。若此之言，正与仲景相反。所以巧言似是，于理实违者也。非徒今日之误，误已久哉。

又如蒋氏《药证病原》中，论消渴、消中、消肾病曰：三焦五脏俱虚热，惟有膀胱冷似冰。又曰：腰肾虚冷日增重。又曰：膀胱肾脏冷如泉。始言三焦五脏俱虚热，惟有膀胱冷似冰，复言五脏亦冷，且肾脏水冷言为虚，其余热者，又皆言其虚。夫阴阳兴衰，安有此理？且其言自不相副，其失犹小，至于寒热差殊，用药相反，过莫大焉。

　　或又谓：肾与膀胱属水，虚则不能制火。虚既不能制火，故小便多者，愈失之远矣。彼谓水气实者，必能制火，虚者不能制火。故阳实阴虚，而热燥其液，小便淋而常少；阴实阳虚，不能制水，小便利而常多。岂知消渴小便多者，非谓此也。何哉？盖燥热太甚，而三焦肠胃之腠理怫郁结滞，致密壅塞，而水液不能渗泄浸润于外，荣养百骸。故肠胃之外燥热太甚，虽复多饮于中，终不能浸润于外，故渴不止。小便多出者，如其多饮，不能渗泄于肠胃之外，故数溲也。

　　故余尽言《原病式》曰：皮肤之汗孔者，谓泄汗之孔窍也。一名气门者，谓泄气之门户也。一名腠理者，谓气液之隧道纹理也。一名鬼门者，谓幽冥之门也。一名玄府者，谓玄微之府也。然玄府者，无物不有。人之脏腑皮毛，肌肉筋膜，骨髓爪牙，至于万物，悉皆有之，乃出入升降道路门户也。故《经》曰：出入废则神机化灭，升降息则气立①孤危。故非出入，则无以生长壮老已②；非升降，则无以生长化收藏。是知出入升降，无器不有。故知人之眼、耳、鼻、舌、身、意、神、识，能为用者，皆由升降出入之通利也。有所闭塞，则不能用也。若目无所见，耳无所闻，鼻不闻香，舌不知味，筋痿骨痹，爪退齿腐，毛发堕落，皮肤不仁，肠胃不能渗泄者，悉由热气怫郁，玄府闭塞，而致津液血脉，荣卫清气，不能升降出入故也。各随郁结微甚，而有病之大小焉。病在表则怫郁，腠理闭密，阳气不能散越，故燥而无汗，而气液不能出矣。叔世不知其然，故见消渴数溲，妄言为下部寒尔。岂知肠胃燥热怫郁使之然也。予之所以举此，世为消渴之证，乃肠胃之外燥热，痞闭其渗泄之道路。水虽入肠胃之内，不能渗泄于外，故小便数出而复渴。此数句，足以尽其理也。

　　试取《内经》凡言渴者，尽明之矣。有言心肺气厥而渴者；有言肝痹而渴者；有言脾热而渴者；有言肾热而渴者；有言胃与大肠热结而渴者；有言脾痹而渴者；有言小肠瘅热而渴者；有因病疟而渴者；

---

　　① 气立：气行，（自然界及人体的）气机升降运动。

　　② 已：原脱，据《素问·六微旨大论》补。

有因肥甘石药而渴者；有因醉饱入房而渴者；有因远行劳倦遇大热而渴者；有因伤害胃干而渴者；有因肾热而渴者；有因病风而渴者。虽五脏之部分不同，而病之所遇各异，其归燥热一也。

所谓心肺气厥而渴者，《厥论》曰：心移热于肺，传为膈消。注曰：心热入肺，久而传化，内为膈热消渴多饮也。所谓肝痹而渴者，《痹论》曰：肝痹者，夜卧则惊，多饮，数小便。如脾热而渴者，《痿论》曰：脾气热则胃干而渴，肌肉不仁，发为肉痿。所谓肾热而渴者，《刺热论》曰：肾热病者，先腰痛胻酸，苦渴数饮，身热。《热论》曰：少阴脉贯肾，络于肺，系舌本，故口燥舌干而渴。叔世惟言肾虚不能制心火，为上实热而下虚冷，以热药温补肾水，欲令胜退心火者，未明阴阳虚实之道也。夫肾水属阴而本寒，虚则为热；心火属阳而本热，虚则为寒。若肾水阴虚，则心火阳实，是谓阳实阴虚，而上下俱热明矣。故《气厥论》曰：肾气衰，阳气独胜。《宣明五气论》曰：肾恶燥，由燥肾枯水涸。《脏气法时论》曰：肾苦燥，急食辛以润之。夫寒物属阴，能养水而泻心；热物属阳，能养火而耗水。今肾水既不胜心火，则上下俱热，奈何以热药养肾水，欲令胜心火，岂不谬哉？

又如胃与大肠热结而渴者，《阴阳别论》：二阳结为之消。注曰：阳结，胃及大肠俱热结也。肠胃藏热，善消水谷。又《气厥论》曰：大肠移热于胃，善食而瘦。《脉要精微论》曰：瘅成为消中，善食而瘦。如脾痹而渴者，数饮而不得中①，气喘而争，时发飧泄。夫数饮而不得中，其大便必不停留。然则消渴数饮而小便多者，止是三焦燥热怫郁，而气衰也明矣。岂可以燥热毒药，助其强阳，以伐衰阴乎。此真实实虚虚之罪也。夫消渴者，多变聋、盲、疮、癣、痤、痱之类，皆肠胃燥热怫郁，水液不能浸润于周身故也；或热甚而膀胱怫郁，不能渗泄，水液妄行而面上肿也。如小肠瘅热而渴者，《举痛论》曰：热气留于小肠，肠中痛，瘅热焦渴，则便坚②不得出矣。注

---

① 数饮而不得中：喝了很多水，仍不能止渴。
② 便坚：此指小便赤涩、短少、不利。

曰：热渗津液而小便坚矣。

如言病疟而渴者，《疟论》曰：阳实则外热，阴虚则内热，内外皆热，则喘而渴，故欲饮冷也。然阳实阴虚而为病热，法当用寒药养阴泻阳，是谓泻实补衰之道也。如因肥甘石药而渴者，《奇病论》曰：有口甘者，病名为何？岐伯曰：此五气之所溢也，病名脾瘅。瘅为热也，脾热则四脏不禀，故五气上溢也。先因脾热，故曰脾瘅。又《经》曰：五味入口，藏于胃，脾为之行其精气，津液在脾，故令人口甘也。此肥美之所发也。此人必数食甘美而多肥也。肥者令人内热，甘者令人中满，故其气上溢，转而为消渴。《通评虚实论》曰：消瘅仆击，偏枯痿厥，气满发逆，肥贵之人，膏粱之疾也。或言人惟胃气为本。脾胃合为表里，脾胃中州，当受温补以调饮食。今消渴者，脾胃极虚，益宜温补。若服寒药，耗损脾胃，本气虚乏而难治也。此言乃不明阴阳寒热虚实补泻之道，故妄言而无畏也。岂知《腹中论》云：帝曰：夫子数言热中消中，不可服芳草石药。石药发癫，芳草发狂。注言：多饮数溲，谓之热中；多食数溲，谓之消中。多喜曰癫，多怒曰狂。芳，美味也。石，谓英乳，乃发热之药也。《经》又曰：热中消中，皆富贵人也。今禁膏粱，是不合其心；禁芳草石药，是病不愈，愿闻其说。岐伯曰：芳草之味美，石药之气悍，二者之气，急疾坚劲，故非缓心和人，不可服此二者。帝曰：何以然？岐伯曰：夫热气慓悍，药气亦然。所谓饮一溲二者，当肺气从水而出也，其水谷之海竭矣。凡见消渴，便用热药，误人多矣。

故《内经》应言渴者皆如是，岂不昭晰欤！然而犹有惑者，诸气过极反胜也者，是以人多误也。如阳极反似阴者是也。若不明标本，认似为是，始终乖矣。故凡见下部觉冷，两膝如冰，此皆心火不降，状类寒水，宜加寒药，下之三五次，则火降水升，寒化自退。然而举世皆同执迷，至如《易》《素》二书，弃如朽坏，良可悲夫！故处其方，必明病之标本，达药之所能，通气之所宜，而无加害者，可以制其方也矣。所谓标本者，先病而为本，后病而为标，此为病之本末也。标本相传,先当救其急也。又云:六气为本,三阴三阳为标。盖为病,脏病最急也。又云:六气为胃之本。假若胃热者,胃为标,热为本也。处其方者,当除胃中之热,是治其本也。故六气乃以甚者为邪,衰者为正,法当泻盛补衰,以平为期。养正除邪,乃天之道也。为政之理,补贱之义也。

大凡治病,明知标本,按法治之,何必谋于众。《阴阳别论》曰:谨熟阴阳,无与众谋①。《标本病传论》:知标知本,万举万当。不知标本,是谓妄行。《至真要大论》曰:知标知本,用之不殆。明知逆顺,正行无问②。不知是者,不足以言诊,适足以乱经。故《大要》曰:粗工嘻嘻,以为可知,言热未已,寒病复起,同气异形,迷诊乱经,此之谓也。夫标本之道,要而博,小而大,可以言一而知百。言标与本,易而弗损。察本与标,气可令调。明知胜复,为万民式,天之道毕矣。《天元纪大论》曰:至数极而道不惑。可谓明矣。所谓药之巧能者,温凉不同,寒热相反,燥湿本异云云,前已言之矣。斯言气也,至于味之巧能,如酸能收,甘能缓,辛能散,苦能坚,咸能软,酸属木也。燥金主于散落而木反之,土湿主于缓而水胜之,故能然也。若能燥湿而坚火者,苦也。《易》曰:燥万物者,莫熯③乎火。凡物燥则坚也。甘能缓苦急而散结。甘者,土也。燥能急结,故缓则急散也。辛能散抑、散结、润燥,辛者,金也。金主散落,金生水故也。况抑结散,则气液宣行而津液生也。《脏气法时论》曰:肾苦燥,急食辛以润之。开腠理,致津液,通气也。咸能软坚。咸者,水也。水润而柔,故胜火之坚矣。此五脏之味也。其为五味之本也,淡也。淡,胃土之味也。胃土者,地也。地为万物之本,胃为一身之本。《天元纪大论》曰:在地为化,化生五味。故五味之本淡也。以配胃

---

① 谨熟阴阳,无与众谋:阴阳是指阴脉与阳脉,阴脉就是真藏脉,它的出现说明五脏真气败绝,必将引起死亡;阳脉就是胃气之脉,临证时能辨别阳脉,就能知道病变之部位。全句意为:只要熟练地辨别阴阳脉的变化,就不致犹豫不决而去和其他人商量了。

② 正行无问:掌握了这些道理,你的方法就是正确的,不必谋于众人。

③ 熯:日正德本作"燥"。

土，淡能渗泄利窍。夫燥能急结，而甘能缓之，淡为刚土，极能润燥，缓其急结，令气通行，而致津液渗泄也。故消渴之人，其药与食，皆宜淡剂。《至真要大论》曰：辛甘发散为阳，酸苦涌泄为阴；咸味涌泄为阴，淡味渗泄为阳。六者，或散，或收，或缓，或急，或燥，或润，或坚，或软，所以利而行之，调其气也。

《本草》云：药有三品：上品为君，主养命，小毒，以应天；中品为臣，主养性，常毒，以应人；下品为佐使，主治病，大毒，以应地。不在三品者，气毒之物也。凡此君臣佐使者，所以明药之善恶也。处方之道，主治病者为君，佐君者为臣，应臣之用者为佐使。适其病之所根，有君、臣、佐、使、奇、偶、小、大之制；明其岁政君臣脉位，而有逆、顺、反、正、主疗之方，随病所宜以施用。其治法多端，能备所用者，良工也。寒者热之，热者寒之，温者清之，清者温之，结者散之，散者收之，微者逆而制之，甚者从而去之①，燥者润之，湿者燥之，坚者软之，软者坚之，急者缓之，客者除之，留者却之，劳者温之，逸者行之，惊者平之，衰者补之，盛者泻之。吐之下之，摩之益之，薄之劫之②，开之发之，灸之制之，适足为用，各安其气，必清必净，而病气衰去，脏腑和平，归其所宗，此治之大体也。《阴阳应象大论》曰：治不法天之纪，不明地之理，则灾害至矣。又《六节藏象论》曰：不知年之所加，气之盛衰③，不可以为功也。

今集诸经验方附于篇末：

神白散 治真阴素被损虚，多服金石等药，或嗜炙煿咸物，遂成消渴。

桂府滑石六两 甘草一两，生用

上为细末。每服三钱，温水调下。或大渴欲饮冷者，新汲水尤妙。

---

① 微者逆而制之，甚者从而去之：病轻时用逆（正）治法，病重时用从（反）治法。
② 薄之劫之：指行气、活血、攻破、涌吐、泻下等方法。
③ 盛衰：原作"所衰"，据《素问·六节藏象论》改。

猪肚丸 治消渴、消中。

猪肚一枚 黄连五两 瓜蒌四两 麦门冬四两，去心 知母四两，如无，以茯苓代之

上四味为末，纳猪肚中，线缝，安置甑中，蒸极烂熟，就热于木臼中捣可丸，如硬，少加蜜，丸如桐子大。每服三十丸，渐加至四五十丸，渴则服之。如无木臼，于沙盆中用木杵研亦可，以烂为妙矣。

葛根丸 治消渴，消肾。

葛根三两 瓜蒌三两 铅丹二两 附子一两者，炮，去皮脐

上四味，捣罗为细末，炼蜜为丸，如梧桐子大。每服十丸，日进三服。治日饮硕水①者。

春夏去附子。

胡粉散 治大渴，百方疗不瘥者，亦治消肾。

铅丹 胡粉各半两 瓜蒌一两半 甘草二两半，炙 泽泻 石膏 赤石脂 白石脂各半两

上八味为细末。水服方寸匕，日二服。壮者一匕半。一年病，一日愈；二年病，二日愈。渴甚者二服；腹痛者减之。如丸服亦妙，每服十丸，多则腹痛也。

三黄丸 主治男子妇人，五劳七伤，消渴，不生肌肉，妇人带下，手足发寒热者。

春三月：黄芩四两 大黄二两 黄连四两

夏三月：黄芩六两 大黄一②两 黄连一③两

秋三月：黄芩六两 大黄二两 黄连三两

冬三月：黄芩三两 大黄五两 黄连二两

上三味，随时加减，捣为细末，炼蜜和丸，如大豆大。每服五丸，日三服。不去者加七丸。服一月病愈，尝试有验矣。

---

① 硕水：很多水。
② 一：原作"二"，据日正德本、千顷堂本改。
③ 一：原作"四"，据日正德本、千顷堂本改。

人参白术散 治胃膈瘅热，烦满不欲食；或瘅成为消中，善食而瘦；或燥郁甚而消渴，多饮而数小便；或热病；或恣酒色，误服热药者，致脾胃真阴血液损虚。肝心相搏，风热燥甚，三焦肠胃燥热怫郁，而水液不能宣行，则周身不得润湿，故瘦瘁黄黑而燥热消渴，虽多饮而水液终不能浸润于肠胃之外，渴不止，而便注为小便多也。叔世流俗，不明乎此，妄为下焦虚冷，误死多矣。又如周身风热燥郁，或为目瘴、痈疽、疮疡，上为喘嗽，下为痿痹，或停积而湿热内盛，不能传化者，变水肿腹胀也。

凡多饮数溲为消渴；多食数溲为消中；肌肉消瘦，小便有脂液者为消肾。此世之所传三消病也。虽无所不载，以《内经》考之，但燥热之微甚者也。此药兼疗一切阳实阴虚，风热燥郁，头目昏眩，风中偏枯，酒过积毒，一切肠胃涩滞壅塞，疮癣痿痹，并伤寒杂病烦渴，气液不得宣通，并宜服之。

人参 白术 当归 芍药 大黄 山栀子 泽泻以上各半两 连翘 瓜蒌根 干葛 茯苓各一两 官桂 木香 藿香各一分 寒水石二两 甘草二两 石膏四两 滑石 盆硝各半两

上为粗末，每服五钱，水一盏，生姜三片，同煎至半盏，绞汁，入蜜少许，温服。渐加十余钱，无时，日三服。或得脏腑疏利亦不妨，取效更妙。后却常服之，或兼服消痞丸。似觉肠胃结滞，或湿热内盛自利者，去大黄、芒硝。

人参散 治身热头痛，或积热黄瘦，或发热恶寒，蓄热寒战，或膈痰呕吐，烦热烦渴，或燥湿泻痢，或目疾口疮，或咽喉肿痛，或中风昏眩，或蒸热虚汗，肺痿劳嗽，一切邪热变化，真阴损虚，并宜服之。

石膏一两 寒水石二两 滑石四两 甘草二两 人参半两

上为细末，每服二钱，温水调下，或冷水亦得。

三消之论，刘河间之所作也。因麻征君寓汴梁，暇日访先生后裔，或举教医学者，即其人矣。征君亲诣其家，求先生平昔所著遗

书。乃出《三消论》《气宜》《病机》三书未传于世者。文多不全，止取
《三消论》，于卷首增写六位藏象二图，其余未遑润色，即付友人穆
子昭。子昭乃河间门人，穆大黄之后也，时觅官于京师，方且告
困①，征君欲因是而惠之。由是余从子昭授得一本。后置兵火，遂失
其传。偶于乡人霍司承君祥处，复见其文。然传写甚误，但依仿而录
之，以待后之学者，详为刊正云。时甲辰年冬至日，锦溪野老，书续
方柏亭东。

久亭寺僧悟大师传经验方　治饮水百杯，尚犹未足，小便如油，
或如杏色。服此药三五日，小便大出，毒归于下，十日永除根本。此
方令子和辨过，云是重剂可用，悟公师亲验过矣。

水银四钱　锡二钱，用水银研成砂子　牡蛎一两　密陀僧一两　知母一两
紫花苦参一两　贝母一两　黄丹半两　瓜蒌根半斤

上为细末，男子用不生儿猪肚一个，纳药，妇人用豮猪肚一个，
麻线缝之，新瓦一合，绳系一两遭，米一升，更用瓜蒌根末半斤，却
于新水煮熟，取出放冷，用砂盆内研烂，就和为丸。如猪肚丸法用之。

【点评】《三消论》乃刘河间未刊之遗著，幸赖麻知几搜集，
锦溪野老的第二次刊刻，以及并入《儒门事亲》，方得以留存。
学习此论，具有两大意义：①明岐黄天人造化之理，立病机病证
病候之观。河间精研《内经》"人与天地造化五行，同一炉鞴"之
论，视天气之金与火、地气之土与水、人气之风与火为三位一体
结构，同时又将金、火、风、土、水与肺、心、肝、脾、肾一一
对应，加以阐发，为三消（消渴、消中、肾消）证之脏腑定位、
病变性质、病理机转、治法方药的确立提供理论依据，彰显一代
大师之高超学术智慧。河间又指出："消渴者，本因饮食服饵失
宜，肠胃干涸，而气液不得宣平；或耗乱精神，过违其度；或因
大病，阴气损而血液衰虚，阳气悍而燥热郁甚之所成也……三消

---

① 告困：宣称贫困。

者，其燥热一也"。从病机学角度揭示：三消证虽各不相同，但其病变过程如同其他病证一样，包含着中医病变系统的三个层次——"病变源于病机，病机导致病证，病证表现病候"。"病机，是疾病主发之机"。《灵枢·九针十二原》曰："粗守关，上守机。"《素问·至真要大论》曰"审察病机，无失气宜""谨守病机，各司其属"。《神农本草经·本草经序录》曰："欲治病，先察其源，候其病机。"病机病证病候系统学说是中医独创的辨证施治的核心概念，它强调辨证并不止于辨识病证，更要从病证审明病机，施治是针对病机进行调理，旨在调病机以祛病证，祛病证以消病候。②三消论对现代疾病诊疗学的启示。三消证基本类似于现代糖尿病等一大类代谢性疾病。河间所提供的诊疗思路、病理阐释、方药性效等关键理论为后者的研究提供借鉴，开拓视野，校准方向，是对医学事业极其伟大的贡献。

现代研究认为，葡萄糖耐量异常、2型糖尿病、胰岛素抵抗、脂代谢紊乱、高血压、高尿酸血症、痛风、早发性动脉硬化、冠心病、骨质疏松、脂肪肝、高凝状态、纤溶异常等病证，是由于胰岛素抵抗引起高胰岛素血症进而导致的一组可致动脉硬化的代谢性疾病，亦称代谢综合征（黄峻、刘超、丁国宪主编《代谢综合征与心血管疾病》）。如此众多疾病表现出共同的遗传学特征、病理学基础与治疗靶点（胰岛素抵抗）的一致性，恰恰与中医治疗学通治原理不谋而合。论中指出"若燥热阳实，则地之气不立，万物之根索泽，而枝叶枯矣"；"消渴之病者，本湿寒之阴气极衰，燥热之阳气太盛，更服燥热之药，则脾胃之气竭矣"；"胃中阳火实而阴水虚，故当以寒药，泻胃中之实火，而养其虚水"；"心移热于肺，传为膈消"；"热物属阳，能益火而耗水。今肾水既不能胜心火，则上下俱热"；"夫热气慓悍，药气亦然"，言之谆谆，旨在告诫医者，三消证以肺、脾、肾燥热为本，切忌以热治热。这正是现代中医治疗糖尿病组方遣药的不二法门。

卷十四　治法心要

扁鹊、华佗察声色定死生诀要

病人五脏已夺，神明不守，声嘶者，死。

病人循衣缝，谵语者，不可治。

病人阴阳俱绝，掣衣撮空，妄言者，死。

病人妄语错乱，及不能言者，不治；热病者，可治。

病人阴阳俱绝，失音不能言者，三日半死。

病人两目眦有黄色起者，其病方愈。

病人面黄目青者，至期而死，重出在下文。

病人面黄目赤，不死；赤如衃血者，死。

病人面黄目白者，不死；白如枯骨者，死。

病人面黄目黑者，不死；黑如炲，死。

病人面黑目青者，不死。

病人面目俱黄者，不死。

病人面青目白者，死。

病人面黑目白者，不死。

病人面赤目青者，六日死。

病人面黄目青者，九日必死。是谓乱经。饮酒当风，邪入胃经，胆气妄泄，目则为青，虽天救亦不可生。

病人面赤目白者，十日死；忧、恚、思，心气内索①，面色反好，急求棺椁。

---

① 内索：竭绝于内。

病人面白目黑者，死。此谓荣华已去，血脉空索。

病人面黑目白，八日死。肾气内伤，病因留积。

病人面青目白，五日死。

病人着床，心痛短气，脾气内竭，后百日复愈。能起徬徨，因坐于地，其上倚床，能治此者也。

病人耳目鼻口有黑色起，入于口者，必死。

病人目无精光，若土色，不受饮食者，四日死。

病人目无①精光，及牙齿黑色者，不治。

病人耳目及颧颊赤者，死在五日中。

病人黑色出于额上发际，直鼻脊两颧上者，亦死在五日中。

病人黑色出天中，下至上颧上者，死。

病人及健人黑色，若白色起，入目及鼻口，死在三日中。

病人及健人面忽如马肝色，望之如青，近之如黑者，死。

病人面黑，直视恶风者，死。

病人面黑唇青者，死。

病人面青唇黑者，死。

病人面黑，两胁下满，不能自转反者，死。

病人目不回，直视者，一日死。

病人头目久痛，卒视无所见者，死。

病人阴结阳绝，目睛脱，恍惚者，死。

病人阴阳竭绝，目眶陷者，死。

病人眉系倾者，七日死。

病人口如鱼口，不能复闭，而气出多不反者，死。

病人卧，遗尿不觉者，死。

病人尸臭者，不可治。

肝病皮白②，肺之日，庚辛死。

---

① 无：原脱，据千顷堂本补。

② 白：原作"黑"，据日正德本改。

心病目黑，肾之日，壬癸死。

脾病唇青，肝之日，甲乙死。

肺病颊赤目肿，心之日，丙丁死。

肾病面肿唇黄，脾之日，戊己死。

青欲如苍璧之泽，不欲如蓝。

赤欲如帛裹朱，不欲如赭。

白欲如鹅羽，不欲如枯骨。

黑欲如黑漆，不欲如炭。

黄欲如罗裹雄黄，不欲如土。

目赤色者，病在心，白在肺，黑在肾，黄在脾，青在肝。黄色不可名者，病在胸中。

诊目病，赤脉从上下者，太阳病也；从下上者，阳明病也；从外入内者，少阳病也。

诊寒热瘰疬，目中有赤脉，从上下至瞳子，见一脉，一岁死；见一脉半，一岁半死；见二脉，二岁死；见二脉半，二岁半死；见三脉，三岁死。

诊牙齿痛，按其阳明之脉来太过者，独热在右，右热；热在左，左热；热在上，上热；热在下，下热。

诊血者，脉多赤多热，多青多痛，多黑多黄，多痹多赤，多黑多青，皆见者，寒热身痛，面色微黄，齿垢，黄爪甲上，黄疸也。安卧少黄赤，脉小而涩者，不嗜食。

【点评】此节内容引自《备急千金要方》卷二十八《扁鹊华佗察声色要诀第十》。本节末从"目赤色者……不嗜食"五段文字为张氏所论。

诊百病死生诀第七

诊伤寒热盛，脉浮大者，生；沉小者，死。

伤寒已得汗，脉沉小者，生；浮大者，死。

温病三四日已下，不得汗，脉大疾者，生；脉细小难得者，死不治。

温病穰穰大热，其脉细小者，死。《千金》穰穰作时①行

温病下利，腹中痛甚者，死不治。

温病汗不出，出不至足者，死。厥逆汗出，脉坚强急者，生；虚缓者，死。

温病二三日，身体热，腹满，头痛，食如故，脉直而疾者，八日死；四五日，头痛腹痛而吐，脉来细强，十二日死；八九日，头不疼，身不痛，目不变，色不变而反利，脉来喋喋，按之不弹手，时时心下坚，十七日死。

热病七八日，脉不软—作喘、不散—作数者，当有喑，喑后三日，温汗不出者，死。

热病七八日，其脉微细，小便不利，加暴口燥，脉代，舌焦干黑者，死。

热病未得汗，脉盛躁疾，得汗者，生；不得汗者，难瘥。

热病已得汗，脉静安者，生；脉躁者，难治。

热病已得汗，大热不去者，亦死。

热病已得汗，热未去，脉微躁者，慎不得刺治。

热病发热，热甚者，其脉阴阳皆竭，慎勿刺，不汗出，必下利。

诊人被风，不仁，痿躄，其脉虚者，生；坚急疾者，死。

诊癫病，虚则可治，实则死。

诊癫病，脉实坚者，生；脉沉细者，死。

又癫疾，脉得大滑者，久而自已，其脉沉小急实，不可疗；小坚急者，亦不可疗也。

诊头痛目痛，久视无所见者，死。

---

① 时：原作"特"，据日正德本、千顷堂本改。

诊人心腹积聚，其脉坚强急者，生；虚弱者，死。又实强者，生；沉者，死。其脉大，腹大胀，四肢逆冷，其人脉形长者，死；腹胀满，便血，脉大时绝，极下血，小疾者，死。

肠澼便血，身热则死，寒则生。

肠澼下白沫，脉沉则生，浮则死。

肠澼下脓血，脉悬绝则死，滑大则生。

肠澼之属，身热，脉不悬绝，滑大者，生；悬涩者，死。以脏期之。

肠澼下脓血，脉沉小留连者，生；数疾且大，有热者死。

肠澼筋挛，其脉小细安静者，生；浮大紧者，死。

洞泄食不化，不得留，下脓血，脉微小者，生，紧急者，死。

泄注，脉缓时小结者，生；浮大数者，死。

蜃①蚀阴注，其脉虚小者，生；紧急者，死。

咳嗽，脉沉紧者，死；浮直者、浮软者，生；小沉伏匿者，死。

咳嗽羸瘦，脉形坚大者，死。

咳，脱形发热，脉小坚急者，死；肌瘦下脱，形热不去者，死。

咳而呕，腹胀且泄，其脉弦急欲绝者，死。

吐血、衄血，脉滑小弱者，生；实大者，死。

汗若衄，其脉小滑者，生；大躁者，死。

吐血脉紧强者，死；滑者，生。

吐血而咳，上气，其脉数有热，不得卧者，死。

上气脉数者，死，谓损形故也。

上气喘息低昂，其脉滑，手足温者，生；脉涩，四肢寒者，必死。

上气面浮肿，肩息，其脉大，不可治，加利必死。

上气注液②，其脉虚宁伏匿者，生；坚强者，死。

---

① 蜃：原作"蚕"，据日正德本、千顷堂本改。

② 注液：即水泄。

寒气上攻，脉实而顺滑者，生；实而逆涩者，死。《太素》云：寒气在上，脉满实何如？曰：实而滑则生，实而逆则死矣。其形尽满何如？曰：举形尽满者，脉急大坚，尺满而不应。知是者，顺则生，逆则死。何谓顺则生，逆则死？所谓顺者，手足温也；逆者，手足寒也。

病痹，脉实大，病久可治；脉弦小坚急，病久不可治。

消渴，脉数大者，生；细小浮短者，死。

消渴，脉沉小者，生；实坚大者，死。

水病，脉洪大者，可治；微细，不可治。

水病胀闭，其脉浮大软者，生；沉细虚小者，死。

水病腹大如鼓，脉实者，生；虚者，死。

卒中恶咯血数升，脉沉数细者，死；浮大疾快者，生。

卒中恶腹大，四肢满，脉大而缓者，生；紧大而浮者，死；紧细而微，亦生。

疮，腰脊强急，瘛疭，皆不可治。

寒热瘛疭，其脉代绝者，死。

金疮血出太多，其脉虚细者，生；数实大者，死。

金疮出血，脉沉小者，生；浮大者，死。

砍疮出血一二升，脉来大，二十日死。

砍刺俱有病，多少血出不自止者，其脉来大者，七日死，滑细者生。

从头①顿仆，内有血，腹胀满，其脉坚强者，生；小弱者，死。

人为百药所中伤，脉涩而疾者，生；微细者，死；洪大而迟者，生《千金》迟作速。

人病甚而脉不调者，难治；脉洪大者，易瘥。

人内外俱虚，身体冷而汗出，微呕而烦扰，手足厥逆，体不得安静者，死；脉实满，手足寒，头热，春秋生，冬夏必死矣。

---

① 头：《脉经·诊百病死生诀》作"高"。

老人脉微，阳羸阴强①者生；脉大而息②者死；阴弱阳强，脉至而代，期月而死。

尺脉涩而坚，为血实气虚也。其发病，腹痛逆满，气上行。此为妇人胞中绝伤，有恶血久成结瘕，得病以冬时，黍当③赤而死。

尺脉细而微者，血气俱不足；细而来有力者，是谷气不充；病得节辄动，枣叶生而死。此病秋时得之。

左手寸口，脉偏动，乍大乍小不齐，从寸至关，关至尺，三部之位，其脉动各异不同，其人病仲夏得之，此脉桃花落而死。

右手寸口，脉偏沉伏，乍小乍大，朝浮大而暮沉伏。浮大即太过，上出鱼际；沉伏即下，不至关中，往来无常，时复来者，榆叶枯落而死。

右手尺部脉，三十动一止，有须臾还，二十动止，乍动乍疏，连连相因，因不与息数相应，其人虽食谷，犹不愈，蘩草④生而死。

右手尺部脉，四十动而一止，止而复来，来逆如循张弓弦，绉绉然，如两人共引一索，至立冬死。

【点评】此节内容引自《备急千金要方》卷二十八《诊百病死生要诀》和《脉经·诊百病死生要诀》。

病机

诸风掉眩，皆属于肝。甲乙木也，木郁达之。

诸寒收引，皆属于肾。壬癸水也，水郁泄之。

诸气膹郁，皆属于肺。庚辛金也，金郁折之。

诸湿肿满，皆属于脾。戊己土也，土郁夺之。

---

① 阳羸阴强：寸脉弱而尺脉有力。
② 息：原作"加"，据日正德本、千顷堂本改。
③ 当：《脉经·诊百病死生诀》作"稼"。
④ 蘩草：即白蒿。

诸痛痒疮疡，皆属于心。丙丁火也，火郁发之。

诸热瞀瘛，皆属于火。

诸厥固泄，皆属下。下谓下焦肝肾气也。夫守司于下，肾之气也。门户束要，肝之气也。故厥、固、泄，皆属下也。厥，谓气逆也。固，谓禁固也。满气逆上行，反谓固不禁。出入无度，燥湿不恒，皆由下焦主守也①。

诸痿喘呕，皆属于上。上谓上焦心肺气也。炎热薄烁②，心之气也。承热分化③，肺之气也。热郁化上，故病属上焦④。

诸禁鼓栗，如丧神守，皆属于火。热之内作。

诸痉⑤项强，皆属于湿。太阳伤湿。

诸逆冲上，皆属于火。炎上之性用也。

诸胀腹大，皆属于热。热郁于内，肺胀于上⑥。

诸躁狂越，皆属于火。热盛于胃及四末也。

诸暴强直，皆属于风。阳内郁而阴行于外。

诸病有声，鼓之如鼓，皆属于热。

诸热⑦胕肿，疼酸惊骇，皆属于火。

诸转反戾，水液浑浊，皆属于热。反戾，筋转也。水液，小便也。

诸病水液，澄彻清冷，皆属于寒。上下所出及吐出、溺出也。

诸呕吐酸，暴注下迫，皆属于热。

故《大要》曰：谨守病机，各司其属。有者求之，无者求之。盛者责之，虚者责之。必先五胜，疏其血气，令其调达而致和平，此之谓也。五胜，谓五行更胜也。

---

① 下谓下焦……皆由下焦主守也：疑为注释衍文。

② 薄烁：热势炽盛。

③ 分化：统一的事物变为分裂的事物。

④ 上谓上焦……故病属上焦：疑为注释衍文。

⑤ 痉：原作"颈"，据《素问·至真要大论》改。

⑥ 于上：原作"所生"，据《医学大成》本改。

⑦ 热：《素问·至真要大论》作"病"。

【点评】本节系摘选《内经》要旨与王冰注归纳而成。

标本运气歌

少阳从本为相火，太阴从本湿上坐；
厥阴从中火是家，阳明从中湿是我；
太阳少阴标本从，阴阳二气相包裹；
风从火断汗之宜，燥与湿兼下之可。
万病能将火湿分，彻开轩岐无缝锁。

辨十二经水火分治法

胆与三焦寻火治，肝和包络都无异；
脾肺常将湿处求，胃与大肠同湿治；
恶寒表热小膀温，恶热表寒心肾炽。
十二经，最端的，四经属火四经湿，
四经有热有寒时，攻里解表细消息。
湿同寒，火同热，寒热到头无两说。
六分分来半分寒，寒热中停真浪舌。
休治风，休治燥，治得火时风燥了。
当解表时莫攻里，当攻里时莫解表，
表里如或两可攻，后先内外分多少。
敢谢轩岐万世恩，争奈醯鸡①笑天小。

　　【点评】本节系张氏对运气学说标本中气理论的高度概括与精辟阐释。尤其是他提出标本中气从火从湿论点，乃发前人所未发。

――――――――――

① 醯鸡：蠛蠓，昆虫的一种。

治病

不读本草，焉知药性。
专泥药性，决不识病。
假饶识病，未必得法。
识病得法，工中之甲。

六陈

药有六味，陈久为良。
狼茱半橘，枳实麻黄。

十八反

本草名言十八反，半蒌贝蔹及攻乌，
藻戟遂芫俱战草，诸参辛芍叛藜芦。

运气歌

病如不是当年气，看与何年运气同。
只向某年求治法，方知都在《至真》中。

五不及

坎一丁三土五中，一七癸九是灾宫，
胜复都来十一位，谁知脏腑与宫同。

断病人生死

《灵枢经》云：人有两死，而无两生。阳气前绝，阴气后竭，其人死，身色必青；阴气前绝，阳气后竭，其人死，身色必赤。故阳竭则身青而冷，阴竭则身赤而温。

【点评】以上6篇内容系张氏为课徒启蒙而撰著，其来源或摘自《内经》，或录自他书，或授于前人流传，或自己编辑。据考证，至今流行的十八反歌，当以《丹溪治法心要》所载之"十八反"为滥觞。

四因

夫病生之类，其有四焉：一者，始因气动而内有所成；二者，始因气动而外有所成；三者，不因气动而病生于内；四者，不因气动而病生于外。

因气动而内成者，谓积聚、癥瘕、瘤气、瘿气、结核、癫痫之类是也。

不因气动而病生于内者，谓流饮、澼食、饥饱、劳损、宿食、霍乱、悲恐、喜怒、思慕、忧结之类。不因气动而病生于外者，谓瘴气、贼魅、虫蛇、蛊毒、蜚食、鬼击、冲薄、坠堕、风寒、暑湿、斫射、刺割、挞朴之类也。

如此四类，有独治内而愈者，有兼治内而愈者；有独治外而愈者；有兼治外而愈者；有先治内后治外而愈者，有先治外后治内而愈者；有须解毒而攻击者，有须无毒而调引者。凡此之类，方法所施，或重或轻，或缓或急，或收或散，或润或燥，或软或坚。方士之用，见解不同，各擅己心，好丹非素，故复问之。

【点评】此节内容与卷十《撮要图》重复。

五苦六辛

五苦六辛，从来无解，盖史家阙其疑也。一日，麻征君以此质疑于张先生。先生亦无所应。行十五里，忽然有所悟，欣然回告于麻征君。以为五苦者，五脏为里属阴，宜用苦剂，谓酸①苦涌泄为阴；六辛者，六腑为表属阳，宜用辛剂，谓辛甘发散为阳。此其义也。征君大服其识鉴深远，凿昔人不传之妙。故曰知其要者，一言而终；不知其要者，流散无穷。

【点评】此节与卷二"攻里发表寒热殊涂笺十二"所载内容相同。

———————

① 酸：原脱，据《素问·阴阳应象大论》补。

卷十五 神效名方

疮疡痈肿第一

治蝼蛄疮

良姜　白及　沥青①以上各等分

上为细末，嚼，芝麻、水同熬为膏，入冷水共定，用绯绢片、火熨斗作膏药，贴疮上。

又方

千年石灰　茜根烧灰

上为细末，用水调，鸡翎涂上。

水沉金丝膏　贴一切恶疮。

沥青　白胶以上各一两　春秋宜用油，夏宜油蜡二钱半，冬宜用油蜡四钱

上件熔开油蜡，下沥青、白胶，用槐枝搅匀，绵子滤过，入冷水中，扯一千余遍。如疮透了，吃数丸，作剂于疮口填者，亦妙。摊纸上贴。勿令火炙。

乳香散　治下疳。

乳香　没药　轻粉　黄丹　龙骨　乌鱼骨　黄连　黄芩　铜绿以上各等分　麝香少许

上为细末，先以温浆水洗过，贴疳疮上。

治蛇伤方

上用蒲公英棵根，作埿②，贴于伤处，用白面膏药贴之。

---

① 沥青：中药松香之别称。
② 埿：古同"泥"。污泥(状)。

紫金丹　治疗疮。

白矾四两　黄丹二两

上用银石器，内熔矾作汁，下丹，使银钗子搅之，令紫色，成也。用文武火，无令太过不及。如有疮，先以周围挑破，上药，用唾津涂上数度，着无令疮干。其疮溃动，取疗出也，兼疮颜色红赤为效。如药未成就，再杵碎，炒令紫色。

治疗疮

生蜜与隔年葱，一处研成膏。

上先将疮周回用竹针刺破，然后用疮药于疮上摊之，用绯绢盖覆。如人行二十里觉疗出，然后以热醋汤洗之。

千金托里散　治一切发背疗疮。

连翘一两二钱　黄芪一两半　厚朴二两　川芎一①两　防风一①两　桔梗一②两　白芷一两　芍药一两　官桂一两　木香三钱　乳香三钱半　当归半两　没药三钱　甘草一两　人参半两

上为细末，每服三钱。用酒一碗，盛煎三沸，和滓温服，膏子贴之。

二圣散　治诸疮肿。

黄丹二两　白矾二两，飞

上为细末，每服干掺疮口上③，后用保生锭子，捏作饼子贴之。

保生锭子

巴豆四十九个，另研，文武火烧热　金脚信二钱　雄黄三钱　轻粉半匣　硇砂二钱　麝香二钱

上件为末，用黄蜡一两半化开，将药和成锭子，冷水浸，少时取出，旋捏作饼子，如钱眼大。将疮头拨破，每用贴一饼子，次用神圣膏药封贴，然后服托里散。若疮气透里，危者服破棺散，用神圣膏贴之。

---

①② 一：原作"二"，据日正德本、千顷堂本改。

③ 干掺疮口上：将干燥的药物洒到有渗出液的疮口上以去湿。

神圣膏药 贴治一切恶疮。

当归半两　没药三钱　白及二钱半　乳香三钱　藁本半两　琥珀二钱半　黄丹四两　木鳖子五个，去皮　胆矾一钱　粉霜一钱　黄蜡二两　白胶三两　巴豆二十五个，去皮　槐柳枝一百二十条，各长一把　清油一斤

上件一处，先将槐柳枝下油内，煮焦取出，次后下其余药物，煮得极焦，亦捞出。却将油澄清，再熬成膏子。用绯绢上摊贴之。

破棺丹

大黄一两半　甘草二两　荆三棱一两半　山栀子二两半　牵牛末二两

上为细末，炼蜜为丸，如弹子大。每服半丸。食后，酒半盏，研化服之。忌冷水。

三圣散 治臁疮、疔疮、搭手背疽等疮。

葱白一斤　马齿苋一斤　石灰一斤

上三味，湿捣为团，阴干，为细末，贴疮。如有死肉者，宜先用溃死肉药。

溃死肉药方

炊饭尖半两，各三等，一等半两，入巴豆二个；一等半两，入巴豆三个；一等半两，入巴豆五个，各捻作白锭子。

上先用二巴豆纳疮；如不溃，再用纳三巴豆；又不溃，用五巴豆者，更用丹砂炒红色，掺疮口，追出清水，其恶肉未尽至，追出赤水，是恶肉尽。更用三圣散贴之，用膏药敷之。

治臁疮久不愈者

用川乌头、黄柏各等分为末，用唾津调涂纸上贴之，大有效矣。

治一切恶疮方

以天茄叶贴之。或为细末贴之，亦妙。

又方　用腊月人中白烧灰，油调，涂疮疥上。

又方　以瓦松不拘①多少，阴干为末，先用槐枝葱白汤洗之过，

---

① 拘：原作"以"，据日正德本、千顷堂本改。

掺之，立效。灸疮久不敛者，更妙。

又方　以蒲公英捣之，贴一切恶疮诸刺。

替针丸　治一切恶疮。

川乌二钱　草乌二钱　五灵脂二钱　轻粉一分　粉霜一分

又方　加斑蝥二十个，去足翅用　巴豆二十个，去皮用

上将三件为末，研令匀，次入轻粉、粉霜研匀，又入斑蝥、巴豆，以水调糊为锭子。如作散，是谓针头散。

悬蒌散　治发背①恶疮。

悬蒌一个　大黄一两　金银花一两　当归半两　皂角刺一两

上剉碎，用酒一碗，煎至七分。去滓温服。如有头者，加黍粘子。

治附骨痈及一切恶疮

当归半两　甘草一两　山栀子十二个　木鳖子一个

上为细末，每服三五钱，冷酒调服之。

治诸恶疮

白僵蚕直者　大黄二味各等分

上为细末，生姜自然汁与蜜同和为剂，丸如弹子大。每服一丸，细嚼。

治恶疮死肉锭子

巴豆一钱，去皮油　五灵脂半两　黄丹二钱，飞　加枯白矾一钱

上为细末，以糊和丸。锭子入疮内用之。

当归活血散　治疮疡未发出，内痛不可忍，及妇人产前后腹痛。

当归二钱　没药一钱半　乳香半钱　白芍药三钱

疮疡者，加人参、木香。妇人加赤芍药。

上为细末，每服一钱。水一中盏，煎至七分，和滓温服，日二服。妇人酒煎，疮既发，不须用。

---

①　发背：指有头疽出于脊背者。

熏恶疮方

紫花地丁<small>一名米布袋收</small>

上取根晒干，用四个半头砖垒成炉子，烧着地丁，用络垤^①砖一枚盖了，使令砖眼内烟出，熏恶疮，出黄水自愈。

治蛇疮

用蒲公英棵根作塎。贴于伤处，用白膏药封之。

接骨散　并治恶疮。

金头蜈蚣<small>一个</small>　金色自然铜<small>半两，烧红，醋淬，研为细末用之</small>乳香二钱，为细末用之　铜钱<small>重半两者取三文或五文，烧红，醋焠研细</small>　金丝水蛭<small>一钱半，每个作三截，瓦上煿去气道为度</small>　没药<small>三钱，研细</small>

上为细末，如疮肿处，津调半钱，涂，立止痛。如见得出脓，先用粗药末少许，小油^②少半匙，同打匀，再入少半匙，再打匀。又入前药接骨散半钱，再都用银钗子打成膏子，用鸡翎扫在疮肿处，立止痛。天明一宿自破，便效。如打折骨头并损伤，可用前项接骨散半钱，加马兜铃末半钱，同好酒一大盏，热调，连滓温服。如骨折损，立接定不疼。如不折了，吃了药，立便止住疼痛。此方屡经效验，不可具述。服药觑可以食前服，食后服。又外用接骨药。

陈烂麻根<small>两把</small>　羊耳朵<small>一对</small>　乱丝<small>一握，多者更妙</small>

上取肥松节劈碎，约量多少，先放三两根于新瓦上，都于上外三味，在上烧着存性，就研为末。如生，再烧研为度。后入五灵脂半两。如疼，入好乳香少许，和药如茶褐色为度。用布条子约缠一遭，先摊小黄米粥匀，上撒药末匀，缠定折处，上又用软帛三五重，上又竹算子缠，勒得紧慢得中。初，三日换上一次，再后，五日换一次，又七日再换上一次，无有不接者。

赤龙散　消散一切肿毒。

野葡桃根红者去粗皮为末，新水调涂肿上，频扫新水。

---

① 垤(diē 跌)：蚂蚁做窝时堆在穴口的小土堆。

② 小油：即芝麻油。

便痈方本名血疝

牡蛎　大黄　甘草以上各半两　悬蒌一个

上酒浸，露一宿，服之，以利为度。

又方　冬葵子为末，酒调下三两服。

又方　皂角不蛀者，烧过，阴干为末，酒调服，立效。皂角子七个，水调服之，亦效。

又方　胡桃七个，烧过阴干，研为末，酒调服之，不过三服。

又方　生蜜，米粉调服，休吃饭，利小便为度。

治疮无头者

蛇蜕皮于肿处贴之。

又方　皂角刺，烧灰阴干。

上为末，每服三钱，酒调，嚼葵菜子三五个，前药送下，大效。

生肌敛疮药

白蔹　定粉各等分　黄丹少许

上同为细末。洗净疮口，干贴之。

治诸疮水度肿者

生白矾末，水调涂之，自消。

接骨药

铜钱半两，醋浸淬，焦烧，研为末　木香一钱　自然铜一钱　麝香少许

上为极细末。如在上，食后每服三匙头，嚼丁香一枚，乳香一粒，无灰酒一小盏；在下，食前①。如不折，其药反出。服罢，其痛不可当，勿疑。待一日，如骨未接，再服如前。老者十余日，少者不过五七日。

万圣神应丹　出箭头。

莨菪科一名天仙子，取着中一科，根、本、枝、叶、花、实全者佳

上于端午日前一日，持不语，寻见莨菪科，言道：先生你却在这

---

①　在下，食前：如果病变部位在下，食前服药。

里。那道罢，用柴灰自东南为头围了，用木椑子撅取了根周回土。次日端午，日未出时，依前持不语，用镤口一镤，取出土，用净水洗了，不令鸡、犬、妇人见，于净室中以石臼捣为泥。丸如弹子大，黄丹为衣，以纸袋封了，悬于高处阴干。如有人着箭不能出者，用绯绢盛此药讫，放脐中，用绵裹肚系了，先用象牙末于疮口上贴之，后用前药。如疮口生合，用刀子利开贴之。

治冻疮

腊月雀脑子。烧灰研细。小油调，涂冻疮口上。

又方 以正黄柏为细末，用乳汁调，涂疮口上。

又方 以山药少许，生，于新瓦上磨为塈，涂疮口上。

治手足裂

白及，不以多少，为末水调，涂裂处。

治面上疮

用鏊①子底黑煤，于小油中，以匙打成膏子，摊在纸上，疮上贴之。

治金疮血不止

用白薇末贴之，立止。

善应膏药

黄丹二斤 南乳香另研 没药另研 当归 木鳖子生用 白蔹生用 白矾生用 官桂三寸 杏仁生 白芷以上各一两 新柳枝各长一寸

上除黄丹、乳、没等外，八件用芝麻油五斤，浸一宿，用铁锅内煎，令黄色。药不用，次入黄丹锅内，柳条搅令黄色，方可掇下。用柳枝搅出大烟，入乳、没匀，令冷，倾在磁盆内，候药硬，用刀子切作块，油纸封裹。

接骨丹

五灵脂一两 茴香一钱

---

① 鏊(ào 傲)：烙饼器。铁制，平圆，中心稍凸，下有三足。

上二味为细末，另研乳香为细末，于极痛处掺上，用小黄米粥涂了，后用二味药末掺于上，再用帛子裹了，用木片子缠了。少壮人二日效，老者五六日效。

治癣如圣丸

黄柏　黄芩　黄连　防风_{以上各半两}　白僵蚕_{一两}　全蝎_{三分}　轻粉_{半钱}

上为细末，羊蹄根汁浸，蒸饼为丸如梧桐子大。每服二三十丸，嚼羊蹄根汁送下。随病人上下，分食前后①。又羊蹄汁涂癣。

治小儿癣杂疮

白胶香　黄柏　轻粉

上为细末。羊骨髓调涂癣上。

治瘰疬方

斑蝥_{去头翅足}　赤小豆　白僵蚕　苦丁香　白丁香　磨刀泥

上各等分为细末，十岁以上服一钱；二十岁以上服二钱。五更用新汲水一盏调下，比至辰时见效。女人小便见赤白色三两次，男子于大便中见赤色白色为效。当日服白黏粥，不得吃别物，大忌油腻。患三四年者，只一服；七八年者，再一服。

玉饼子　治瘰疬，一切恶疮、软疖。

上用白胶一两，磁器内熔开，去滓，再于熔开后，以蓖麻子六十四个，作泥，入胶内搅匀，入小油半匙头，柱点水中，试硬软添减胶油。如得所②，量疮大小，以绯帛摊膏药贴之。一膏药，可治三五疖。

又方　治瘰疬。

小龙_{肚肠一条，炮干}　鳖壳裙襕_炮　川楝子_{五个}　牡蛎　大黄　牛蒡子_{烧存性}　皂角子_{五十个}

上为细末，蒸饼为丸如绿豆大。每服十五丸，食后艾汤下，日三服。

---

① 随病人上下，分食前后：根据病人病变部位的上下，决定饭前或饭后服药。

② 如得所：如果膏药的软硬恰到好处。

又方　将腊月猫粪，用新瓦两个合在内，外用盐泥固济①，烧成灰，以小油调，涂疮口上。

又方　取小左盘龙，不以多少为末，陈米饭搜和得所，丸如梧桐子大。每服三五十丸，却用陈米汤送下。

治眉炼头疮

小麦不以多少，烧令黑色存性，为末。以小油调，涂疮上。

治小儿秃疮

羊粪熬汤，洗去痂，用屋悬燥②，炒罗为末。以小油涂疮上。

圣灵丹　治打扑肕损，痛不可忍者。

乳香三钱，另研　乌梅五个，去核，细切，焙干，为末　白苣苣子二两八钱，炒黄，捣为末　白米一捻，另研细末

上再入乳钵内，研数百下，炼蜜为丸，如粟大。细嚼，热汤下。病在上，食后；在下，食前。

出靥方

上用荞麦秸一担，不烂者烧灰存性。入石灰半斤，同灰一齐过，令火灭，然后以热水淋灰窝。淋下灰水，用铁器内煮，以撩起搅成膏子，于靥上点，自出。或先以草茎刺破亦可。

又方　桑柴灰、石灰，淋汁熬成膏。草茎刺破，点，以新水沃之。忌油腻等物。

烧烫③火方

多年庙上蚓④，与走兽为末，小油调，涂烧烫火疮，立效。

又方　生地黄汁，入小油、蜡，同熬成膏，磁器内盛，用鸡翎扫烫处。

又方　培⑤上青苔，烧灰。小油调，涂烧烫处。

---

①　固济：黏合在一起。
②　燥：原作"煤"，据日正德本、千顷堂本改。
③　烫：原作"汤"，据《医学大成》本改。
④　蚓：虫名，即马陆。
⑤　培：垒土。引申为屋后墙。

治烧烫方

生地黄，旋取新者烂捣，取自然汁，入小油、黄蜡少许，银石器中熬成膏子。用鸡翎扫疮上。

又方　血余灰，用腊猪脂调涂。

又方　寒水石，烧过为细末，水调涂之。

枯瘤方

砒　硇砂　黄丹　雄黄　粉霜　轻粉以上各一钱　斑蝥二十个，生用　朱砂一钱　乳香三钱　没药一钱

同研为末，粥糊为丸，捏作棋子样，爆干。先灸破瘤顶，三炷为则，上以疮药饼盖上，用黄柏末以水调贴之。数日，自然干枯落下。

又方　以铜绿为末，草刺破瘤，掺在上，以膏药涂之。

治头面生瘤子

用蛛丝勒瘤子根。三二日自然退落。

乳香散　贴杖疮肿痛。

大黄　黄连　黄柏　黄芩以上各三钱　乳香另研　没药另研，以上各一钱　脑子少许

上四味为末，后入三味，冷水调匀，摊于绯绢上，贴杖疮上。

治疳疮

马明退烧灰，三钱　轻粉少许　乳香少许

上研为细末，先以温浆水洗净，干掺之。

治疳疮久不愈者

海浮石烧红，醋淬数次　金银花

上海石二停，金银花一停，同为细末。每服二钱半，如签茶一般，日用二服。疮在上，食后；在下，食前服。如病一年，服药半年则愈。

泻肺汤　治肺痈喘急，坐卧不安。

桑白皮剉烧　甜葶苈隔纸焙，各一两

上二味为粗末，每服三钱。水一盏，煎至六分，去滓，食后温服。以利为度。

桔梗汤 治肺痈吐脓。

桔梗_{剉炒，一两半} 甘草_{炙，剉，半两}

上为粗末。每服六七钱，水二盏，煎至半盏，去滓，空心服。须臾吐脓，立愈。

黄柏散 治鹏窠徼腰^①等疮。

黄柏 白及 白蔹_{各等分} 黄丹_{少许}

上为细末，凉水调涂。

口齿咽喉第二

地龙散 治牙痛。

地龙_{去土} 玄胡索 荜茇_{各等分}

上为细末，每用一字。用绵子裹，随左右痛，于耳内塞之，大效。

牙宣药

荜茇 胡椒 良姜 乳香_{另研} 麝香 细辛 青盐 雄黄_{以上各等分}

上为细末，先以温浆水刷净，后用药末于痛处擦，追出顽涎，休吐了，漱数十次，痛立止。忌油腻一二日。

仙人散 刷牙

地骨皮_{二两，酒浸二②宿} 青盐_{一两} 黍粘子_{一两半，炒} 细辛_{一两，酒浸}

上为细末，入麝香少许，每用一字，临卧擦牙，茶酒嗽，良久吐出。

又方

石膏 细辛 柳椹_{各等分}

上为末。擦之。

---

① 鹏窠徼(jiào 叫)腰：古代病证名，指局限于腰部类似鸟窠(窝)状的疮，相当于西医学的蜂窝组织炎。

② 二：原作"一"，据日正德本、千顷堂本改。

治牙疳

米二停　盐一停　盆碱　麝香少许　白矾

上相合，水拌匀，纸包裹，烧黑焦为末，贴疮上立愈。

治牙痛

口噙冰水一口，用大黄末纸捻，随左右痛处，鼻内嗜之，立止。

又方

韶粉二钱　好朱砂一钱

上为末，每用少许，擦痛处。

又方

好红豆二钱　花碱少许

上为末，随牙痛处，左右鼻内嗜之。

又方

华细辛去苗　白茯苓去皮　川升麻　荜茇　青盐　明石膏　川芎
不蛀皂角去皮弦，酥炙黄色，以上各等分

上为细末，早晚刷牙，温水漱之，牙痛处更上少许。

又方　以巴豆去皮，用针刺于灯焰上，炙令烟出，熏牙痛处，熏三五上。

又方

高良姜一块　全蝎一只

上为细末，先用酸浆水漱牙，次用药末擦之，流下涎水即愈。

又方　治牙疼。花椒研，填牙坑，痛立止。

又方　枯白矾热水漱之。

治走马咽痹

上用巴豆去皮，以绵子微裹，随左右塞于鼻中，立透。如左右俱有者，用二枚。

又方　用生白矾研细，涂于绵针上，按于喉中立破。绵针，以榆条上用绵缠作枣大是也。

又一法　如左右喉痹，于顶上分左右头发，用手挽拔之，剥然有声立效。此法年幼时常见郑六嫂救人甚多，不得其诀，近与子正话及，方得其传。

又一法　以马勃吹咽喉中，立止。

治喉痹

大黄　朴硝　白僵蚕

上件同为细末，水煎，量虚实用，以利为度。

口疮方

白矾<small>一两，飞至半两</small>　黄丹<small>一两，炒红色放下，再炒紫色为度</small>

上二味为细末，掺疮上立愈。

目疾证第三

治倒睫拳毛

将穿山甲以竹箅子刮去肉，用羊腰窝脂去皮膜，仍将穿山甲于炭上炙令黄色，用脂擦去山甲土，如此数遍，令酥为末，随左右眼噙水，鼻内嗜一字，一月余见效。

又方

木鳖子<small>三个，干炒</small>　木贼<small>一百二十节</small>　地龙<small>二条，去土</small>　赤龙爪<small>一百二十个，则勾刺针也</small>

上为细末，摘去倒睫，每日以纸捻蘸药嗜之，一日三五次。

又方

穿山甲<small>炮</small>　地龙<small>去皮</small>　蝉壳　五倍子<small>各等分</small>

上为细末，如用药时，先将拳毛摘尽，后用药一字，随左右鼻内嗜之。次日目下如线样微肿是验也。

贴赤眼

取青泥中蛆，淘净晒干为末。赤眼上干贴之，甚妙。

贴赤瞎

炉甘石<small>二两</small>　密陀僧<small>一两</small>　黄连　朴硝

上方，先将黄连用水熬成汁，入童子小便，再同熬，后下硝，又熬少时，用火煅炉甘石红，黄连汁内淬七次，与密陀僧末同为末。临卧贴之。

贴赤眼

铜绿　轻粉　牙硝　脑子少许　麝香

上为细末，干贴之。

截赤眼方

黄连　绿矾　杏子　甘草　铜绿各等分

上为粗末，水煎洗，甚效。

碧霞丹　治赤眼暴发，并治赤瞎。

铜绿　白土　芒硝

上件各分为末，丸如皂子大。每用白汤研化一丸，洗之，立效。

汾州郭助教家神圣眼药

蕤仁一两　金精石二两　银精石二两　炉甘石四两，烧　赤石脂一两　滑石二两　密陀僧二两　高良姜三两　秦皮一两　黄丹一两，飞过　铜绿三钱　硇砂三钱　硼砂一钱半　乳香三钱　盆硝少用　青盐　脑子　麝香以上并少用之

上用东流水三升，先入蕤仁，次下余味等，白沙蜜一斤，熬至二升，以线绢细滤过澄清，入前药搅之，匀点，大效。

视星膏

白沙蜜一斤，拣去蜜滓，可秤十四两　密陀僧一两，金色者，研极细，水淘可得六七钱　新柳算子四两，去皮心，半干半炒

上用腊雪水五升，与蜜溶调入药，与柳算子同贮于磁瓶中，以柳木塞瓶口，油绢封勒①，于黑豆锅中熬。从朝至暮，仍用柳棒阁瓶，防倾侧。用文武火另添一锅，豆水滚下，旋于另锅中取水添之，熬成，用重绵滤净，却入瓶中，用井水浸三两日，埋在雪中更妙。频点为上。

复明膏　治外障。

白丁香腊月收者尤佳，水飞，称八钱　拣黄连一两　防风去芦，剉一指许，一两　新柳枝方一寸者，三片

---

① 封勒：将口封紧。

上好四味，用新水一升半，雪水更妙，春秋两三时，冬月一宿，以银石器内，熬至六分，滤去滓，另用蜜一斤，密陀僧研极细末三字，入蜜搅匀另熬，以无漆匙撩点，下蜜中急搅，候沸汤定，一人搅蜜，一人旋又搅药汁，都下在内搅匀，再熬三两沸，色稍变，用新绵三两，重滤去滓，盛器内。点眼如常。本方每药半合，用片脑一麦粒大，不用亦可。

锭子眼药

黄丹一两，飞　黄柏半两，去皮　黄连半两，去须　枯白矾半两　炉甘石半两，用黄连制　铜绿半两　硇砂三钱　川乌三钱，炮　干姜二钱　蝎梢一钱　信半钱，火烧　乳香少许　没药少许

上为细末，入豆粉四两，浇蜜和就，如大麦许锭子。于眼大眦头，待药化泪出为效。

治冷泪目昏

密蒙花　甘菊花　杜蒺藜　石决明　木贼去节　白芍药

上件各等分为细末，茶清调下一钱，服半月后，加至二钱。

又方　干姜肥者为末，每用一字，浸①汤点洗。

又方　贝母一枚，腻白者，胡椒七粒，为末点之。

单治目昏

荆芥穗　地骨皮　楮实以上各等分

上为细末，炼蜜为丸桐子大。每服二十丸，米饮汤下。

治一切目昏

川椒一斤，微炒，捣取椒红约取四两　甘菊花四两，末之　生地黄一斤，取新者，杵作泥，极烂

上将地黄泥与前药末同和作饼子，透风处阴干，再为末，以蜜为丸如梧桐子大。每服三十丸，食后茶清送下。

洗眼黄连散

当归　赤芍药　黄连　黄柏各等分

---

① 浸：原作“洗”，据日正德本、千顷堂本改。

上细剉，以雪水或甜水，浓煎汁热洗，能治一切风毒赤目。

诸物入眼中

好墨清水研，倾入眼中，良久即出。

点攀睛①瘀肉

黄丹一两二钱，水飞过，候干　白矾一两，银器内化成汁

上将白矾于银器内化成汁，入黄丹末在内，以银匙儿搅匀。更入乳香、没药各一钱，慢火不住手搅，令枯干为粉，候冷研极细，熟绢罗过。后入鹰条一钱半，血竭二分，麝香少许，轻粉三分，粉霜二分，共研极匀如粉，再以熟绢罗过。细末点之，大有神效。

青金散

芒硝一两　螺青　没药　乳香以上各少许

上为细末。每用少许，鼻内嗜之。

治雀目

真正蛤粉，炒黄色，为细末。

上油腊就热和为丸如皂子，纳于猪腰子中，麻缠。蒸熟食之，可配米粥。

头面风疾第四

治皯䵴风刺方

苦参一斤　红芍药　冬瓜二味各四两　玄参一两

上为末，每用一字，用手洗面上。

猪蹄膏　洗面上皯药。

上用猪蹄一副，刮去黑皮，切作细片，用慢火熬如膏黏，用罗子滤过，再入锅内，用蜜半盏。

又用：白芷　黑豆去皮　瓜蒌一个　白及　白蔹　零陵香　藿香各

---

① 攀睛：病证名。症见目内眦赤脉缕缕，根生胬肉，胬肉生黄赤脂，脂横侵黑睛，渐蚀瞳神，锐眦亦然。

一两　鹅梨二个，细切

上将七味药为末，同梨入药一处，再熬，滴水不散方成。以绢滤过，临卧涂面。次日用浆水洗面。

治面风

益母草灰，面汤和，烧七遍，洗面用之。

治面黚斑点方

白附子一两　白及　白蔹　密陀僧　胡粉①　白茯苓各等分

上为细末，洗净，临卧以乳汁调一钱，涂面，但洗光净。牛乳亦可。

治头风

苦丁香　川芎　藜芦各等分

上为细末，噙水，鼻内嗜之。

芎黄汤　治头目眩运。

大黄　荆芥穗　贯芎　防风以上各等分

上为粗末，大作剂料，水煎，去滓服之。以利为度。

耳聋方

蓖麻子五十个，去皮

上与熟枣一枚，同捣，丸如枣子大，更入小儿乳汁就和。每用一丸。绵裹，纳于聋耳内，觉热为度，一日一易。如药难丸，日中曝干。

又方　口噙甘草一枚，耳中塞二块，用绵裹，立通。

脑宣方

皂角不蛀者，去皮、弦、子，蜜炙锤碎，水中揉成浓汁，熬成膏子。鼻内嗜之。口中咬箸，良久，涎出为度。

治耳底方

以枯白矾为末，填于耳中，立效。

---

① 胡粉：原脱，据日正德本、千顷堂本补。

治鼻中肉蝼蛄

赤龙爪　苦丁香以上各三十个　苦葫芦子不以多少　麝香少许

上为末，用纸捻子，点药末用之。

胶臭①方

乌鱼骨三钱　枯白矾三钱　密陀僧一钱

上为末，先浆水洗臭处，后用药末擦之。

又方　密陀僧不以多少，研细。先以浆水洗臭处，干擦。

乌头药

细针砂炒　荞面炒，以上各一盏　大麦亦同　酽醋半升，与前二味打糊

凡用，先使皂角水热洗净时，前二味糊稀稠得所，于髭鬓上涂之均匀，先用荷叶包，次用皮帽裹之。三五时辰，用温浆水洗了，却收取元针砂，其髭发净后，用黑药涂之。

黑药方

没食子　石榴皮　干荷叶另捣，以上各一两　五倍子　诃子皮　百药煎　金丝矾　绿矾另研，旋点诸药

上将七味为细末，炒熟面五六匙，入好醋打面糊，和药末再涂髭发。又用荷叶封裹，后用皮帽裹之三五时间，洗净甚黑。若更要黑光，用猪胆浆水泽洗，如鸦翎。

又方

酸石榴　五倍子　芝麻叶

上同杵碎，用绢袋盛之，于铁器内水浸，掠发自黑。

治大头病兼治喉痹方

歌曰：人间治疫有仙方，一两僵蚕二大黄，姜汁为丸如弹大，井花调蜜便清凉。

又法　以砭针刺肿处，出血立效。

---

① 胶臭：腋臭。

治时气

马牙硝　寒水石　黍粘子　鬼臼　川大黄　鬼箭草各等分脑子少许

上六味为细末。用新井花水一盏，药末一二钱，入脑子吃。外一半留用，新水得调，鸡翎扫在肿处，有风凉处坐。

解利伤寒第五

双解丸

巴豆六个，去皮油　天麻二钱半　胭脂少许

上将巴豆、天麻为末，滴水丸如秫米大，胭脂为衣。一日一丸，二日二丸，三日三丸。已外不解，先吃冷水一口，后用热水下。如人行十里，以热汤投之。

又一法　无药处可用两手指相交，紧扣脑后风府穴，向前礼百余拜，汗出自解。

又一法　适于无药处，初觉伤寒、伤食、伤酒、伤风，便服太和汤、百沸汤是。避风处先饮半碗，或以齑汁亦妙。以手揉肚，觉恍惚，更服半碗；又用手揉至恍惚，更服，以至厌饫，心无所容，探吐汗出则已。

不卧散

川芎一两半　石膏七钱半　藜芦半两，去土　甘草二钱半，生

上为细末，口噙水，鼻内各嗜之。少时，吃白汤半碗，汗出解。

川芎汤　解利一切伤寒。

川芎　藁本　苍术

上三件为细末，沸汤点三钱。须臾，觉呕逆①便解。如不解，再服。

_____

① 逆：原作"道"，据《医学大成》本改。

诸腰脚疼痛第六

皂角膏

上用醇酒二大碗，皂角一斤，去皮弦捣碎，熬至一半，沸去滓，再用前汁，入银石器熬为膏子，随痛处贴之。

治腰脚疼痛方

天麻　细辛　半夏_{以上各二两}

上用绢袋二个，各盛药三两，煮熟，交互熨痛处，汗出则愈。

牛黄白术丸　治腰脚湿。

黑牵牛　大黄_{各二两}　白术_{一两}

上为细末，滴水丸桐子大。每服三十丸，食前，生姜汤下。如要快利，加至百丸。

妇人病证第七

如圣丹　治妇人赤白带下，月经不来。

枯白矾　蛇床子_{以上各等分}

上为末，醋面糊丸，如弹子大，以胭脂为衣，绵子裹，纳于阴户。如热极再换。

诜诜①丸　疗妇人无子。

当归　熟地黄_{以上各二两}　延胡索　泽兰_{以上各一两半}　川芎　赤芍药　白薇　人参　石斛　牡丹皮_{各一两}

上为末，醋糊为丸。每服五十丸，桐子大，空心酒下。

当归散_一　治月经欲来前后，腹中痛。

当归_{以米醋微炒}　延胡索_{生用}　没药_{另研}　红花_{生用}

---

①　诜诜(shēn 深)：同莘莘，众多貌。

上为末，温酒调下二钱，服之。

治产妇横生

蓖麻子_{三十个，研烂}。

妇人顶上剃去发少许，以上药涂之。须臾，觉腹中提正，便刮去药，却于脚心涂之，自然顺生也。

治血崩

蚕砂_{不以多少}

上为末，每服三五钱，热酒调下服。

又方　贯众，去须锉碎，或用酒、醋煎三钱，煎至七分，去滓温服，一服立止。

当归散二　治血崩。

当归_{一两}　龙骨_{一两，烧赤}　香附子_{三钱，炒}　棕毛灰_{半两}

上为细末。空心，米饮调下三四钱。忌油腻、鸡、猪、鱼、兔等物。

莲壳散

干莲蓬_{烧灰存性}　棕榈皮及毛_{各烧灰，以上各半两}　香附子_{二①钱，炒}

上为细末，每服三四钱，空心，米饮汤调下服。

治妇人血枯

川大黄

上为末，醋熬成膏，就成鸡子大，作饼子。酒磨化之。

三分散　治产后虚劳，不进饮食，或大崩后。

白术　茯苓　黄芪　川芎　芍药　当归　熟干地黄_{以上各一两}　柴胡　人参_{以上各一两六钱}　黄芩　半夏_{洗，切}　甘草_{炙，以上各六钱}

上为粗末，每服一两，水一大盏，煎至半盏，去滓，温服，日二服。

治产后恶物上潮痞结，大小便不通

芒硝　蒲黄　细墨_{各等分}

---

① 二：原作"三"，据日正德本、千顷堂本改。

上为末。用童子小便半盏，水半盏，调下服。

治妇人产后虚弱，和血通经

当归一两，焙 芍药二两 香附子三两，炒

上为细末，每服一二钱，米饮调下，服之无时。

治妇人产后恶物不出，上攻心痛

赤伏龙肝灶底焦土，研细。

用酒调三五钱，泻出恶物立止。

治娠妇下痢脓血及咳嗽

白术 黄芩 当归各等分

上为末，每服三五钱，水煎，去滓，食前。加桑白皮止嗽。

百花散 治妇人产中咳嗽。

黄柏 桑白皮用蜜涂，慢火炙黄色为度，二味各等分

上为细末，每服一二钱。水一盏，入糯米二十粒，同煎至六分，以款冬花烧灰六钱，搅在药内同调，温服之。

治妇人吹奶①

以桦皮烧灰存性，热酒调下三钱，食后服之。

又方

马明退烧灰，五钱 轻粉三钱 麝香少许

上为细末。每服二钱，热酒调下服之。

又方 以皂角烧灰，蛤粉和，热酒将来调数字，下得喉咙笑呵呵。

又方 以淘米木杓上砂子七个，酒下。以吹帚枝透乳孔，甚妙。

咳嗽痰涎第八

九仙散

九尖蓖麻子叶三钱 飞过白矾二钱

---

① 吹奶：即乳痈。

上用猪肉四两，薄批，棋盘利开掺药，二味荷叶裹，文武火煨热。细嚼，白汤送下后，用干食压之①。

止嗽散

半夏一两半，汤洗七次　　枯白矾四两

上二味为末，生姜打面糊和丸，桐子大。每服三二十丸，空心温酒送下。

八仙散

款冬花　佛耳草　甘草　钟乳　鹅管石　白矾　官桂　井泉石以上各等分

上为细末，每服三钱，水煎服。又一方掺咽喉中

三才丸　治嗽。

人参　天门冬去心　熟干地黄以上各等分

上为细末，炼蜜为丸如樱桃大。含化服。

三分茶

茶二钱　蜜二两　荞麦面四两

上以新水一大碗，约打千余数。连饮之。饮毕，良久，下气不可停，人喘自止。

石膏汤　治热嗽。

石膏乱文者，一②两　人参半两，去芦　甘草半两，炙

上为末，每服三钱，新水或生姜汁，蜜调下亦可。

三生丸　治嗽。

胡桃仁一两　生姜一两，去皮，细切　杏仁一两

上二味同研为泥，就和作剂，可得十三四丸。临卧烂嚼一丸，可数服即止。

化痰延寿丹

天麻半两　枸杞子二两半　白矾一两半，半生半熟　半夏一两半，汤洗七次

---

① 　用干食压之：先服药，后吃些较干的食物压一压。
② 　一：原作"二"，据日正德本、千顷堂本改。

用　干生姜—两半　人参—两

上为细末，好糯酒拌匀如砂糖，用蒸饼剂蒸熟，去皮，杵臼捣四五十杵，便丸。如干，入酒三点，丸如小豆大。每服三五十丸，生姜汤下。

半夏汤　治哕欲死者。

半夏—两，洗　生姜二两

上二味细切，水二盏，煎至八分，去滓，作二服，食后。

治肺痿喘嗽

汉防己

上为细末，每服三钱，浆水一盏，同煎至七分，和滓温服之。

治年高上气喘促，睡卧难禁

上萝卜子捣罗为末，白汤浸调五七钱，食后服之。或炒，或用糖蜜作剂，为丸服。

麻黄汤　治因风寒、衣服单薄致嗽。

麻黄不去节　甘草生用　杏仁生用

上为粗末，每服三二钱，水煎，食后温服。

心气疼痛第九

失笑散　治急心痛，并男子小肠气。

五灵脂半两　蒲黄半两，炒

上为末，每服三钱。醋半盏，煎二沸，再入水半盏，再煎二沸。空心，食前，和滓温服。

又方　醋一盏，加生白矾一小块，如皂子大，同煎至七分，温服，立愈。

又方

高良姜半两　山栀子半两　郁金半两。

又方　以新嫩槐枝一握，切去两头，水二盏，煎至一盏，去滓，分作二服，热服。

又方

没药　乳香　姜黄　延胡索_{以上各等分}

上为末，每服三钱，水煎，食后服。

小肠疝气第十

抽刀散

川楝子_{一两，破四分，巴豆三个，同炒黄色，去巴豆用之}　茴香_{一两，盐炒黄色，去盐用之}

上为细末，每服三钱，葱白酒调下，空心服之。

治阴痛不可忍

吴茱萸_{二两，洗七遍，焙干微炒}　槟榔_{一两}　茴香_{一两}

上为细末，醋糊为丸，热酒送下十丸，食前服。

治偏肿

茴香　甘遂

上二味各等分为末，酒调二钱，食前服之。

又方

巴戟_{去心}　川楝_炒　茴香_炒

各等分为末，温酒调二钱，服之。

治小儿疝气肿硬

地龙_{不去土}

为末，唾津调，涂病处。

治小肠气痛

全蝎_{一两}　茴香_{一两，炒黄}

上为细末，醋糊和丸，如梧桐子大。如发时，每服五七十丸，温酒送下，食前服。

治小便浑浊如精之状

没药　木香　当归_{以上各等分}

上为末，以刺棘心自然汁为丸，如梧桐子大。每服五七丸，食前，盐汤下。

治小便频，滑数不禁

知母　黄柏以上各等分

上剉碎，酒浸透，炒微黄为末，水丸，梧桐子大。如服药前一日休吃夜饭，来日空心立服，米饮汤下一百丸。只服一服，效，后吃淡白粥一顿。

荡疝丹

川楝子炒　茴香炒　破故纸炒，以上各半两　黑牵牛二钱　青皮　陈皮以上各三钱　莪术四钱　木香四钱

上八味为细末，用好酒打面糊为丸，如梧桐子大。空心食前温酒下三十丸。

灸疝法

放疝边竖纹左右交弦，灸七壮。

肠风下血第十一

神应散　治肠风痔漏。

牛头角腮一只，酌中者　猪牙皂角七锭　穿山甲四十九片，或圆取，或四方取，或一字取之　猬皮一两　蛇蜕皮一条

上五味，锤碎，盛在小口磁器内，盐泥固定，日中曝干，瓶口微露出烟，用文武火烧红，赤烟微少，取出放冷为细末。如服药日，先一日临卧，细嚼胡桃仁半个如糊，用温醇糯酒一盏送下，不语便睡，至次日交五更服药，验病年月远近，或称三钱，五七钱，用水半大碗，醇糯酒半大盏，相合热，和药服之，至辰时再服。又一服，再依前服药，不须用胡桃仁。久病不过七服。忌油腻、鱼、鳖、鸡、兔、猪、犬等物。大有神效。

温白丸　治脏毒下血。

椿根白皮凡引者，去粗皮，酒浸，晒干服。

上为末，枣肉为丸如梧桐子大。每服三五十丸，淡酒送，或酒糊丸。

治脱肛痔瘘

胡荽子一升　乳香少许　粟糠半升或一升

上先泥成炉子，止留一小眼，可抵肛门大小，不令透烟火，熏之。

治脱肛

曼陀罗花子　莲壳[①]一对　橡碗十六个

上捣碎，水煎三五沸，入朴硝热洗，其肛自上。

治痔漏下血不止

紫皮蒜十个，独棵者[②]炒　大椒六十个　豆豉四两

上捣烂为泥，丸弹子大。空心细嚼一丸，盐汤下，日进三服，效。

治痔漏

白牵牛头末四两　没药一钱

上同为细末，如欲服药，先一日不食晚饭，明日空心，将豮猪精肉四两，烧令香熟薄批，掺药末在内裹之，渐又细嚼食尽，然后用宿蒸饼压之，取下脓血为效。量病大小虚实，加减服之。忌油腻、湿面、酒色，三日外不忌。一服必效。或用淡水煮肉熟，用上法亦可。又云：服前一日，不食午饭并夜饭，明日空心用之。

又方　黑白牵牛一合，炒黄为末，猪肉四两，切碎炒熟，与药末搅匀，只作一服，用新白米饭三二匙压之，取下白虫为效。

又坐药　黑鲤鱼鳞二三甲，以薄编茧裹，如枣核样。纳之，痛即止。

净固丸　治痔漏下血，痒痛。

槐花炒　枳壳去瓤，以上各一两

---

① 莲壳：原作"蝉壳"，据日正德本、千顷堂本改。

② 独棵者：指独头蒜，一棵蒜只一个蒜瓣。

上为细末，醋糊为丸如梧桐子大。每服二十丸，米饮汤下，空心，食前。十服见效。

黄连贯众散　治肠风下血。

黄连　鸡冠花　贯众　大黄　乌梅_{以上各一两}　甘草_{三钱，炙}　枳壳炮　荆芥_{以上各一两}

上为细末，每服二三钱，温米饮调服，食前。

槐荆丸　治痔漏。

荆芥　槐花_{各等分}

上为末，水煎一大碗，服丸亦可。

又方

豆豉_炒　槐子_{炒，各等分}

上为末，每服一两，水煎，空心下。

熏渫药

凤眼草　赤皮葱　椒①

三味捣粗，同浆水滚过，坐盆，令热气熏痔，但通手渫之。如此不过三次愈矣。

小儿病证第十二

治小儿脾疳

芦荟　使君子_{以上各等分}

上为细末，米饮调下一二钱，服之。

玉箸散　治小儿马脾风②。

甘草_{一寸，煎水}　甘遂末_{一字}

上同油、蜜、生姜，银钗儿搅。调下后，用冷水半盏，调夺命散。

---

① 椒：疑为"川椒"。

② 马脾风：儿科病证名。即小儿急性喘证，属重证。见《幼科发挥》。

夺命散 治小儿胸膈喘满。

槟榔　大黄　黑牵牛　白牵牛各等分，皆当各半生熟用之

上为细末，蜜水调服。

治小儿斑疮入眼－

麸炒蒺藜炙甘草，羌活防风等分捣，

每服二钱浆水下，拨云见日直到老。

治疮疹黑陷

铁脚威灵仙－钱，炒末　脑子－分

上为末，用温水调下服之，取下疮痂为效。

治小儿黄瘦腹胀

干鸡粪－两　丁香末－钱

上为末，蒸饼为丸如小豆大。每服二十丸，米饮汤送下。

黄连散 治小儿头疮。

川黄连　黄柏去粗皮用　草决明　轻粉以上各等分

上为细末，用生小油调药，于疮上涂之，立愈。

治斑疮倒靥方

胡桃－个，烧灰存性　干胭脂三钱

上为末，用胡荽煎酒，调下一钱，服之。

又方　人牙烧灰存性，研入麝香少许，每服三钱，温酒调下少许服之，不拘时。

又方　小猪儿尾尖，取血三五点，研入脑子少许，新水调下，食后与服之。

又方　人中白，腊月者最佳。通风处，以火煅成煤①。水调三五钱，陷者自出。

消毒散 治疮疹已出未出，咽喉肿痛。

牛蒡子二两，炒　甘草半两，剉，炒　荆芥－分

———————

① 煤：黑色。

上为粗末，每服三钱。水一盏半，煎至七分，去滓温服，不拘时。

治小儿斑疮入眼二

猪悬蹄甲二两，干锅内盐泥固涂，烧焦为末用　蝉壳二两，去土，取末一两　羚羊角镑为细末，研之用

上二味为末，研入羚羊角细末一分，拌匀，每用一字。百日外儿服半钱，三岁以上服三钱。新水或温水调下，日三四服，夜一二服。一年以外，则难治之。

又方　透耳药

朱砂一钱　粉霜八分

上研为细末，水调少许，用匙杓头倾一两点于耳内中。后用：

白菊花　绿豆皮　谷精草　夜明砂

上四味为末，用米泔水半碗熬成，去滓，入干柿十余个，再同熬。每日吃三两个，仍饮煮干柿汤。

又方　治小儿斑疮入眼。

朱砂　脑子　水银　麝香以上各等分

上四味研为细末。用水银调，滴入耳中。

发斑药

珠子七个，研碎，用新水调匀服之。

破伤风邪第十三阴毒伤寒亦附于此

辰砂夺命丹

凤凰台　川乌头生，以上各二钱　麝香少许　朱砂少许

上为细末，枣肉和为丸如弹子大，朱砂为衣，鳔酒送下。量病人年甲虚实，加减用之。小儿半丸，以吐为度。不止，以葱白汤解之。

治破伤风一

病人耳塞并爪甲上刮末，唾津调，涂疮口上，立效。无疮口者

难用。

治破伤风二

乌梢尾一个　　两头尖四个　　全蝎四个

上三味为细末，另用石灰五升，柴灰五升，沸汤五升，淋灰水澄清，下药熬之，铁锅器内搅成膏子。如稠，用唾津调。先用温浆水洗净疮口，后涂药。即时药行，吐黄水一日，以新水漱口，即愈。

又方　　天南星半生半熟　　防风去芦，二味各等分

上为末，清油调，涂疮上，追去黄水为验①。

又方

白芷生用　　草乌头尖生用，去皮，二味各等分

上为末，每用半钱，冷酒一盏，入葱白少许，同煎服之。如人行十里，以葱白热粥投之，汗出立愈。甚者不过二服。

又方　　**蜈蚣散**

蜈蚣头　　乌头尖　　附子底　　蝎梢四味各等分

上为细末，每用一字，或半字，热酒调下。如禁了牙关，用此药斡开灌之。

治阴毒、伤寒、破伤风

草乌头七个，文武火烧熟，去牙头　　麝香半钱　　朱砂一钱

上为细末，每服一字，以热酒调下，食前服之，汗出为度。忌猪、兔、鱼、鳖、秸羖肉②。

治阴毒病者③

用芥末，以新水调膏药，贴脐上，汗出为效。

又方　　以牡蛎、干姜末，新水调涂，手心握外肾④，汗出为效。

---

① 追去黄水为验：用此药后，疮口流出黄水为有效。
② 秸羖肉：黑色的公牛肉。
③ 病者：原作"伤寒"，据日正德本、千顷堂本改。
④ 外肾：即阴茎。

诸风疾证第十四

不老丹　治一切诸风，常服乌髭驻颜，明目延年。

苍术_{四斤}，米泔水浸软，竹刀子刮去皮，切作片子。内一斤，用椒三两去白，炒黄去椒；一斤，盐三两炒黄，去盐；一斤，好醋一升煮汁尽；一斤，好酒一升，煮令汁尽　何首乌_{二斤}，米泔水浸软，竹刀子刮去皮，切作片子，用瓦甑蒸，先铺黑豆三升，干枣二升，上放何首乌。上更铺枣二升，黑豆三升，用炊单复著，上用盆合定。候豆枣香熟取出，不用枣、豆　地骨皮_{去粗皮，秤二斤}

上件于石臼内，捣为细末，候有椹汁搜和，如软面剂相似，磁盆内按平，上更用椹汁，药上高三指，用纱绵帛覆护之，昼取太阳，夜取太阴，使干再捣，罗为细末，炼蜜和丸，如梧桐子大。空心温酒下六十丸。忌五辛之物。

四仙丹

春甲乙采杞叶，夏丙丁采花，秋庚辛采子，冬壬癸采根皮。

上为末，以桑椹汁为丸。每服五十丸，茶清酒任下。

起死神应丹　治瘫痪、四肢不举、风痹等疾。

麻黄_{去根节，河水五升，熬去滓，可成膏子五斤}　白芷_{二两}　桑白皮_{二两}　苍术_{二两，去皮}　甘松_{二两，去土}　川芎_{三两}　苦参_{三两半}　浮萍_{二两}

以上各为细末，用膏子和丸，如弹子大。每服一丸，温酒一盏化下，临卧服之。微汗出，勿虑；如未安，隔三二日再服，手足即时轻快；及治卒中风邪，涎潮不利，小儿惊风，服之立效。

愈风丹

芍药　川芎　白僵蚕_炒　桔梗　细辛_{去叶}　羌活_{以上各半两}　麻黄_{去节}　防风_{去芦}　白芷　天麻　全蝎_{炙，以上各一两}　甘草_{三钱}　南星_{半两，生姜制}　朱砂_{半两，为衣}

上为细末，炼蜜为丸如弹子大。每服一丸，细嚼，茶酒吞下。

香芎散　治偏正头风。

贯芎　香附子_炒　石膏_{乱纹者良，水飞}　白芷　甘草　薄荷_{以上各一两}

一方　川乌头半两,炮去脐皮用之。

上为细末,每服二钱,温酒或茶清调下服之。

妙功十一丸　治痫。

丁香　木香　沉香　乳香　麝香　荆三棱炮　莪术炮　黑牵牛微炒
黄连　雷丸炒　鹤虱炒　胡黄连　黄芩　大黄焙　陈皮　青皮　雄黄
熊胆　甘草炙,各二钱半　赤小豆三百六十粒,煮　白丁香直尖者,三百六十个
轻粉四钱　巴豆七粒

上二十三味,为细末,赤小豆烂煮研泥,同荞面打糊,和作十一
丸,朱砂为衣,阴干。服时水浸一宿,化一丸,大便出,随病各有形
状,取出为验;或作化一番,不可再服。曾经火灸者不治。远年
愈效。

朱砂滚涎散　治五痫。

朱砂水飞　白矾生用　赤石脂　硝石各等分

上同为细末,研蒜膏如丸,绿豆大。每服三十丸,食后,荆芥
汤下。

又方　朱砂不以多少,水飞,研为细末

上用猪心血浸,蒸饼为丸,如绿豆大。每服二十丸,空心,金银
汤下之。

治诸风疥癣及癞

浮萍一两　荆芥　川芎　甘草　麻黄以上各半两　或加芍药、当归。

上为粗末,每服一两,水一碗,入葱白根、豆豉,同煎至一半,
无时服,汗出为度。

治癞涂眉法

半夏生用　羊粪烧,各等分

上为末,生姜自然汁调涂。

五九散　治癞。

地龙去土　蝉壳　白僵蚕　凌霄　全蝎以上各等九个

上同为末,只作一服。热酒调下,浴室中汗出黏臭气为效。

苦参散　治疠风。

苦参_{取头末，称二两}　猪肚_{一个，去脂}

上以苦参末掺猪肚内，用线缝合，隔宿煮软，取出洗去元药。先不吃饭五顿，至第二日，先饮新水一盏，后将猪肚食之。如吐了，再食之。食罢，待一二时，用肉汤调无忧散五七钱，取出小虫一二万为效。后用皂角一斤，不蛀者，去皮弦及子，锤碎，用水四碗，煮至一碗，用生绢滤去滓，再入苦参末搅，熟稀面糊膏子相似，取出放冷，后入余药相和。药附后：

何首乌_{二两}　防风_{一两半}　芍药_{五钱}　人参_{三钱}　当归_{一两，焙}

上为细末，入皂角膏子为丸，如梧桐子大。每服三五十丸，温酒或茶清送下，不拘时候，日进三服。后用苦参、荆芥、麻黄，煎汤洗冷。

水肿黄疸第十五

治通身黄肿

瓜蒂_{焙干，三四钱}

上为细末，每用半字，于鼻内吹上。日一度，并吹三日。如不愈，后用黄芩末之，煎汤五钱下。

治蛊气

取环肠草，不以多少，晒干，水煎，利小便为度。

治黄疸面目遍身如金色

瓜蒂_{一十四个}　母丁香_{一个}　黍米_{四十九粒}

上先捣瓜蒂为末，次入二味，同为细末，每用半字。夜卧，令病人先噙水一口，两鼻内各半字。吐了水，令病人便睡。至夜或明日，取下黄水，旋用熟帛搵了。直候取水定[①]，便服黄连散，病轻者五日，重半月。

---

① 直候取水定：一直等到黄水流完，揩试干净。

黄连散　治黄疸，大小便秘涩，壅热。

黄连三两　川大黄一①两，剉碎，醋拌，炒过用之　黄芩　甘草炙，各一两

上为细末，每服二钱，食后温水调下。一日三服。治水肿，不利小便，非其法也。故《内经》云：湿气在上，以苦吐之。湿气在下，以苦泻之。吐泻后，长服益元散加海金沙，煎以长流水服之则愈矣。大忌脚膝上针刺出水，取一时之效，后必死矣。尤忌房室、湿面、酒、醋、盐味，犯之必死。

木通散　治水肿。

海金沙　舶上茴香　巴戟　大戟　甘遂　芫花　木通　滑石　通草以上各等分

上为细末，每服三钱，以大麦面和作饼子，如当二钱大。烂嚼，生姜汤送下。

下痢泄泻第十六

治痢一

紫菀　桔梗　赤芍药　白术以上各等分

上为细末，每服三五钱。细切，羊肝拌之，作面角儿烧服之，后用白汤送下，食前服。

治痢二

杜蒺藜炒，碾为末，酒调下，三两服。

蒜豉丸　治痢。

蒜为泥，豉为末。

上二味相和作丸，如梧桐子大。米饮汤下五七十丸，食前服之。

治大人、小儿吐泻腹胀、胸膈痞闭

五灵脂　青皮　陈皮　硫黄　芒硝以上各等分

---

① 一：原作"二"，据日正德本、千顷堂本改。

上将硝、黄于铫子内，以文武火熔开，用匙刮聚，自然结成砂子，取出研碎，与前三药同末，面糊为丸如绿豆大；小儿麻子、黄米大，每服二十丸。量虚实加减，米饮汤送下，无时。

又方 治泻车前子不以多少。

上为细末，每服二钱，米饮汤调下服之。水谷分，吐泻止。

诸杂方药第十七

治消渴

拣黄连二两，八九节者良

上剉咬咀。以水一碗，煎至半碗，去滓，顿服之，立止。

百日还丹

佛茄子 樟柳根以上各等分

上为末，枸杞汁和丸，如鸡头大。每服十丸，新水送下。

酒癥丸

巴豆十六个 全蝎十五个 雄黄一块 白面五两

上为末，研匀，滴水丸，如豌豆大，每服一丸。如痛饮者，二丸。

立应丸 治脏腑泄痢，脓血不止，腹中疼痛。

干姜一两，炮，另末 百草霜一两 巴豆连皮一两，炒用 杏仁一两，同巴豆和皮炒黑色，杵为泥，后入霜研用

上用黄蜡四两，熔开蜡，次入前四味，用铁器搅匀，旋丸梧桐子大。每服三五丸，甘草汤下。白痢，用干姜汤下，食前。若水泻，温水下。

反胃

黄柏末，热酒调三五钱，食后服之。

治小便多滑数不禁

金刚骨为末，以好酒调下三钱，服之。

又方

白茯苓去黑皮 干山药去皮，白矾水内湛过，慢火焙干用

上二味各等分，为细末。稀米饮调下，服之。

治卒淋痛

芫花三钱　茴香二钱，微炒黄色

上为细末，水煎服之。

治胼①方

以水调白面，稀稠得所。糊胼上以纸封之，明日便干。如不曾破者，剥去面便行。

治大便秘

生麻子不以多少，研烂，水调服之。

坐剂　治大便久秘，攻之不透者用之。

用蜜不计多少，慢火熬令作剂，稀则黏手，硬则脆，稀稠得所，堪作剂，搓作剂样，如枣核大，粗如箸，长一寸许。蘸小油，内于肛门中，坐良久自透。有加盐少许，以《素问》咸以软之。

交加饮子　治久疟不已，山岚瘴气。

肉豆蔻十一个，面裹烧一个　草豆蔻二个，同上法用　厚朴二寸，一半生用，一半熟用，生姜汁制过用　甘草二寸半，一半生用，一半炙用　生姜二块，如枣，纸裹煨过，半生半熟

上为末，每服分一半，水一碗，银石器内，煎至一大盏，去滓，温服。发日，空心服。未愈，则再服。

天真丸　补虚损。

佛袈裟②男用女，女用男，以新水四担，洗尽血水，以酒煮烂为泥　威灵仙一两　当归半两　缩砂一两　莲子肉三两，炒熟　干地黄一两，酒浸　莪术半两　甘草二两　牡丹皮一两　牛膝一两，酒浸　木香半两　白术一两　白茯苓一两

上为细末，与君主同捣，罗为细末，酒浸蒸饼为丸，梧桐子大。每服三五十丸，日三服。

取雕青

水蛭，取阴干为末。先以白马汗擦青处，后用白马汗调药涂之。

---

① 胼(jiǎn 剪)：手长期摩擦或足久行之后所生的硬皮。

② 佛袈裟：胞衣之别称，又名紫河车。

治蚰蜒入耳中

上用猫尿灌耳中，立出。取猫尿，用盆盛猫，以生姜擦牙，大妙。

又方　黑驴乳灌耳中，亦出。

又方　以湿生虫①研烂涂于耳边，自出。

辟谷绝食第十八

辟谷方

大豆五升，洗净，蒸三遍，去皮，为细末　大麻子五升，汤浸一宿，漉出，蒸三遍，令口开，去皮，为细末　糯米五升，淘净，共白茯苓一处蒸熟用之　白茯苓五两，去皮，同上糯米一处蒸熟为用

上将麻仁末一处捣烂如泥，渐入豆黄末，同和匀，便团如拳大，再入甑蒸，从初更着火至半后夜住火，至寅时出甑，午时晒干，捣为末。服之，以饱为度。不得吃一切物，用麻子汁下。第一顿，一月不饥；第二顿，四十日不饥；第三顿，一千日不饥；第四顿，永不饥。颜色日增，气力加倍。如渴，饮麻仁汁，转更不渴，滋润五脏，若待吃食时分，用葵菜子三合为末，煎汤放冷服之。取其药如后，初间吃三五日，白米稀粥汤，少少吃之，三日后，诸般食饮无避忌。此药大忌欲事。

又方　茯苓饼子

白茯苓四两，为末　头白面一二两

上同调，水煎，饼面稀调，以黄蜡代油煿成煎饼，蜡可用三两。饱食一顿，便绝食。至三日觉难受；三日后，气力渐生，熟果芝麻汤、米饮凉水微用些，小润肠胃，无令涸竭。开食时，用葵菜汤并米饮稀粥，少少服之。

又方　保命丹

人参五两　麻子仁二两，炒，去皮　干地黄　瓜蒌子炒　菟丝子酒浸，

---

①　湿生虫：活的含浆液多的昆虫。

以上各二两　生地黄　干大枣各三两　大豆黄一升，煮，去沫　黑附子一两生用，一两炮，去皮用之　白茯苓　茯神　地骨皮去粗皮　蔓荆子煮熟用　杏仁去皮尖用，炒　麦门冬炒，去心用　地肤子蒸七遍　黍米作粉　粳米作粉　白糯米作粉　天门冬去心　车前子蒸　侧柏叶煮三遍，以上各二两五钱

上同为细末，各拣选精粹者，腊月内合者妙，他时不可合，日月交蚀不可合，如合时，须拣好日，净室焚香，志心修合，勿令鸡、犬、妇人见。又将药末用蜡一斤半，滤去滓，白蜜一斤，共二斤半，一处溶开，和匀，入白杵二千下，微入酥油，丸如梧桐子大。每服十丸，服至五日。如来日服药，隔宿先吃糯米一顿，粳米白面皆可，次日空心，用糯米粥饮送下。如路行人服，遇如好食吃不妨，要止便止。如吃些小蒸饼，烂嚼咽，或干果子，以助药力，不吃更妙。忌盐醋。日后退下药来，于长流水中洗净，再服，可百年不饥。

【点评】本卷为方集，称为"神效名方"。收录世传验方、秘方及张氏家传方、张氏所创专病（证）专治方，共273首。从方剂功效角度分为疮疡痈肿、口齿咽喉、目疾证、头面风疾、解利伤寒、诸腰脚疼痛、妇人病证、咳嗽痰涎、心气疼痛、小肠疝气、肠风下血、小儿病证、破伤风邪、诸风疾证、水肿黄疸、下痢泄泻、诸杂方药、辟谷绝食等十八大类，囊括皮外、五官、外感、骨、妇、内、儿等各科病证，但排列混乱、层次不清、各科交错，故有人认为本卷不合张氏文法习惯，非其所撰，乃后人附入。

笔者认为，今人研究古人著述之目的关键，在于推动中医学术之发展，促进中医临床水平之提高，而非究其系何人所撰。这不仅是笔者点评此卷，也是笔者点评全书所持的态度。

方名索引